現代のおたすけに
生かす知恵

心の病と癒《いや》し

道友社編

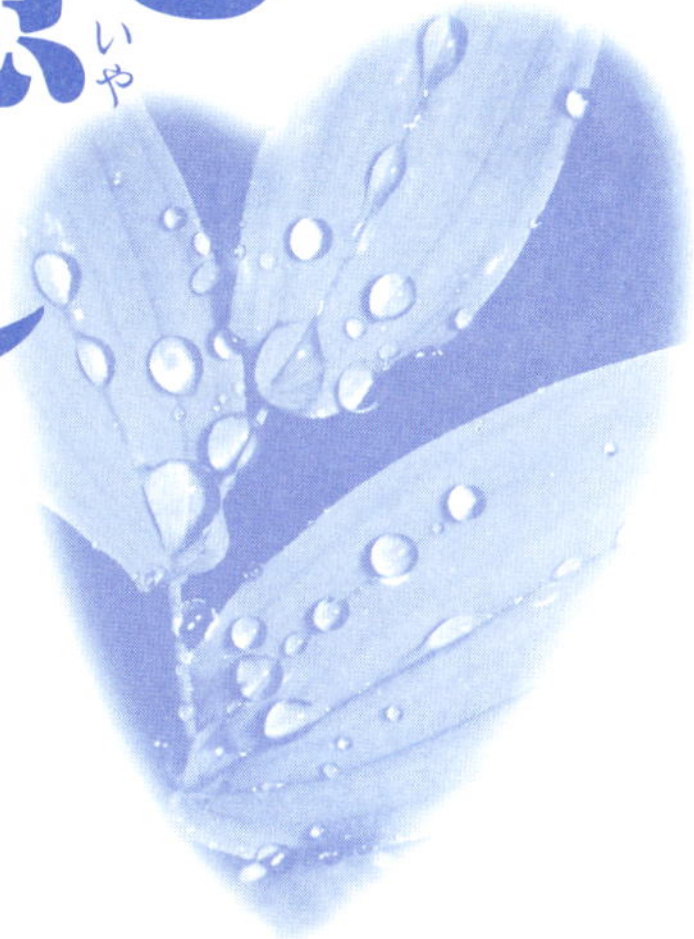

天理教道友社

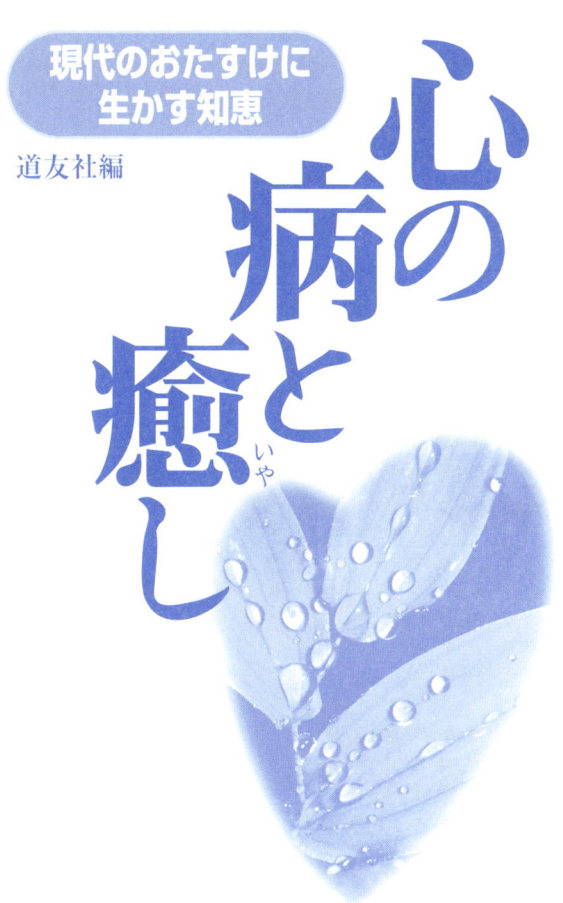

心の病と癒し　目次

第1部

プロローグ　今こそ、正しい理解と支援を　8
①乳幼児期・児童期　はぐくむ努力と見守る節度を　12
②疾風怒濤の思春期　子どもと共に悩み、揺れ、成長を　16
③〝キレる〟子どもたち　「違い」を尊重する姿勢が必要　20
④〝モノ〟化する少女たち　周囲との関係を見直そう　24
⑤転職する若者の心像　隠れた〝青い鳥症候群〟　28
⑥成熟を避ける若者たち　青年期はいつまで続く？　32
⑦結婚をめぐる諸問題　夫婦となるその意味　36
⑧育児に悩む成人期女性　親になりきれない親（1）　40
⑨現代社会と父性　親になりきれない親（2）　44
⑩中高年男性の自殺から　心の危機への処方箋　48
⑪更年期女性と子離れ　子育てから〝自分育て〟へ　52
⑫中年夫婦の危機　家庭内での〝再婚〟が課題　56

⑬老いに向かう心の準備　**人生の年輪を生かして**　60
⑭介護を受ける側の〝痛み〟　**〝老い〟を素直に受け止めて**　64
⑮いかに死を受容するか　**〝来る生〟信じる大切さ**　68

第2部

酒害をめぐって
①アルコール依存症……**あなたの飲み方は健全ですか？**　74
②若年層、女性、高齢者の病理……**酒害問題に年齢・性別は無関係**　79
③依存症からの脱却……**〝断酒仲間〟と絆を深めて、酒害克服へ**　84

薬物依存症
①深刻な現状……**青少年に蔓延する薬物**　88
②依存や中毒の実像……**個人と家庭、社会を蝕む恐ろしさ**　93
③予防と脱却……**家庭と地域が連携して対処**　97

新しい依存症
①ギャンブル依存症……**〝心の病〟と認識し、適切なケアを**　102
②〝ギャンブル依存〟の克服……**悩みを分かち合える人間関係を**　106
心的外傷後ストレス障害

ＰＴＳＤをめぐって

①大震災がもたらした〝心の傷〟……**正しい診断と適切な治療を**　110
②〝心の傷〟に目を向けよう……**だれにでも起こり得る障害**　114
③トラウマと癒し……**正しく認識し、心理療法と薬物療法を**　118

摂食障害をめぐって
①拒食症・過食症とは……軽視は禁物、命を落とすことも 122
②なぜ拒食症・過食症に……摂食障害は〝病む心〟のシグナル 127
③拒食症・過食症の治療……親の慈しみが何よりの癒しに 131

糖尿病と心のケア
①内なる〝痛み〟に目を向けて……孤独感が強い糖尿病患者 136
②心と体の密接なかかわり……感情が症状に直結する 141
③病を受け入れ共に生きる……周囲の理解と適切な支援を 146

児童虐待
現状と背景……脅かされる子どもの命 151

パニック障害
①症状と社会的影響……突然に襲ってくる不安と発作 156
②治療と周囲の対応……正確な病識が早期回復の決め手 160

DV《ドメスティック・バイオレンス》
夫や恋人からの暴力……女性の心身を傷つける〝権力〟の行使 164

高齢者虐待
①実態と背景……高齢社会にひそむ闇 169
②発見と予防……人との交わりで心をほぐす 174

アルツハイマー病
①ぼけの20パーセントは治る病気……早期診断で適切な対処を 179
②ぼけない工夫、進ませない工夫……頭を使い生き生きと暮らす 184

うつ病をめぐって
①症状と要因……ストレス社会に浸透する〝心の病〟 189
②現代社会と「仮面うつ病」……身体症状に隠れて進む〝心の病〟 193
③治療についての心得……適切な治療で必ず回復 197

人格障害をめぐって
いま“良い子”が危ない
①“ボーダーライン”とは……201
“欲望の時代”に流されない心の強さを
②自己中心性の病……206

自殺をめぐって
急増する自殺、求められる心の絆
未然に防ぐために……211

あとがき……216

第1部

プロローグ

今こそ、正しい理解と支援を

〝心の時代〟が来る――。これまで、さまざまな場面でこう語られてきた。昨今のマスコミ報道を見る限り、この言葉を深刻な気持ちで受け止めざるを得ない。いじめや殺傷事件などの青少年問題、家族の崩壊、新しい精神疾患について次々に報じられ、危機感とともに「心の教育」が叫ばれている。この状況の中、私たちようぼくはどう思案し、実践することが可能なのか。本書はこれから「心の病と癒《いや》し」をテーマに、現代のおたすけに生かすための知恵を模索する。その序章として、精神障害を含む心の問題全般について、関西医療技術専門学校教授で、天理よろづ相談所「憩《いこい》の家」精神科前部長の中川健治《なかがわけんじ》医師に話を聞いた。

「ストレス」の連発

街の書店をのぞけば、必ずといっていいほど、「ストレス」「癒し」などを表紙にうたう単行本が、一つのコーナーを埋めている。書き手の多くは、著名な精神科医や臨床心理士である。

「ストレスといかに付き合うか」など、ノウハウ的な要素を含んだ、エッセー風の読みやすい文体が大半。幅広い読者層のあることがうかがえると同時に、自分自身の心に目を向ける人が増えている証《あかし》と言えそうだ。

新聞やテレビでも、事件報道のたびに「ストレス」という言葉が飛び出す。大手日刊紙の家庭欄は、「青少年の引きこもり」「摂食障害」といった問題に加え「パニック障害」など耳新しい精神疾患、また「中高年の自殺」「若者や女性のアルコール依存症の増加」などを断続的に取り上げる。「ストレス」は、こうした特集記事でも欠かせないキーワードだ。

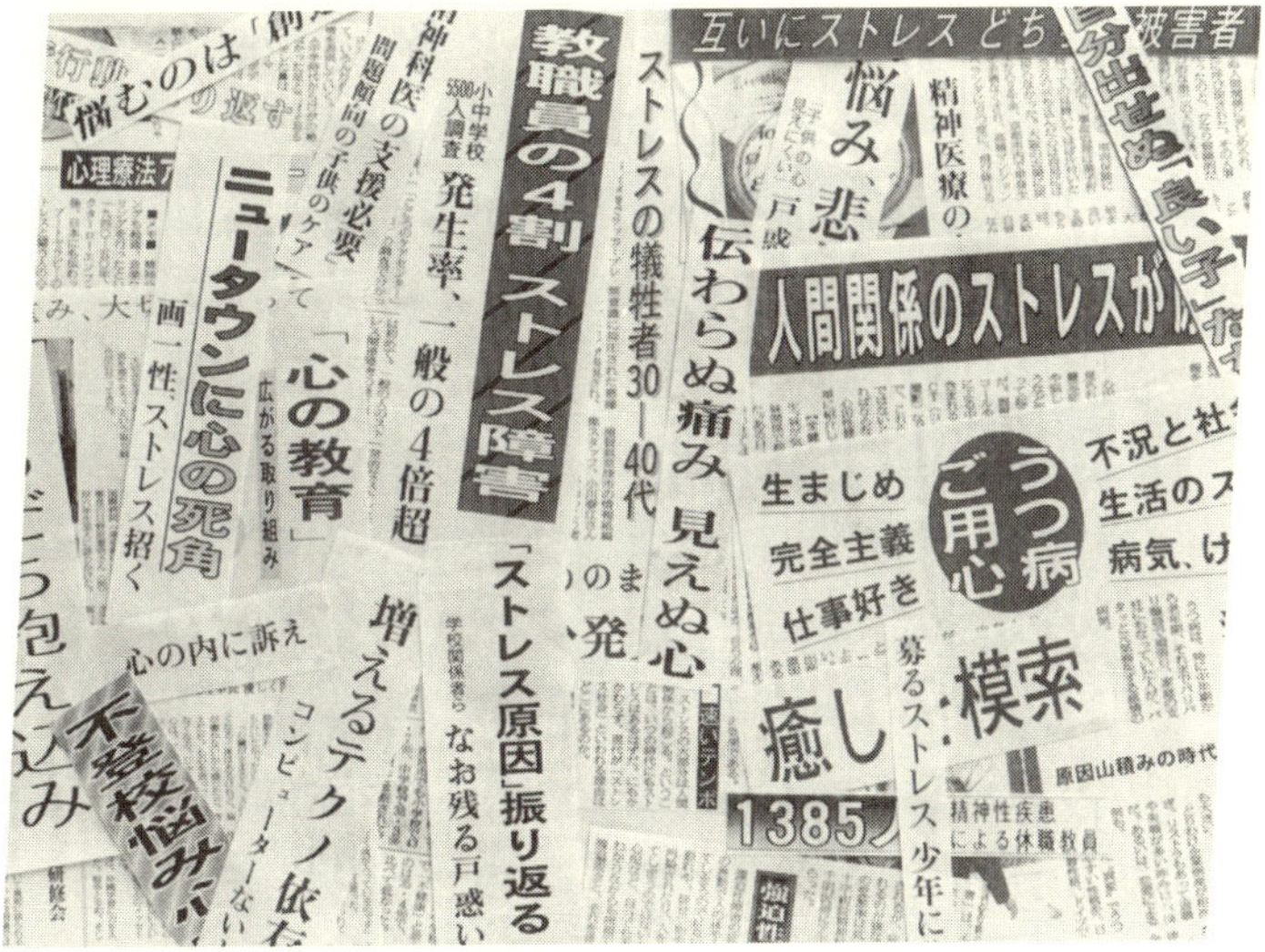

記事の中には、社会や家族関係のゆがみをストレスの原因とし、冷静な視点で分析したものも多い。

問題の根深さ

中川医師は、「こうしたマスコミや世間の関心の高まりが、どこまで問題の本質をついているかは難しいところ」と話す。

たとえば青少年犯罪などの今の風潮については、精神科医の間では、個人の欲望が強くなり過ぎ、本来それを検閲し抑制すべき超自我（社会規範や道徳心など）の機能が弱まっている、とする説もある。

しかし、そうなった理由は簡単に見つからない。「問題の核心をつかむには、精神科医だけでなく、心理学、教育学、社会学などの専門家による多元的な考察が必要だろう。それこそ、戦後の日本人の精神史を洗い直すほどの覚悟がいる」

中川医師は、心の問題の根の深さを強調した上で、「原因の追究は欠かせないが、いま本当に求められているのは、実際に心を病む人たちへのケアではないだろうか」と続ける。

老後への不安

高齢社会に突入している現在、生涯の間に何らかの形で心を病むことは、だれにでもあり得る。

老人性痴呆《ちほう》症の発症率を見ると、六十五歳以上で四〜六パーセント。現在、約二百万人が自宅または施設でケアを受けながら生活している。痴呆は、ある種の抑うつ的な心理、つまりストレスがきっかけになるケースも多いとされ、今後の増加が予想される。

高齢化は、社会の激変を示す一例でもある。痴呆だけでなく、老化に伴う病気への不安と孤独感にさいなまれる人が増えるのも間違いない。「支えになるのはやはり、地域の人の心のつながりではないか」

中川医師は話す。青少年問題などを通して心の問題が注目され、未知の世界である高齢社会へ向かっている今こそ、「あらためて、心の病の全般に目を向けて、正しい理解を得る好機ではないか」と。

貧弱な支援状況

心への関心が高まる中、「心の病」自体への偏見は、少しずつだが薄らぐ傾向にある。「心の病とは、心が風邪をひくようなもの。簡単な病という意味ではなく、それほど身近なものと考えた方がいい」

かつて、自閉症や神経症といった精神疾患が母親や家族の責任だとする風潮も強かった。中川医師は、「現在ではどの精神疾患も原因が特定できない、というのが定説。むしろ、患者の家族にもケアが必要だ。だれかを責めるのではなく、あくまでも患者や家族の『これから』のための支援が必要だろう」と話す。

こうした社会の要求に応じ、近年、臨床心理士、作業療法士、介護福祉士、社会福祉士などを目指す若者が急増している。しかし本来、通院で治療可能な精神障害者の中には、地域でのケアが得られないために入院せざるを得ない人もいる。「精神障害者のための作業所やデイケアセンターもあるが、民間レベルの支援は経済的にも人的にも貧弱な状況」と言う。

本当の〝心の時代〟へ

精神病の患者も、その人のすべてが異常なのではなく、むしろ正常な部分の方が多いとされる。「周囲の人間が連携し、その部分に働き掛け、心のつながりを持つことが求められる。私たちの目的はあくまでも、障害を持つ人も一般の人も、一緒に生活できるような社会をつくること。ただし、一人ひとりの症状は個人の生活史を背景にしているため、実にさまざま。実際に対応するには、心の病への正しい知識を身につける必要がある」。そう中川医師は強調した。

社会の急激な変化を受け止めながら、心の病を正しく理解できる〝心の懸け橋〟となる人材が、いま切実に求められている。こうした人材の輪こそ、障害の有無を超え、皆が〝ぶどう〟のように心を結び合う、本当の意味での〝心の時代〟をつくり出すことにつながるのかもしれない。

発病のメカニズム

心の病の元になる素因は、脳生理学などの医学が発達した現在でも、依然として不明な点が多い。素因に加え、幼いころからの人間関係や社会環境がからみ合って発病に至ると考えられている。

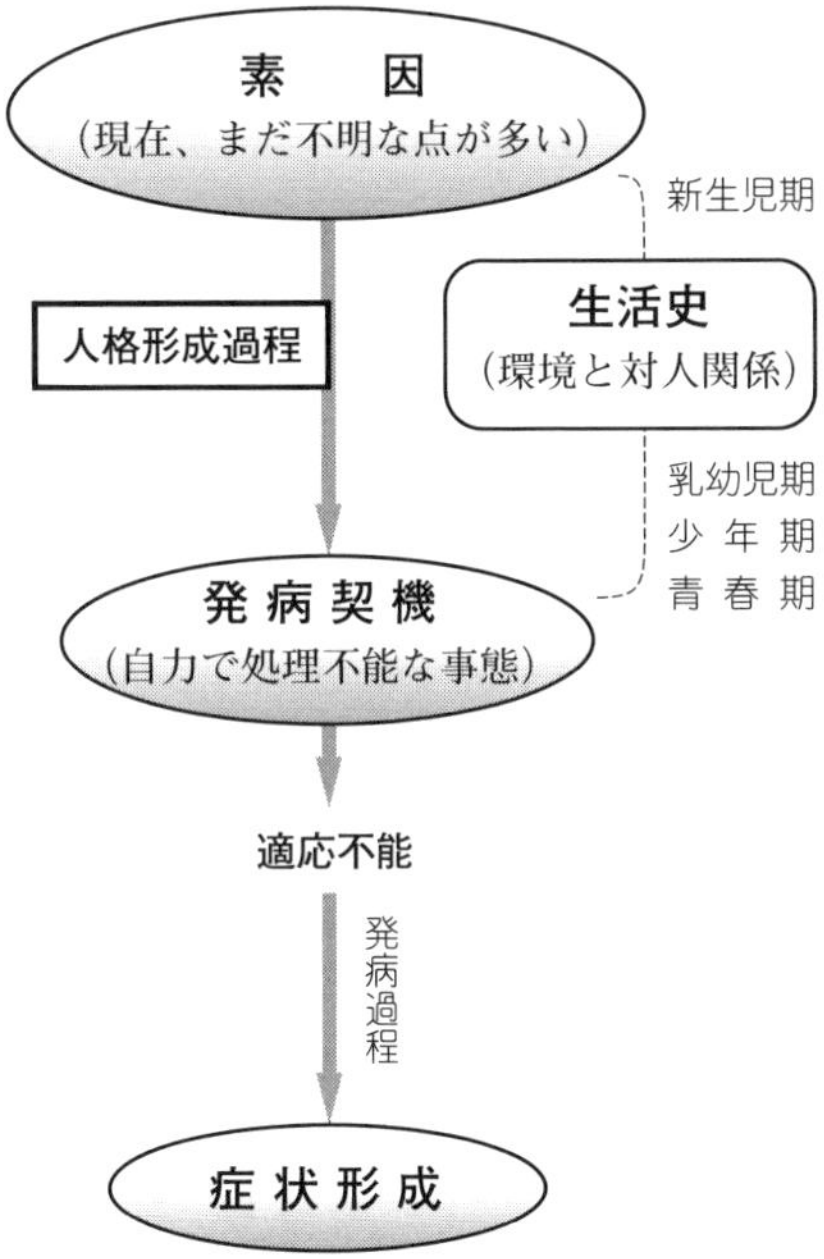

※参考資料『正常と異常のはざま』
森省二著／講談社現代新書

①乳幼児期・児童期

はぐくむ努力と見守る節度を

〝心の病〟は決して大人だけの問題ではない。子どもは、生まれた時から、体が大きくなるのと同じように心も成長していく。それが阻害されたり、一つひとつのステップをうまく越えられなかった時、病として表れてくる。臨床心理学を専攻し、子どもを中心にカウンセリングを行っている天理大学の千原雅代《ちはらまさよ》助教授に、乳幼児期・児童期の子どもたちの心に起こる障害について、さらに、児童相談所で長年、「家族療法」による子どもの心の問題に取り組んできた、臨床心理士の早樫一男《はやかしかずお》さんに、家庭環境や家族のあり方について、それぞれ話を聞いた。

子どもの心と病

「三歳までに表れるものに言葉の障害がある。言葉を話すのが遅れたり、出なかったり。そのほかには、母親がいないとパニックになるなど〝不安〟が強い場合がある」

千原助教授は、もう少し年齢が上がると、神経症症状がはっきり表れると言う。「夜尿症や、排泄《はいせつ》のコントロールがうまくいかず、下痢や便秘などの心身症状が表れる。寝ている時に急に目が覚めて驚く夜驚症。身体の一部が本人の意思に反してピクピク動くチック症など」

行動に表れるものでは不登校があるが、「早い例では幼稚園児から近いものが表れ、小学三年生ぐらいから増え始める」。

それでは、これらの発症の原因としては、どんなことが考えられるのか。「今、精神分析でいわれているのは、母子交流の質の問題。例えば普通、子どもは成長に伴って母親から離れて自立する。が、母親が子どもとうまくかかわれず、子どもの安全基地になれないなど母子間の情緒交流に妨げがあると、適切に分離できない」「ほかの神経症でも、根底を探ってみれば、同様の問題にたどり着くことが少なくない。両親が精神的に安定して、子どもの発達を見守ってあげられるかどうかが大切」と話す。

地域社会の影響

子どもは家庭をはじめ周辺地域、保育所、幼稚園、学校などの環境の中で育っていく。「少し前までの日本では、地域社会で子どもの面倒を見て、抱えることができた。それが子どもの体験の幅を広げ、創造力を豊かにしていた。時には叱《しか》り、ルールとモラルを教えることにより、子どもは自分の限界を知った」と言う。

現在の状況は、マンションなどの限られた住環境で人間関係も希薄になり、空き地など子どもの遊び場所がなくなっている。また最近では、子どもが育つ家庭環境に問題がある場合が多い。「相談を受ける子どもは、非常に疲れているという印象を受ける。一方、現代の大人も心のゆとりを失っているように見える。世の中が便利になり、科学的な考え方が行き渡ったが、逆に〝生きることの意味〟が分からなくなっているのではないか。言い換えると、現代人には宗教性が死んでしまっているのでは」と言う。

千原助教授はさらに言葉を続ける。「自分が何を基盤にして生きているのか。生きることの意味を大人が見失いつつある。そうした社会のゆがみを、子どもたちが引き受けているように思える」

子の心と家族の役割

乳幼児期・児童期の心の問題は、子ども自身の特性、家庭環境、生活上のさまざまなストレスなど、いろんな要因が重なり症状となって表れる。「子どもの発達過程で大切なのはバランス。心身や知・情・意などがバランスよく育つこと」と早樫さんは指摘する。

そのためには「家族としてのバランスやハーモニーが必要不可欠。それぞれ異なった役割を互いに補い合いながら機能し、調和が取れている状態が大切」。例えば、父親の冷静さや厳しさと、母親の温かさや優しさといったような家族のあり方。

また、近年増えつつある親による子どもの虐待については、「子どもの心の成長に影響を与える親の役割、家庭環境の重要さを示唆する典型的な現象とも考えられる」と話す。

では、どういう時に、心のバランスが崩れるのか。「小学生から中学生・思春期へといった移行期。このような人生の節目は、どうしても不安定となりやすいもの。その時期、家庭内の葛藤《かっとう》や外からのストレスが強いと、子どもは過度に緊張しバランスが崩れやすい」と言う。

問われる家族のあり方

子どもの姿に異変が見られた時、家族に何が求められているのか。「互いに育つことが次の安定につながる。次の発達段階へと育つ子どもの節目は、家族の成長にとっても大きな節目。だから、バックアップ態勢としての家族のあり方が問われる。つまり、その状態を改善するために、いかに上手に援助してあげられるかが問題」と言う。

早樫さんは「バランスが崩れ、自信を喪失し、『自分はだめなんだ』と行き詰まる時、不安感や劣等感が渦巻き、不登校をはじめ、さまざまな症状に形を変えて表れる」と子どもの心を分析。「症状が表れた時、無理に抑え込もうとせず、背景にある気持ち、感情に目を向け、共に味わう（＝共感）ことが大切。症状の姿形に捕らわれると、かえって長引く場合がある」と話す。

発想の転換を

子どもに問題があった時、だれしも原因を他に求めたがる。「つまずくことは子どもが育つ上で当たり前。『だれが悪い』という原因を探すのではなく、どう解決していくかが大切。少しでも悩みを小さくすることを考え、前向きな解決に向かって家族の心をそろえていくこと」と。また、「症状が長引く場合には、結果的に周りが助長したり、悪循環となっていることが多い。家族の不和は発症、助長の原因とは限らないが、家族が一手一つの和を取り戻すことは、解決の第一歩となる」と話す。

子どもの心を癒《いや》すには「子どもの欠点や具合の悪いところだけに目を向けずに、うまくいっている時や笑顔に目を向け、その子の良い状態を見つけることが大事。家族のポジティブ（積極的）な心の向き一つによっても、子どもは癒されていく」と指摘する。「子どもは親の鏡」とよく言われる。子どもが心を悩まし、問題が起こる時は、本来、安住の環境であるべき家庭を、見つめ直す機会ではないだろうか。

子育て中の親への支援

現在、児童相談の世界では「子育て支援」という言葉が、厚生省を含め各地方自治体でも強調されている。早樫さんは「特に、子育て中の若い親を、周囲の人がバックアップしようというもの。家族だけでなく、身近な周囲の人々が子育てに関与していくことにより、バランス良く子どもを育てることができる」と説明する。

地域社会にある教会や、ようぼくもこうしたバックアップに参加する余地があるようだ。

「そこで大切なのは、親を責めないこと。ねぎらう言葉を掛けることが大事。その手本は教祖《おやさま》が、おぢばに帰ってきた人々に対された姿にも見られる。教祖はまず『よう帰ってきたな』『ご苦労さん』とねぎらわれた。ねぎらいの言葉によって、親も子も共にほっと安心できる」と。心を病む人は、心身ともに疲れている場合が多い。教理で武装して責めるよりも、まず、安心感が生まれるように、温かく包み込もうとすることが求められているのではないだろうか。

泣かない乳児
サイレントベビー

最近、泣きも笑いもせず、目の輝きや表情に乏しい〝サイレントベビー〟が少しずつ増えているという。「手がかからない良い子」に見えるかもしれないが、将来を考えると喜んでもいられない。

特徴は、表情が乏しく、話し掛けても反応が鈍い。乳児は本来、生まれた時から、泣く、笑う、目で訴えるなどの手段で意思疎通を図ろうとするもの。しかし、紙おむつや離乳食などによって育児の環境や文化が大きく変わり、手間暇をかけない子育てが可能になった。その結果として乳児の発するサインに、母親がうまく対応していないのではと考えられている。

一方で、子どもに語り掛け、優しく抱き締めるなど、母親が積極的にコミュニケーションを取るだけで、サイレントベビーはすぐに感情豊かな状態に戻るともいう。サイレントベビーは、自閉症やうつ病と違い、明確な病気とはいえない。乳児の発育や性格による差異もある。育児に手間がかからなく、便利になった分だけ、親の方から積極的にコミュニケーションを取ることが求められているのでは……。

子どもと共に悩み、揺れ、成長を

②疾風怒濤《しっぷうどとう》の思春期

神戸の児童連続殺傷事件、バタフライナイフ……。近年、青少年による大きな事件が、たびたびマスコミに登場する。彼らが通り抜けようともがいているのは、まさに〝疾風怒濤の季節〟。はるか昔に子育てを終えた大人は、「若い者の考えることは分からん」と投げ出せるかもしれないが、思春期の子を持つ親はそうもいかない。何より、当の若者たち自身が、激しく揺れ動く〝内なる自分〟を、持て余しているのかもしれない。前回に続いて、天理大学の千原雅代助教授（臨床心理学専攻）に、話を聞いた。

大人への転換期

「ちょっとしたことで、思いがけないほど落ち込んだり、逆に舞い上がったり。心の揺れが大きな時期」と千原助教授。

「思春期を特徴づけるのは、身体の変化と自我・自意識の変化」。心身ともに、大人になっていく〝転換期〟を指す。女子は小学校三、四年で初潮を迎える子がおり、男子は少し遅れて声変わりなどを。大人びてきたなと、本人も周りも意識し始める十二、三歳ごろからを思春期と呼んでいる。

「大切なのは、身体の変化をどう受け止めるか」。反応は男女で少し異なり、女子の方が受け容《い》れに際して、葛藤《かっとう》を持ちやすいといわれている。体が丸みを帯びて体重も増え、それまで身軽に跳ね回っていたのが、体が思い通りに動かなくなるということもある。

母親との関係が〝カギ〟

「初潮を迎えて、『うっとうしい』あるいは『気持ち悪い』と思う子が三、四割もいる」。その時、それまでの母親との関係が悪く、母親を否定的にとらえていると、「自分が女性であることを無意識に否定したり、ネガティブに受け止めることも。それが身体的に表れると、拒食症や過食症ということにもなる」。

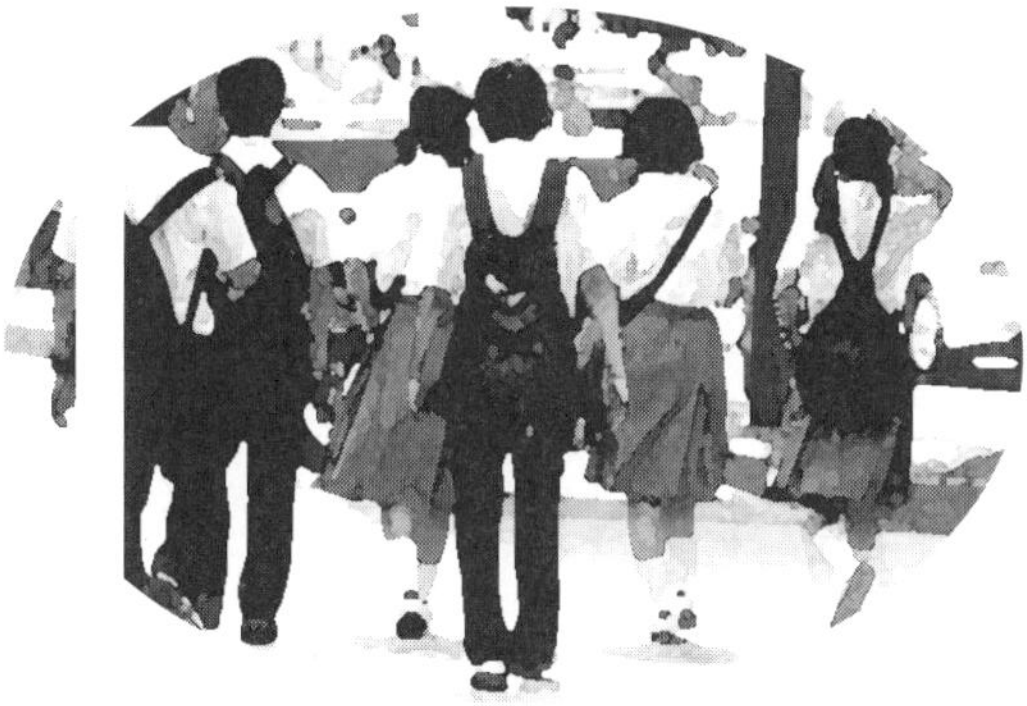

〝カギ〟は、三歳くらいまでの母親との関係。「母親が心理的なベースとなり、余裕を持って動き回れる安心感を持たずに育つと、むなしく、寂しい。思春期を迎えるまで心の奥に押し込んでいたものが、一挙に噴き出してくるようなもの」

拒食症・過食症では、「食べると、太る。だから下剤を飲んだり、吐いたり。やがて思考がぼんやりし、精神病に近い症状を呈することもある」。

人との関係も、「極端に依存的だったり、拒絶的だったり。何かを与えてくれる相手だけを認め、ただ一緒にいて安心するというような人間関係は持ちにくい」。

異性への憧《あこが》れ

思春期は文字通り、恋の季節でもある。

男子の場合、身体的な変化による心への影響はあまり大きくない。一方で、「女性への憧れは強い。異性と対等な関係を築く中間的な時期として、学校の先生などお姉さん的な存在に憧れ、女性像をつくっていくこともある」。

ここでも、母親との関係、そしてモデルとなる父親の存在がカギ。「母親との関係が悪いと、女性の価値をおとしめ、単に性欲の対象として見るようになったり、女性に無意識のうちに恐怖心を持つようになる。また、母親を否定的に見ていると、自分の性的なものを否定し、抑制し、精神的な世界に入っていくこともある」と言う。

女子の場合は、「スターに憧れ、心の中に英雄に近い理想像をつくり上げることが多い。それが、だんだんと現実に目が向くようになり、一人の人間としての男性と出会えるようになる」というのが、一つの過程。

その途上で、痴漢に遭ったり、友達から「太ってるなー」と言われ、ひどく傷つくことがある。「そういう形で、自分の身体の領域に触れられると、〝入ってこられた〟という侵入体験となり、性的なものを極度に抑圧するようになったり、毛嫌いするようになることもある」と言う。「ふろ上がりの父親が裸に近い格好で目の前を通っただけで、侵入体験と感じる子もいる」というから、父親は配慮を。

共に揺れて

思春期、若者の内側では衝動が渦巻いている。「春、木々の芽が萌《も》え出すように、いろんな気持ちや衝動がわく。それをどうコントロールするか。それなりの自分を見つけ、社会に位置づけることができるようになったら思春期は終わる」。その過程では、人の目を意識し、容姿やスポーツや学力など、劣等感と自信が交錯する。「『そこそこやれてるな』と思えたら、通り抜けられる。でも、なかなかそうは思えない」

自分へのそうした視線は、親にも向かう。「それまで、強く、大きく、素晴らしく見えていた両親の欠点が見え始める」。大人は汚いとか、不潔だと、思春期特有の潔癖性で極端に否定するのもこのころ。

子どもの突然の変化や、激しい言動に親も戸惑い、揺れる。「揺れてもいい。一緒に揺れてくれないと、子どもも寂しい」と千原助教授。「『親はこうあるべきだ』という思いを親が強く持ち過ぎていたり、自分を振り返る余裕を持てずにいると、子の反発も大きく『実際、自分たちはどうなんだ』と関係が切れてしまうこともある」

「揺れ過ぎて、最初に親の方がつぶれても困るから、耐えつつ一緒に揺れる」とアドバイス。これは結構、難しそうだ。「心理学が万能だと思い込み、『かくあるべし』との回答を求める人もいる。でも、それはそれぞれの家庭で違う。子どもと一緒に悩み、心を通わせ合う努力をするしかない」とも。

人間関係に始まり、帰着する

結局は人間関係。親や兄弟姉妹、友人、また学校など、外の世界とどうかかわり、自分をどう位置づけるか。「スムーズに成長すると、心の中の相手へのイメージは徐々につくり変えられる。親に対しても最初は反発するが、やがては『欠点はあるが、よく育ててくれた』との感謝の念がわくもの。自他ともに、限界を認め、受け容れていく。そうなれば、もっとも安定した状態だろう」

思春期では、生まれてからの成長過程を整理し、再統合する。言い換えれば、それまでの過程で心に傷を負っていたり、不満があると、乗り越えるのは困難になる。

先述した過食・拒食のほかに、「人の視線が過度に気になったり、度を越して上がったりする『対人恐怖』。常にある考え（懸念）にとりつかれたり、しきりと手を洗ったりするなどの強迫行為の表れる『強迫神経症』。そして『不登校』」などが、思春期に発症する心の病として知られる。

雑談のできる家庭に

思春期の子がぶつかる悩みの一つが、いじめ。不登校や自殺など、親としても困惑するところだ。しかし、放置はできない。いじめられている事実を親に告げられず、平静を装っている子も少なくないから。

親子の間で「会話があるか」、振り返ってみよう。一日の出来事を、順を追って記録すれば、親子のかかわり方が客観的に見えてくる。日常生活の中で、さりげない会話を交わせる関係があって初めて、子どもは親に不安や迷い、苦しみを打ち明けることができる。

内容は何でもいい。注意したいのは「学校ではどう」「○○さんは……」などと、〝尋問口調〟にならないこと。食事や起きる時間など、家庭内の何でもないことから努めて話をしたい。

そのうち、学校や友達のことなど、不満やぐちが口をついて出るようになる。次いで、不安や迷いを話すようになれば、親子の心の垣根は限りなく低くなる。そして、特定のテーマでお互いの考え方を聞き合う「対話」も可能になる。まずは、食卓を共にし、明るい雰囲気で話し、食べることだろう。

子どもの生き方、考え方を理解する努力は、親の側にも、自分の生き方を見つめ、考える機会となる。家族内の「対話」は難しく、大変な努力と忍耐が必要だが、それでこそ、親子の関係が深まるはず。

③〝キレる〟子どもたち

「違い」を尊重する姿勢が必要

神戸の児童連続殺傷事件から私たち大人は、何を学び、どんな対応をしてきただろう。その後も、刃物を使った事件が相次ぎ、〝オヤジ狩り〟なる強盗致傷事件、いじめによる殺傷事件や自殺も頻発。エスカレートする少年事件の前に、大人はただ立ち尽くしているかに見える。そんな中、〝キレる〟という若者言葉が、クローズアップされている。少年たちの心の中で、いま何が起きているのか。京都女子大学現代社会学部の野田正彰《のだまさあき》教授に話を聞いた。

〝キレる〟の低年齢化

自由国民社『現代用語の基礎知識』一九九九年版の「若者用語の解説」には、「キレル＝頭にくる。怒る。●逆ぎれ＝冷静な方の人が急に怒りだすこと。怒られる立場の人が怒りだすこと。●ぶちぎれ＝本当に頭にくること。●まじぎれ＝本当に切れること。●めたぎれ＝めちゃくちゃに切れること」と記されている。執筆者は、「言葉が行為化した『キレル』」と題して、「中高生は、最初先生が怒り出すことに用い、やがて自分たちがやたらに切れて、文字どおりナイフで切るようになった」と解説している。

◇

野田教授は「いま小学校がざわめいている」と指摘する。「かつては〝荒れる中学校〟と言われたが、現在は小学校の五、六年生あたりに低年齢化してきた」と言う。授業中の教室がざわめき、教師は途方に暮れている。「必ずしも、学校の授業についていけない子というわけで

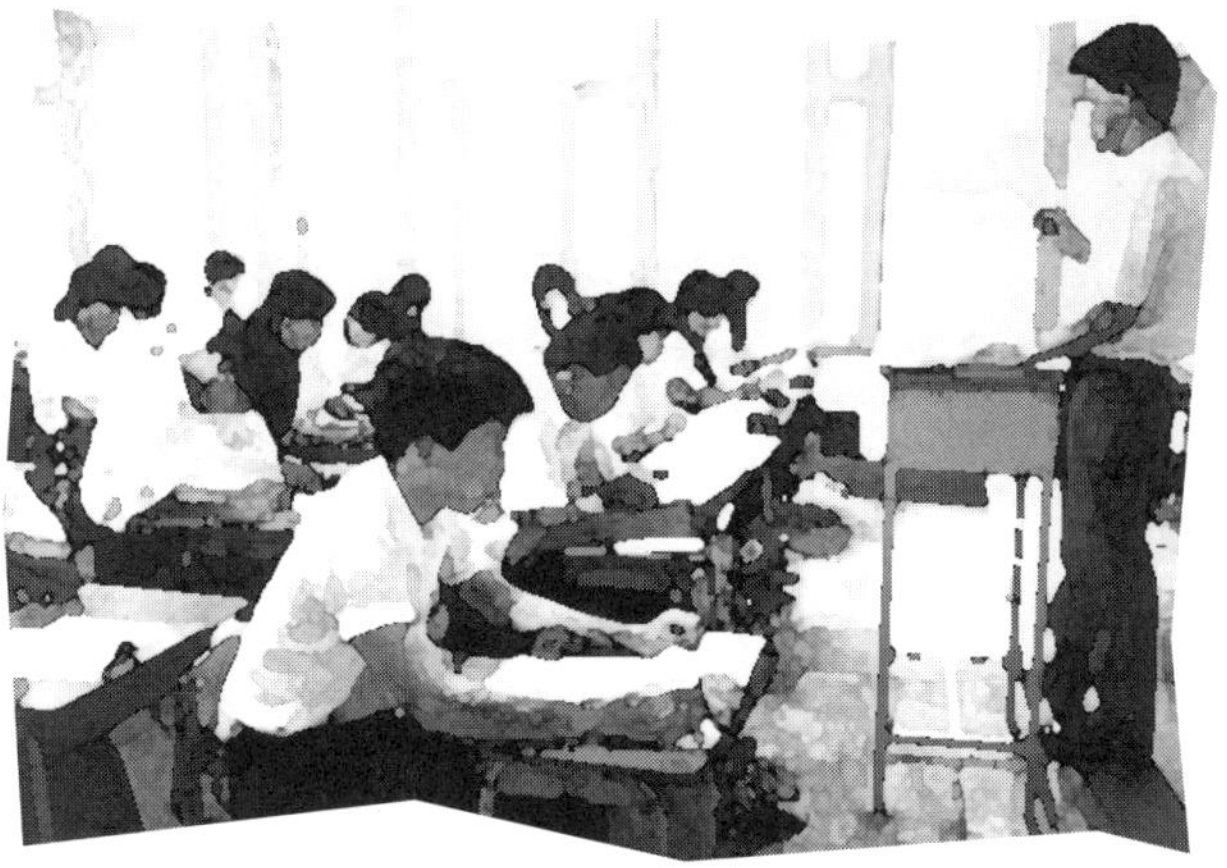

はない。大半の子が塾に行っており、授業を聞いてもしょうがない。そして、そういう子どもたちが、何かのきっかけで先生に突き当たったり、他の子の先頭に立って暴れることも。そうした事態が増えてきている」。教師に注意されて〝逆ぎれ〟し、刺殺してしまったケースもあった。なぜ、子どもたちはいら立ち、キレるのか。

息苦しい時代

〝命をもてあそぶ〟ような少年犯罪が目立つようになってきたのは、「一九八〇年代以降」と野田教授は指摘する。「ちょうどそのころから、『自分の人生はもう見えてる』という子どもたちが増えてきた。高校に入ったぐらいの十五、六歳のアンケート調査でも、六、七割が『自分の人生は分かっている』と。このくらいの成績なら、このくらいの学校に行って、このくらいの職場が待っている、などと」

そして、「今や小学校の五、六年で、『自分の成績はこれくらいだから、これくらいの中学校が待っている』と。そして何となく、これくらいの人生が待っているなどと思う傾向が強くなっている」と言う。

八〇年代は、オイルショックを乗り越え日本が豊かになったころ。「その豊かさの中で私たちは、経済成長ばかりを追ってきた社会のゆがみとか、やり残した課題に取り組まなければならなかったと思う。しかし、それを怠った」と。

それどころか、社会の固定化が急速に進んだ。「戦後の一時期に比べて流動性が低く、希望も少ない。いったん落ちこぼれたら復活の道はない。みんなが〝多数派〟に入ろうと、抑圧を感じ続けている」時代だと言う。

そこには、教育の問題も大きくかかわっている。「いまだに続いている日本の教育は、限られた教育資源を有効に配分し、国家社会に有為な〝人材〟を育てるという、貧しかった時代の教育思想のまま。だから、人材という言葉が、いまだに使われている。そこには、個々の子どもに視点があるわけではない。国家社会にとって有為な人を、どう効率よくつくるかという発想があるだけ」

そして生まれてくるのが、競争の原理。「教育資源は有限だから、だれに使うか。そこで競争原理を導入し、一部の人だけにチャンスを与えるようにする。貧しい時代は、上昇意欲が非常に強かったから、それで良かっただろう。しかし、社会が豊かになって、子どもたちが『ほどほどに生きられればいいんじゃないか』と思い始めたころ、逆にこの競争のシステムが完成した」

いわゆる偏差値の普及は、この八〇年代。「統計学的手法が全国に及んだ。そうなると、子どもたちは息苦しい。小さい時から、自分の学力がどの辺にあるかを、常に指摘される状態だから」

この状況はその後、さらに加速。「いま、大学進学率は高校卒業生の五〇パーセント強。その中で、学校間格差が強くなっていった。日本の教育状況は、高学歴化した中で、さらに内部格差をつくりながら成立していく。そういう中で子どもたちは、自分がどの辺に位置付けられているのかと感じ、閉塞《へいそく》感を持つようになっていった」

過剰適応の病理

「ここでは、子どもたちは社会に対し、うまく適応するかどうかということしか頭にない」と言う。そして、「そういう子どもたちが、小学校の上級とか、中学校に入って、何らかの形で自分が劣っているとか、怖いとか思うとナイフを持ったりして強がる。自分を防衛しようとする。普段は適応するためにじっと我慢して生きているけれど、何かの拍子に、『もうやめた』と思う。その瞬間を『キレる』という言葉で表現するのだろう」と野田教授は分析する。

「『キレる』というこの嫌な言葉が、文化的な流行語になった。そして、『キレる』という概念があるが故に、キレる子どもも出てくる。適応するのをやめたと思えば『何をやってもいい』『何でもできるんだ』ということを、キレるという言葉でしゃべっているところがある」とも言う。

「本来はそうではなく、適応をやめても、それなりに自分を表現し、社会とコミュニケーションしていかないといけない。しかし、ある一瞬でおしまいだと、後は何をやってもいいんだというイメージが、キレるという言葉の中に含まれていて、それがファッションとして子どもたちの間に伝わっている。プッツンとか、ナイフで刺さなくても、嫌な人とは関係を切る。ちょうど、テレビのチャンネルと一緒。嫌だと思ったら、替えればいい。そんなイメージが情報社会の中で先行している」とも危惧《きぐ》する。

生き方を選べる自由を

キレるのは、「適応の苦しさ」。「『自分は何をしたいんだろう』と子どもたちが自分自身に問い掛け、周りの人も親も先生も、近隣の人も聞いてくれる社会であり、人間関係だったら、キレるという言葉が流行語にはならないと思う。他者との競争ではなく、自分に対して本当に何がしたいのか、自分の突き当たる限界をいかにして超えるかということが中心の問題になっている人間にとっては、他者との競争の中で自分はどこの辺だなということを思う必要はないから、そういうことはあり得ない。適応だけ強いられているから、そういうことが起こっている」

では、どうしたらいいのだろう。野田教授は、西欧社会を例に引きながら、「本当に豊かな社会では、『社会は自分の可能性をいろいろな形で引き出してくれるんだ』という社会観が小さい時から植え付けられて、それに対して『あれをしたい』といった目的意識が育ち、それに対して親も『じゃ、一緒に考えてみよう』と取り組む。そういう中で、親子のコミュニケーションもいろいろ生まれてくる」と言う。

「小さい時から親が子に『何がしたい。何になりたい』と聞き、それを評価する関係を持つこと。今までの日本の状況は、『何がしたいか』は一切評価されない。『そんなこと言ってるより勉強しなさい。いい学校に行ったら、何でもできるから』とつぶすことの方に作用していた。何かをしたいと思えるということが、一番価値がある。その入り口を通して、いろいろなことを一緒に考えるということを忘れないようにしたい。そして『そのためには、このくらいの勉強はしなければ』ということがついてこないと。それが今や、すっかり逆転している」

④〃モノ〃化する少女たち

周囲との関係を見直そう

警察庁によると、平成十年四月までの四カ月間に刑法犯として逮捕・補導された少年少女は四三、三五四人で、前年同期に比べ〇・八パーセント減。だが、女子は一一、八八〇人で、一二・九パーセントの増。平成九年の同時期に、前年比三九パーセント増との報告があるから、女子については急増を続けている。さらに、これでも〃氷山の一角〃との見方もあり、逮捕・補導に至らない〃予備軍〃の存在も懸念される。いま少女たちの間で、心の中で、何が起きているのだろうか。前回に引き続き、精神病理学が専門の野田正彰・京都女子大学教授に話を聞いた。

言葉のごまかし

〃キレる〃少年たちの刃物による犯罪が多発する中、少女で懸念されているのは「援助交際」という名の売春。

売春を「援助交際」、さらに略して「援交＝エンコウ」などと言い換える。そこに、言葉のごまかしがあると野田教授は指摘する。「『むかつく』『不潔』『臭い』とか、若者たちの感覚的表現は全部そう。そうすることによって、中性化され、きれいに聞こえる」

そしてこれは、大人社会の反映だという。「『殺す』の方が、強い感情を喚起する。なのに『いのちの教育』などと表現する。『殺さないための教育』だということを、子どもたちは見抜いている」。神戸で連続児童殺傷事件が起きた時、大人たちは学校を休みにし、教員も子どもたちの前で事件に触れることを避けた。「なのに、あの時、子どもたちが最も関心を持っていたのは、あの事件。真正面から受け止め、子どもたちと真摯《しんし》に話し合うといった状況は

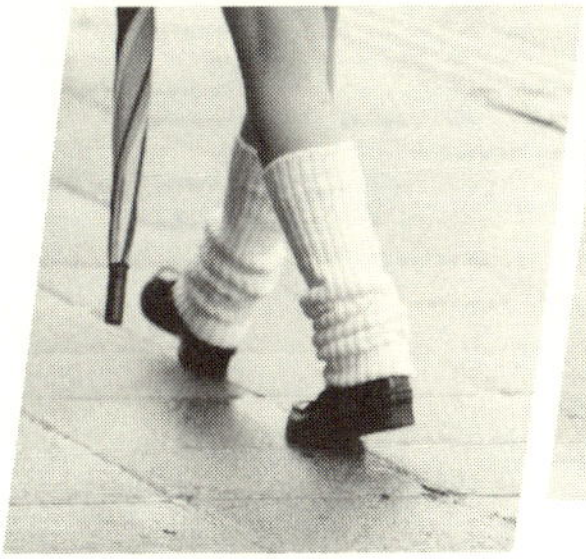
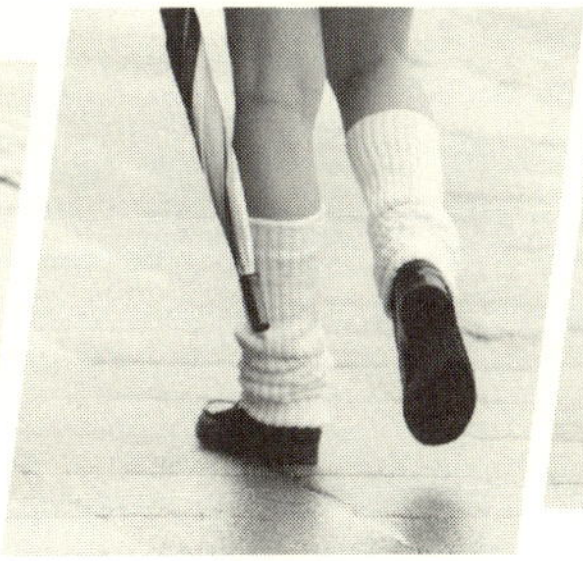
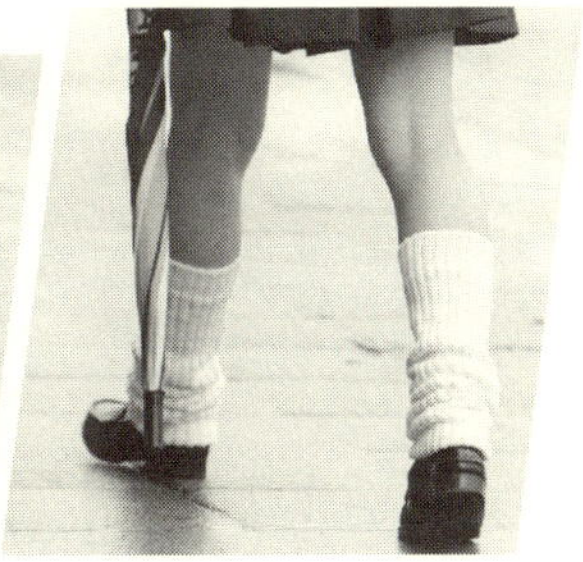

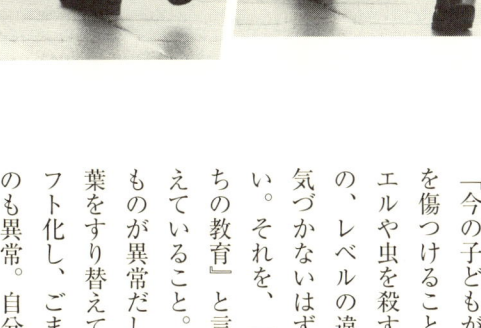

起きなかった」

「今の子どもが、人を傷つけることとカエルや虫を殺すことの、レベルの違いに気づかないはずがない。それを、『いのちの教育』と言い換えていること。そのものが異常だし、言葉をすり替えて、ソフト化し、ごまかすのも異常。自分たちの社会がいかに異様かを考えなければ」。そして、この対応の仕方は援助交際にもそっくり当てはまると言う。

女の子もキレる

「女の子たちも、〝キレる〟という意味では、プッツンをやっている。嫌な人とは口をきかない。ちょっとでも好みが合わない人は、どこかで切ってしまう」

　実はこれも、前回で指摘した過適応の末のプッツン。

「今の子どもたちは、〝合わせること〟に大変なエネルギーを使っている。いつも、相手に良く思われているかどうか。優しく思われているかどうか。それから、相手を傷つけるような言葉を発していないかどうか。そういうことについて、ものすごく気を使っている。そしてそれが、一人になると『疲れる』と感じる」。若いうちから、異常に肩が凝るという子どもが多いのもそう。

　適応することに異常に敏感な一因は、少子化にあるという。「小さい時からいつも配慮された関係の中で育っている。『これしたらいいよ』と、おぜん立てされる環境。すると、幼児期から非常におませで、大人っぽい。内面に深みはないけれど、表面上の社交性は非常に発達して見える。小さい時から、大人の世界をそのまま自分の世界と思い込んで生きる傾向が出来上がってくるから」

そこに抜け落ちているのは「あいまいな時間をもって、『私は何だろう』『私は何がしたいんだろう』と考えること。それがないと、自分がつかめない」。

少子化、そして適応を要求される社会。さらに情報社会。だが「情報社会であっても、欧州などでは援助交際などというのはあり得ない。ないとは言わないが、非常に少ない。情報が氾濫《はんらん》しているという意味では、条件は一緒。少子化も進行している。だが彼らには、『君はどう生きるのか』と問われる関係が基本にある。日本の社会で子どもたちは、人間関係の中で見いだすはずの〝生きる喜び〟を引き出されてない。関係性が『手段』になっている」と指摘する。

規範意識がない

「今の子どもたちは、『規範意識が希薄』だという指摘がある。しかし、それは間違っている」と野田教授は言う。

〝希薄〟なのではなく、〝無い〟のだと。「人が可能性に向かって生きていくときに、規範は意味を持つ。可能性にふたをしておいて『規範だけ持ちなさい』というのは何の意味もない。『自分はどんな事にも取り組むことができる。父も、母も、先生も、近隣の人たちも、自分のやりたいと思った事をやりなさいと、働くチャンスを与えてくれる』といった基盤があって初めて、この社会をよくしようと思うのであって、それがなければ規範というのは成り立たない。この社会は、まず規範を植え付けて、規範を持った人間が好きなことをしなさいという発想。順序が逆なのではないだろうか」

だから、普段はおとなしく見えている子がプッツンしたり、援助交際に走っている。「それは、彼らにとっては、おかしなことじゃない」と野田教授。なぜかとの問いに、「人間関係が道具的に見えているから」との答えが返ってきた。

関係も肉体も〝道具〟

「『若い子と付き合いたい男がいて、それでお金もらって、どこが悪いの』というのが彼女たちの発想」だと、野田教授。「もらったお金を、ちゃんと使えばいいんじゃないのって」

そこには、「〝生きることの喜びは何か〟という問題が、すっかり忘れられている」現状がある。「人と人とが付き合って、しかも意味のある深い付き合い方をして、自分も表現をするし、相手も理解をする。そういう関係の中に、生きていることの喜びがある。その喜びを、お金なり手段にしてしまう。結果として、そこには、自分自身がいかに生きる喜びの根幹を掘り崩しているかということの自覚がない」と危惧《きぐ》する。

一方で「しかし、もともと生きる喜びを味わったり、求めようということがなかったわけだから。それよりも、その場面場面に適応していくことが勝利だった。そういう生き方を強いられる中で、こういう問題は起こっていると思う」。

大人社会の写し絵

「大人社会は、人をモノ的に扱い、自分たち自身も扱われている。その〝写し絵〟が子どもの世界。大人たちの生き方を反映している。子どもたちも、大人と同じように息が詰まり、〝先が見えている〟と思っている」

では、子どもたちにどう向き合えばいいのだろう。「人間関係の取り方に、今までとは違う体験をさせたい。適応を強いることのない大人と初めて出会ったと、その子が感じられること。『何をしたいの』と聞いてくれること。そして、その可能性は、他人との競争ではなく、自分自身との競争、自分との闘いなんだと、伝えてくれる大人があったら」と野田教授は言う。

そこで大切なのは、「小さい時からの育て方」。「親が、人と人との関係を手段、道具と見たり、そういう価値観を常日ごろから示していれば、子どももそうなる。子どもが一番影響を受けるのは、夫婦の関係。それが手段の関係なら、人間関係はそういうものだと見てしまう。父親だけ、あるいは母親だけという状況であっても、価値観は日常生活の中に現れている」とは、至極当然で厳しい指摘だ。

「人間との関係に、生き生きとした喜びを持って生きている人の子どもは、それを喜びとして見るだろう。だが人生や周囲との関係性も手段と思って生きているなら、それは言葉の端々に出る。それを、男の子も女の子も見ている。そして女の子は、年ごろになると、それを利用できるようになると思うだけ」

〝援助交際〟は、少女だけでは成立しない。一方に、大人が存在している。そういう意味でも、まさに大人の側の問題でもある。

⑤転職する若者の心像

〝青い鳥症候群〟隠れた

青い鳥症候群――。これは目的意識を持たず〝安住の地〟を求めて職場を転々とする高学歴の若者を示した言葉。一方、最近は終身雇用制の崩壊に伴い、能力発揮のために転職する若者が珍しくなくなった。平成七年の統計では自発的に離職し失業した若者（15歳～24歳）は二十三万人で、同三年の十六万人から大幅に増加（労働省調べ）。果たして、そのすべてが目的意識を伴った行動なのか。二十年前に「青い鳥症候群」を提唱した清水将之《しみずまさゆき》・三重県立小児診療センター「あすなろ学園」園長は、「『症候群』は別の形で広がっている。その元は親の養育態度にあるのでは」と話す。

若者たちに蔓延《まんえん》

同期の社員が入社三年目には三分の二に、五年目には半分以下になった――。これは、大阪のある流通企業で働く男性（28歳）の話。

いろいろな職種に携わる二十歳代の若者に聞くと、入社後数年までの転職を、だれもが当たり前に考える時代になったことがよく分かる。

こうした若者たちは、どんな気持ちで職場を変えるのだろうか。

都会で働く若者たちの転職には、もともと別の希望職種があって密かに就職活動をしていたケース、取引先にスカウトされるケースなどさまざまだ。清水園長は「目的意識を持って努力を積めば、希望どおりの転職も不可能ではない。現代はむしろ、転職できる能力が求められる時代」と話す。

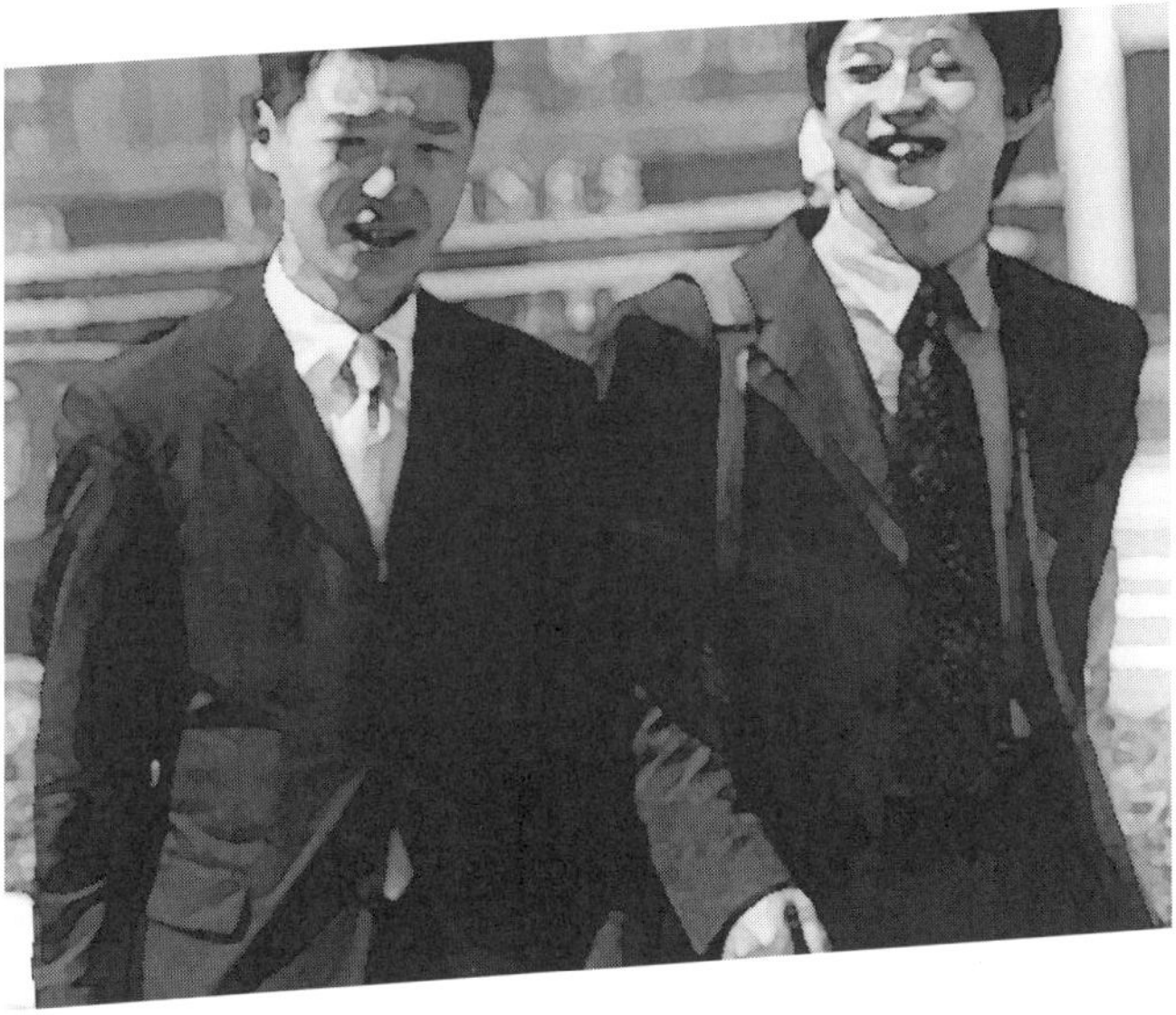

ところが、「一方では、先の見通しや状況に目を向けず、安易に生活の場を変える若者も増えている」。そうした若者と接した人の多くは、「彼らは礼儀知らずで、常識を持たないために周囲との摩擦を起こすが、本人はそれを全然気に留めない。人間関係の間合いをとれないようだ」といった印象を持つという。

かつて清水園長が提唱した「青い鳥症候群」は一見これに近い。ただし、「かつては超エリート校出身者だけに目立った病理現象。今は、ごく普通の若者たちに蔓延している点が異なる」。かつての〝症候群〟が、時代の風潮にさえなっているのだろうか。

尊大で、乏しい忍耐力

青い鳥症候群の若者の考え方には、次のような特徴があった。「彼らが転職する際には、『自分にもっと合った仕事がしたい』と言葉に表す。しかし、その本音は『もっと自分を大切にしてくれる職場があるはずだ』という思い。いわばナルシシズム（自己愛）を満足させてくれる場所を探し求める行動」と、清水園長。

さらに、「彼らは高学歴をもとに、『自分は特別な存在だ』という高いプライドを持つが、忍耐力に乏しく、地味な努力をこつこつと積み上げる作業に耐えられない」。どのような職場にも、新入社員にとって、いわゆる〝下積み〟の仕事が待ち受けている。彼らには、それがばからしく思えてしまう。「『最初から一人前に扱ってほしい』――それが彼らの本音。そうなると、上司をはじめ同僚とも折り合いが悪くなる。〝困った青年〟とのレッテルを張られることにもなる」

では、彼らがそうなるのはなぜか。

大人への〝基礎訓練〟

清水園長は、その理由について「思春期までさかのぼらなければならない。人間には二十歳を迎える前までに、大人になるための関所がいくつかある」と説明する。

小学生までの子どもにとっては、親が一番信頼でき、安心を与えてくれる相手。つまり、親と精神的に密着した状態が続く。しかし、十二、三歳にもなると、その関係に疑問を感じるようになり、次第に親と距離を取る。「これが第二次反抗期。世話を焼く母親に、『うるさい』『ババア』などと暴言を吐くのも、〝独立した自己〟の感覚を親の干渉から守るための防御反応。何でも話して安心感を求める対象は、やがて親から同性の友人へと移っていく」

ここが一番大切な時期だという。「同性の友人との関係の中で、子どもたちは男（女）としてのアイデンティティー（自己同一性）を得、自己主張したり妥協する中で人とつながる訓練をする。その次の段階として、異性との接し方を学び、十七、八歳ごろには大人になるための心の基礎構造が出来上がる。『症候群』の若者は、何らかの形でこの構造をつくれなかった可能性がある」。そうなると、社会に出ても人間関係が結べず、〝安住の地〟を求めてさまようことになる。

親には〝切る〟役割も

日本の高度経済成長期以来、高学歴指向は現在も続いている。「一九七〇年以降、多くの親たちは子どもを少しでも偏差値の高い高校・大学へ入れようと躍起になった。塾通いを強いて何かと子どもに干渉し、同世代の友人と交流する機会を奪ってきた」

近年は受験競争の低年齢化に伴い、幼少期から同世代との交流を持てない子どもが増えている可能性が高い。さらに、「症候群」が普通の若者に広がった背景には、「少子化の影響も考えられる。子どもが見せるちょっとした変化にも親が敏感に反応し、手出し口出しすることが多くなっている。思春期に親から独立しようともがく子どもを、過干渉にならずに見守れるか。親自身の情緒的な成長と忍耐力が、今後ますます問われる時代になるだろう」。

子どもが一人前の社会人として成長することは、どの親にとっても切実な願いだ。だからこそ、子どもが思春期に差しかかったら、一人の人間として〝切り離す〟役割が親には求められる。お道の教えにも、十五歳になるまでは親の通り方が子どもに表れ、十五歳からは銘々の心遣いによって生きていく、とある。その時に備えて、親が子に教え、伝えることは多いはず。

若年層ほど高い能力発揮のために転職意向

「現在の職場で自分の能力や希望にあった仕事ができなければ、転職した方がよい」と思いますか？

20歳代が「そう思う」と「どちらかといえばそう思う」を合わせて71.4％と最も多い。

近年は仕事を単なる経済活動としてだけではなく、自分の能力や適性を発揮する〝自己実現〟の手段としてとらえる意識が高まっているという。下図からは若年層ほど、自分の能力発揮の場として、自分の希望を満たしてくれない仕事からの転職を考える傾向が強いことがうかがえる。

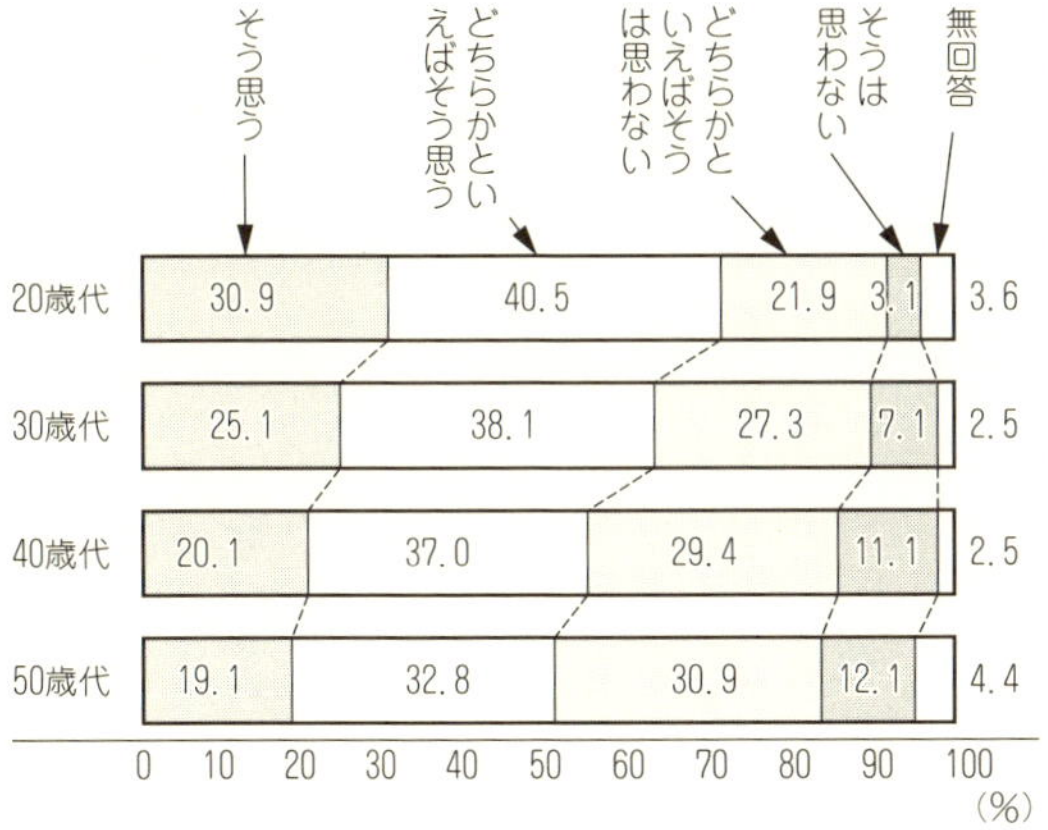

経済企画庁「国民生活選好度調査」(1995年）から作成

青年期はいつまで続く？

⑥成熟を避ける若者たち

二十年前から、ほぼ二パーセント台で推移していた日本の失業率は近年急上昇し、平成十一年の平均は四・七パーセント。若年層（15〜24歳）に限ると、全体の約二倍の九・一パーセントにも達する。これは、不況に伴う就職難だけでなく、学校卒業後も就職しようとしない若者の増加をも示す数値だ。こうしたことから未熟な若者が増えたとも言われているが、彼らの視点に立ってみると、成人社会への参加を避けたがる理由が見えてくる。前回に続き、青年期の心療に詳しい清水將之・「あすなろ学園」園長に聞いた。

目立つ幼い行動

講義中に私語を注意されて、逆に怒る大学生、入社式の最中に携帯電話で話す新入社員——。

しばしば、こんな若者のことを耳にしたり、目にすることがある。未熟な若者が増えていると感じている人は少なくないようだ。

清水園長は「私の経験からも言える。ドイツ留学時代に接した現地の学生たちよりも、日本の学生たちの方が周囲への配慮に欠け、幼く感じられた。しかし、昔から日本の若者が幼かったわけではないだろう」と話す。周囲への心配りは、むしろ日本人が美徳としてきたことだ。「こうした細かな点と関連しているのか、はっきりとは分からないが、自分の判断と行動によって問題を解決していく能力の乏しい若者は、明らかに増えている」

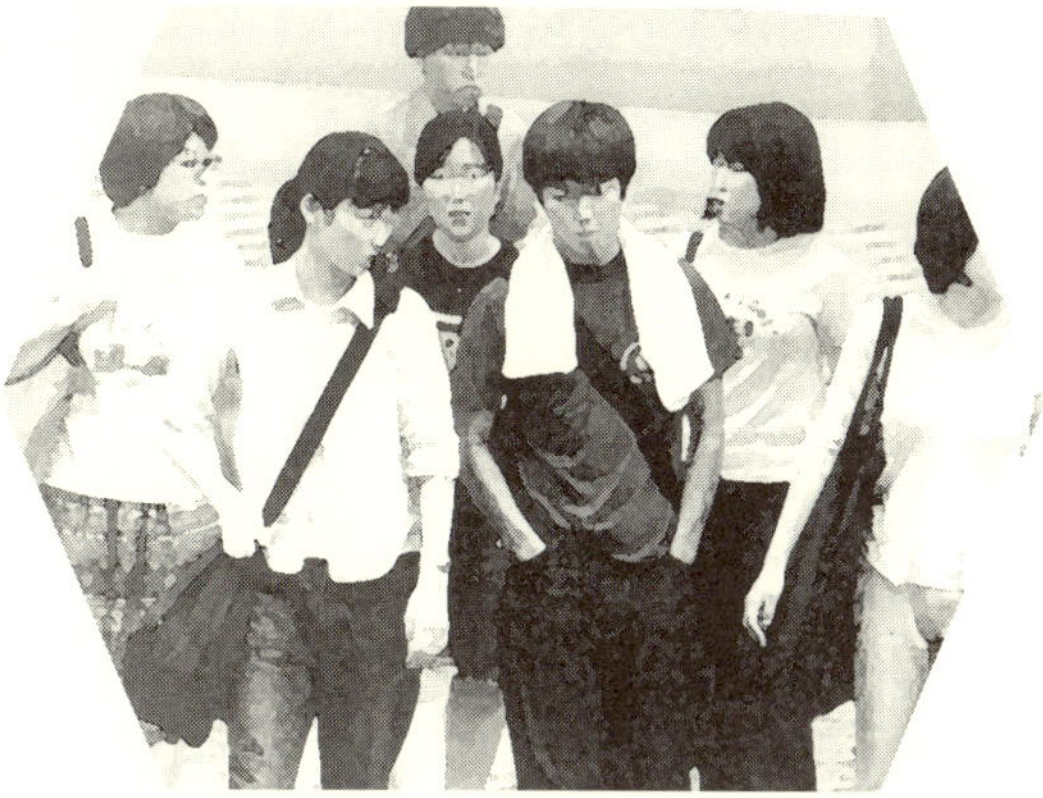

アパシーの拡散か？

それが最も端的に現れているのが、進路選択の問題だ。今や高校卒業を前に希望職種を決めていない生徒は半数近くに及ぶ。つまり、大学や専門学校に進学する若者の多くは、「成人社会にどう参加するか」という意識を持たずに進学していることになる。

事実、大学・専門学校などの高等専門機関に進む若者が四割を超えているのは、先進国でも極めて珍しい現象。さらに大学院へ進んだり、留年を繰り返したり、別の大学に進もうとする学生も増加傾向にある。

学生や生徒、若いサラリーマンが神経症性の無気力・無感動状態に陥り、生きがいや目標を失う現象を「アパシー・シンドローム」と呼ぶが、今日の状況は、この病理が社会に拡散したということだろうか。

清水園長は「しかし、ごく一般的な青年にとっても、アイデンティティー（自己同一性）を確立し、進路を選択することが難しくなっている現実の社会状況も見る必要がある。若者の傾向を一概に異常視はできない」と説明する。

猶予期間の延長

「まず挙げられるのが、産業構造の変化」。日本の産業人口の比率は、戦後、第一、二次産業に比べ、サービス業が著しく増大してきている。

「かつて農場や工場に就職した場合は、自分に与えられた仕事をこつこつとこなせば、それに見合った収穫や報酬を得ることができた。しかし、接客を伴うサービス業は、そうはいかない。人に奉仕する対人関係の技術が求められるからだ。自力で信頼関係を培い、他企業や同僚たちと競っていかなければならない」

しかし、現代の若者たちは第一、二次産業を、いわゆる〝3K（きつい、きたない、きけん）職業〟として嫌い、華やかでスマートなイメージの情報、金融、流通関係などのサービス業を選ぼうとする。そこに課題が生まれている。

「対人関係の能力を磨くには、何よりも経験の積み重ねがものを言う。だから、若者が成人社会への参入を決断するには、ある程度の加齢も必要。成人社会への参入を避け、高学歴化するのは、現実的にモラトリアム（猶予期間）の延長が必要だからではないか」

豊かさへの甘えも

若者が成熟を拒否する理由は、ほかにもいろいろ考えられる。

「衣食住に恵まれた環境の中で、若者たちの中には、就職しなくても何とかなるさ、という考えを持つ人も多い」。この不況時に……、と思われそうだが、厳しい不況の中では、企業は人員整理がしやすくコストの安い働き手として、かえって学生アルバイトを重宝がる側面がある。一方、企業の初任給も低く、「学生によっては、就職したら収入が減ってしまうケースさえあるだろう」。

子どもに〝すね〟をかじらせる親だけでなく、社会構造自体が、既に学生の〝猶予期間〟を保証する構造になっているとも言えそうだ。

さらに清水園長は、「今の社会が、若者には急いで参入するほど魅力的に映らないのではないか」とも。「テレビをつければ、贈収賄事件をはじめとする〝大人〟たちの不正行為が連日報道されている。そこに映るのは、お金や物の価値こそが大切とされ、効率が優先される落ち着きのない社会像。社会に参入することへの期待感が薄れるのは仕方ないかもしれない」

価値観を押しつけず

では、こうした若者たちは一体いつから、社会の一員としての自覚が生まれ、地に足を着けて歩みを進めることができるのだろうか。

「学者によっては、若者が成人社会への参入を納得する時

青年期に芽を出す心の病

10歳から20歳代半ばまでの間は、心が揺れながら急激に発達する時期。それだけに、他の年代よりも心の病が出現しやすい。

表は、それぞれの病気の現れやすい時期を時間軸で示している。年齢とともに、次々に新しい病気が出現していく様子を見ると、思春期・青年期がいかに不安定で微妙な時期であるかを、あらためて実感させられる。

一人ひとりの成長に、こうした危機が伴うことを理解すると、学校・地域・家庭での教育のあり方を真剣に考え、改善していくことが、いかに重要なことかが分かる。この年代の子どもを持つ親だけでなく、社会全体で考え続ける必要があるだろう。

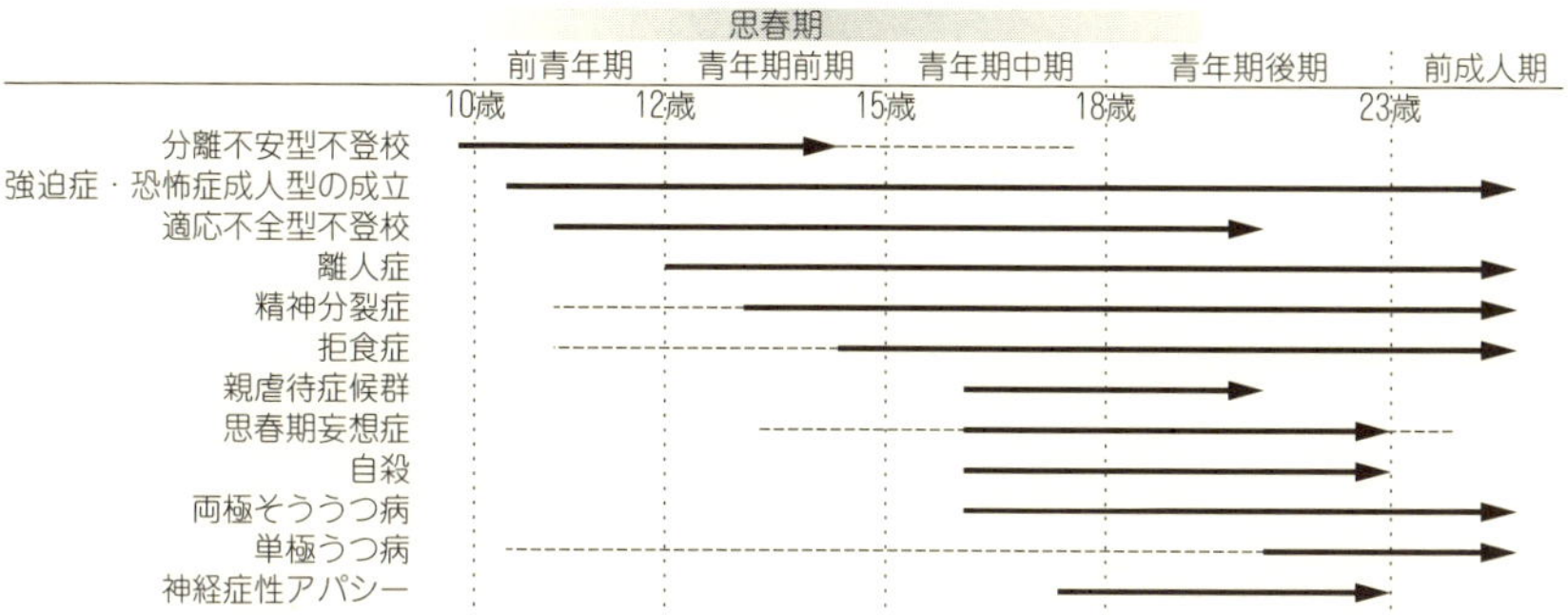

清水將之氏の著書『青年期と現代』から

期を、三十歳まで延長して考えるべきだ、という説を唱える人もいる」。多くの若者は、就職、結婚、出産、親からの経済的自立などをきっかけにして、少しずつ社会人としての自覚を得ていく。

「社会が多様になっている分、若者たち一人ひとりの歩みが多様になるのは当然」と清水園長は強調する。「今さら〝立身出世〟といった一辺倒な考え方は彼らには通用しない。一番避けなければならないのは、若者たちを子ども扱いして、必要以上に〝こうあるべき〟〝こうすべき〟といった大人の価値観を押し付けることではないか」

さて、心の病の多くは、青年期に集中して出現する(上コラム参照)。現在、支障なく生活している若者も、何かのきっかけで心を病む可能性もある。そうした大切な時期だからこそ、まず若者たちがいま置かれている状況を理解し、彼らが自分のペースで一歩一歩、成長することを保証する姿勢が、大人の世代に求められているようだ。

⑦結婚をめぐる諸問題

夫婦となるその意味

結婚は人生で最も華やかなもの。一方で、「結婚は人生の墓場」とも揶揄《やゆ》されるように、独身時代の自由で気ままな生活と別れを告げる時でもある。
かつては婚姻社会といわれた日本も、ここ数年来、男女ともに非婚化が進んでいる。
また、離婚件数の増加、結婚後も自立できない夫婦など、さまざまな問題も表れている。
成人期の男女にとって、結婚とは本来どのような意義があるのか。
結婚や出産などに関する精神治療に当たっている、阪口《さかぐち》起造《きぞう》・阪口クリニック所長に話を聞いた。

人間の発達段階において成人期は、職業に就くことで社会的、経済的に独立を果たす。そして、子どもを産み、家を持つことで、次の世代を育てる立場に成長する。

結婚とは、恋愛や見合いの末に得た配偶者と協力して、子どもを育てるという次の段階へ向かう一つのステップ。人間のライフサイクルの上からも、重要なポイントである。

それゆえに、「結婚をめぐる問題は、一生にかかわる」と阪口所長は語る。

増加する〝花嫁うつ病〟

結婚に対する不満はない、相手の男性にも不足はない。しかし心の中は満たされず、不安――。こうしたことから、精神的不安定に陥るケースがよくある。

阪口所長は三十年前、ある新聞の医療コラムに「花嫁うつ病」を紹介した。これは、結婚前後の女性が、新しい生活に対する不安などが高じて、抑うつ状態、心身症、ノイ

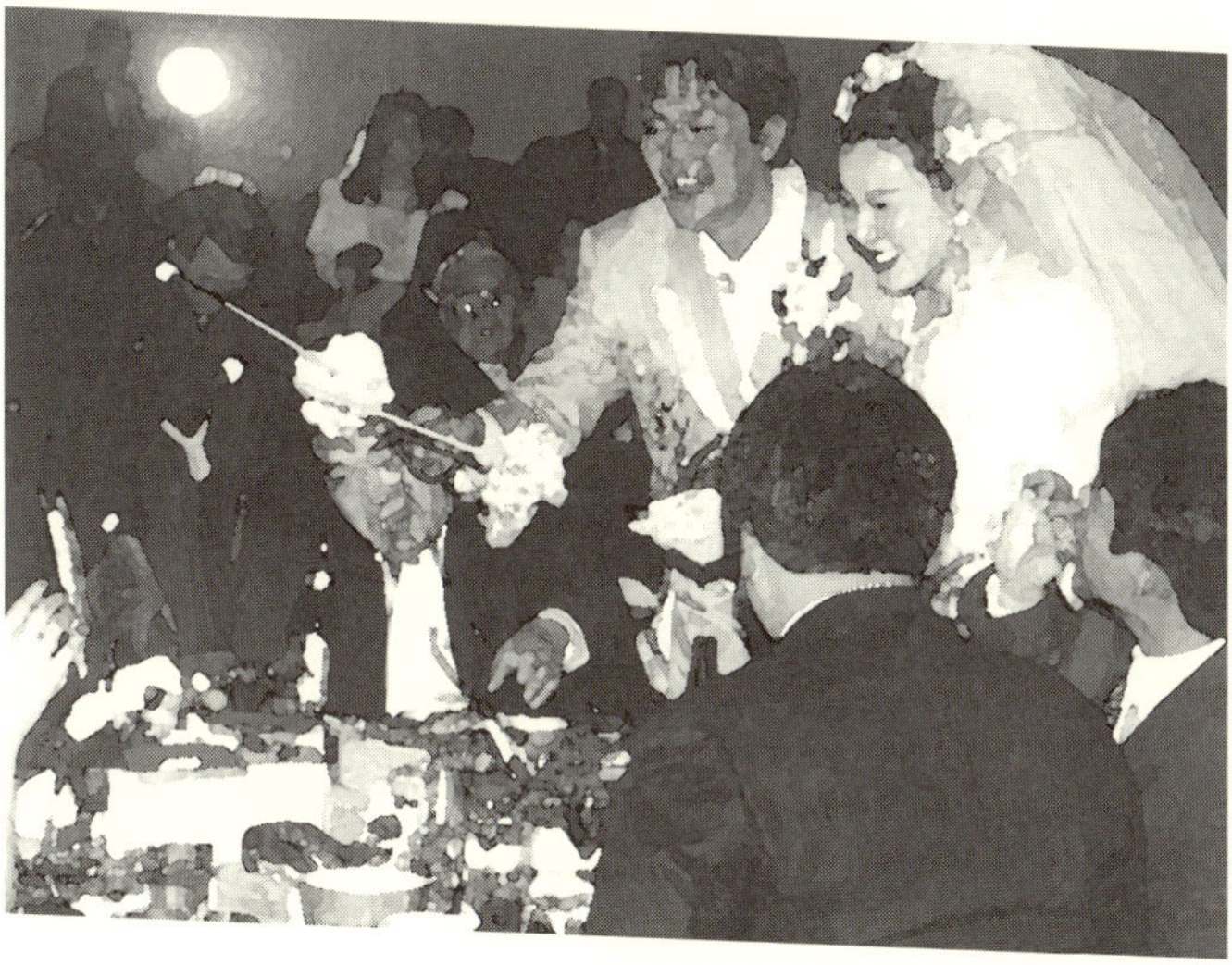

ローゼなどの精神的な疾患を生じるものである。

タイプとしてはまず、家族から離れることに不安を抱く「分離不安型」がある。これには、父親が理想の男性像であることから起こる「父——娘分離不安型」と、母親の過保護から起こる「母——娘分離不安型」の二つのタイプに分かれる。

ほかにも、結婚への恐怖が募る「結婚恐怖型」、相手の家族との生活習慣の違いによる「習慣不適合型」、家庭から逃避するために結婚したことで起こる「家庭逃避型」がある。

近年では、「エンゲージブルー（婚約中の憂うつ）」「マリッジブルー（結婚後の憂うつ）」とも言われているが、「婚約を解消したり、あるいは離婚に至るケースも多い。現在もさらに増え、症状も深刻になっている」と阪口所長。

「逆に、男性にも同様の症状が起こっているが、女性の場合は後の出産や育児にも大きくかかわっていく。こうした心の向きは、ある意味で人間としては当然の反応なので、原因をはっきりと見極め、理性的な努力で解消するべき」と言う。

自立できない夫婦

また、若い夫婦に顕著な現象として「実家依存症」がある。これは、精神的、経済的にも親に援助を無心し、また親も子どもに惜しみなく援助するもの。経済上の問題以上に、精神的に互いに依存し合う状態になっている。

本来は夫婦となった時点で、自立を果たすべきもの。そのカギを握るのは、父親の役割という。「思春期から青年期にかけては、子どもが自立するために父親の役割が重要になる。しかし、当の父親は、会社組織で働きづめになって、家族に注ぐエネルギーが失われてしまった。そのため、家庭内での存在が弱くなり、『親離れ』『子離れ』がスムーズに進まず、子どもの自立を困難にしている」。また、社会的な要因から、健全な心と体の発達が阻害されているということも、この傾向に拍車を掛けている。

精神的に成熟しきれず、そのまま結婚し、家庭を築く夫婦。子離れができない親も、自立を妨げている一因のようだ。

進む非婚化・晩婚化

結婚することを拒否する、あるいは仕事や別の目的達成のために結婚を遅らせる男女もある。

未婚男女の非婚志向は、一九九六年の厚生省調べによれば、男性七・〇パーセント、女性七・四パーセント。とりわけ、男性の方が六年前の調査より二・二パーセント増えている。

一方、結婚年齢も一九九六年には男性二八・五歳、女性二六・四歳と高くなっている。

かつては、「結婚して一人前」と社会的に認知されたものだが、いまや「結婚だけが人生ではない」という意識が、成人期の男女共に増えている。特に、「女性では、『父親のような人と結婚したくない』『母親のようになりたくない』『結婚はイヤだ』という心理から、女性であることを拒否し、過食・拒食の食行動異常に陥っていることもある」と阪口所長は言う。

戦後、高度経済成長によって日本人の生活は豊かになった。しかし、「精神面においては、核家族化、物質至上・自己中心主義、競争原理という社会状況の中で育ってきた

若い世代は〝非婚容認派〟

1995年の経済企画庁「国民生活選好度調査」によれば、全国の20歳から59歳までの男女3,392人を対象に、「現在、結婚しない人が増えているといわれていますが、あなたは、そうした生き方についてどう考えますか」という意識調査を行った。その結果、下図のような回答が得られた。

男女別では、「賛成できる」の回答は女性は55.1パーセント、男性は40.9パーセントと、女性は２人に１人の割合。さらに、世代別の回答では、男女とも20代から30代にかけて賛成派が多く、女性ではおよそ70パーセント近くに上っている。

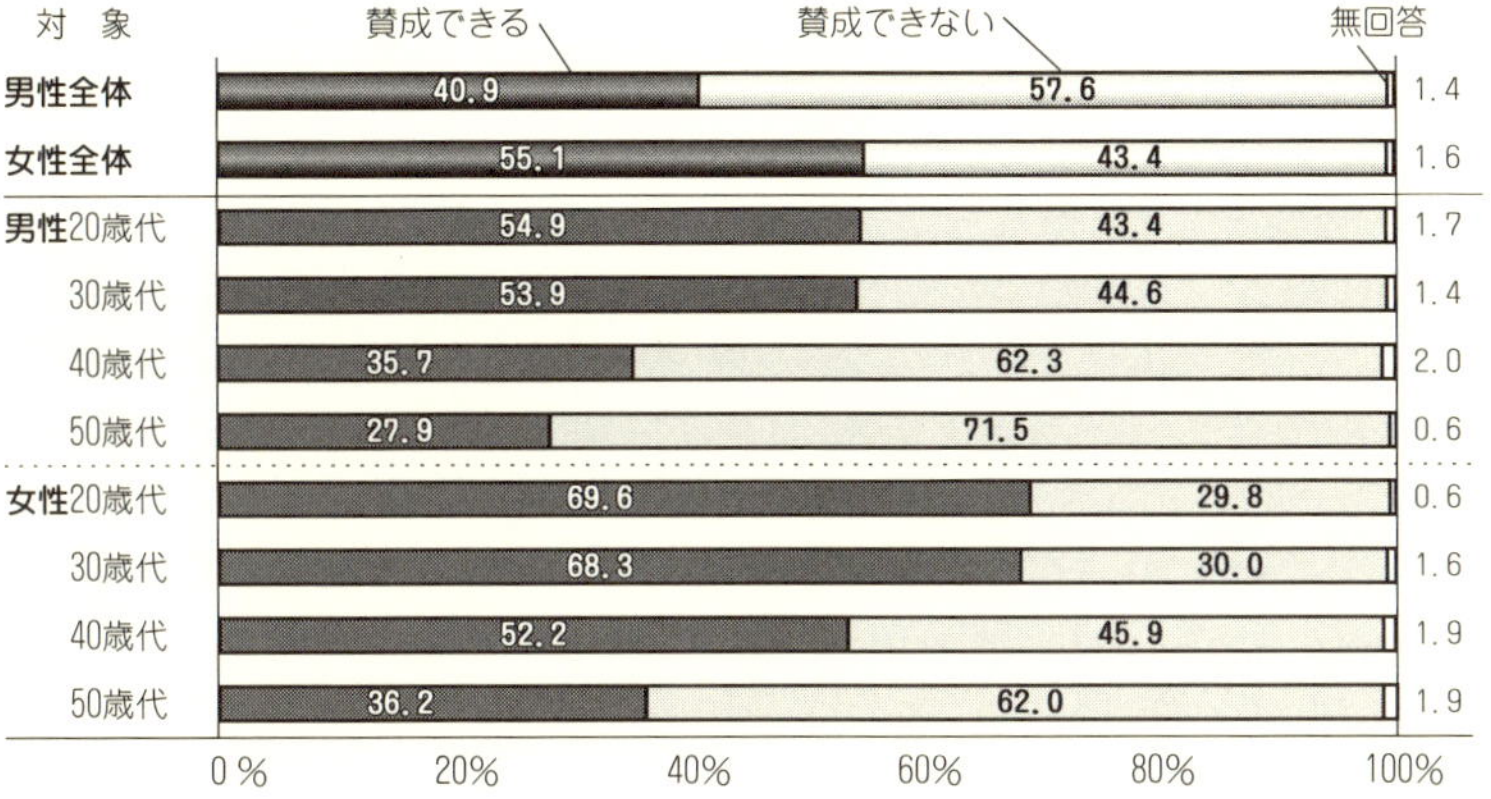

ことによって、自己実現の欲求も、その範囲が非常に狭いものになっているのではないか」と阪口所長は分析する。

社会的地位や物質からくる欲望に自己実現を見いださねばならない現状。それが、人間本来の基本的な営みでさえ、自分の人生を「阻害するもの」という意識を生んでいるのかもしれない。

◇

阪口所長は「病理だけを取り上げても、医学だけでは表層的な部分にとどまってしまう。その根本となる普遍的な部分を考えていかなくてはならない」と指摘する。「そのためにも、お道の信仰者は、教祖《おやさま》の教えをもっとよく理解しなくてはならないのでは」と話す。

⑧育児に悩む成人期女性

親になりきれない親(1)

成人期の男女にとって、子どもを産み育てることは、人としてさらに成熟してゆくことを意味する。
しかし昨今、新聞やテレビで報じられている事件では、相反するかのように、無責任な親の行動が目につく。
一方では、「育児ノイローゼ」なども深刻さを増し、わが子を捨てたり、死に至らしめることも。
また、少年犯罪の凶悪化や未成年者による問題行動の背景にも、
こうした家庭環境の悪化が起因しているとの指摘もある。親になることを恐れ、
親になりきれない親たち。前回に引き続いて阪口起造・阪口クリニック所長に話を聞いた。

母子関係は胎内から

「父親は社会の中で生きる力強さを子どもに伝え、母親は終生にわたり愛情を子どもに掛け続ける。たとえ父親がいなくても、母親がしっかりしていれば、子どもは確実に育つ」と阪口所長。「特に母子関係は、母親のおなかにいる時からすでに始まっている」と言う。

妊娠中の母親の感情が胎児に影響を及ぼすことは、医学の世界でも次第に明らかにされつつある。「胎児は、受胎から二カ月後には、母親の感情の変化を胎盤の血液の流れで感じ取る。例えば、母親が緊迫したり、憂うつに感じていると、胎内の子どもにも伝わっている」。母親となる女性は、受胎した時から子どもに強い影響を与えているのだ。

そして出産を終えると、身体は次の妊娠・出産に備える。その時、ホルモンのバランスが崩れるため、精神的に不安が生じたり、抑うつ状態が続く人もいる。いわゆる「育児ノイローゼ」だが、「症状が深刻になると、その後

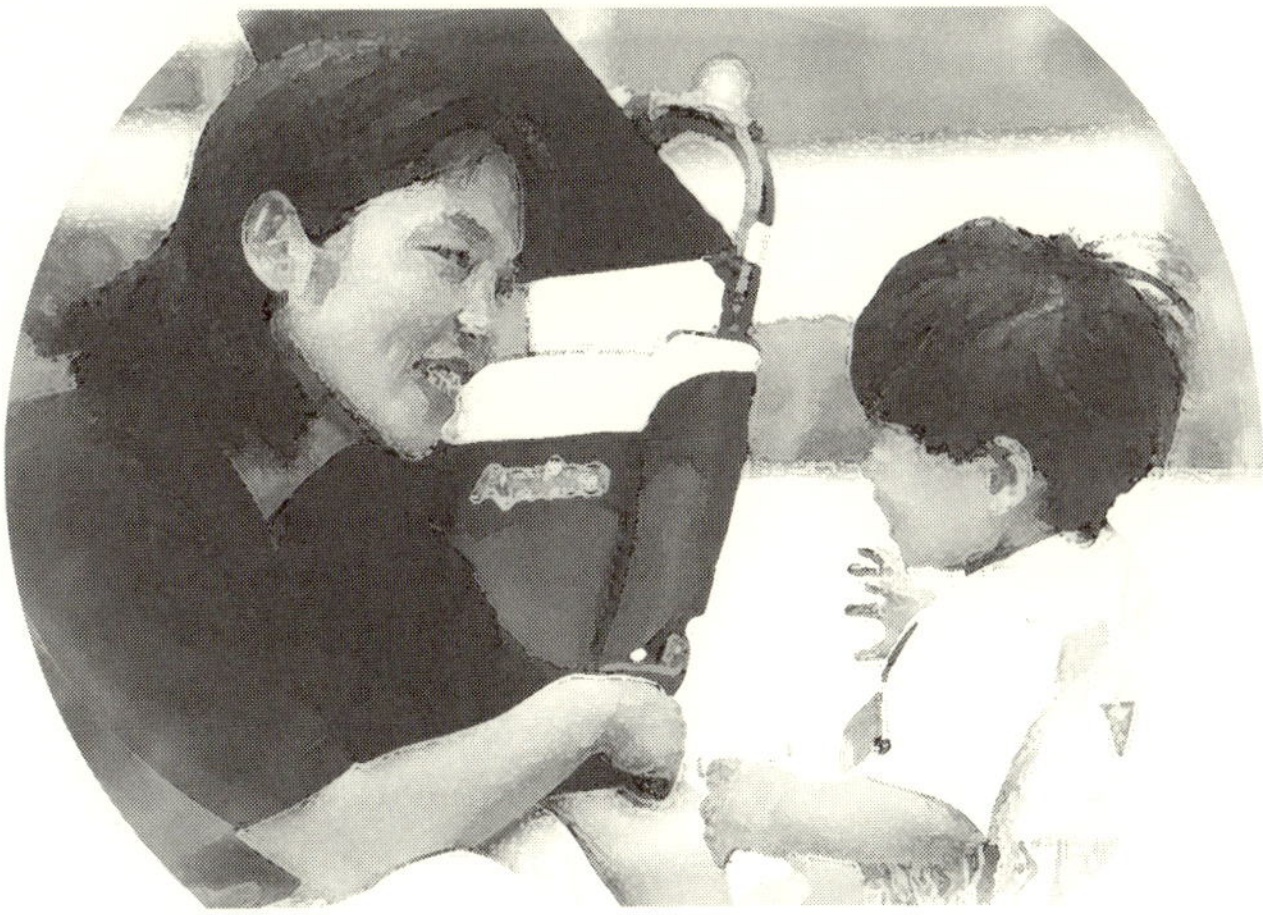

の育児にも影響する。また、更年期、老年期に持ち越して、さまざまな病気と合併症を引き起こすこともある」。

晩婚化に伴う高年齢出産についても、阪口所長は危惧《きぐ》する。「三十代後半や四十代で初産を迎える女性は、妊娠中毒症にかかると重くなりやすいし、その後の育児でも心身ともに疲れやすい」。また、閉経前後の更年期障害、がん年齢や老後の不安などが、育児に対する不安と重なってしまうこともあるという。

母性を拒む女性たち

かつては欧米諸国にみられた「子どもへの虐待」は、近年、日本でも増加の一途をたどっている。その原因の一つが「母性拒否症候群」。

これは、母親自身が幼いころに虐待を受けていたりすると、それが心の中にしこりとなって記憶され、わが子に対し拒絶感を持つというもの。具体的な行動としては、出産後に極度の不安が募る、子どもへの虐待や失策行為（子どもを故意に落としてケガをさせる、むやみにミルクを飲ませておなかをこわさせるなど）、自分が育てる気にならずに実母や姑《しゅうとめ》に子育てを託すといったものなどがある。

「子育ては楽しくない」日本

1981年と1994年の2回、アメリカ、韓国、日本の0歳から15歳までの子どもを持つ母親を対象に、「あなたにとって子どもを持ち、育てるということは、どのような意味を持っているか」と尋ねたところ、「楽しい」と回答した割合が、右のグラフのようになった。アメリカは両年とも高い結果が表れ、韓国は94年の回答が伸びを見せているが、日本は20パーセント台と低い。育児の負担が母親に偏っていること、子育てに対する家族や社会の理解が薄いこと、子どもへの期待が高いために母親にとっても重荷となっていることなどが考えられる。

（平成8年版『国民生活白書』から）

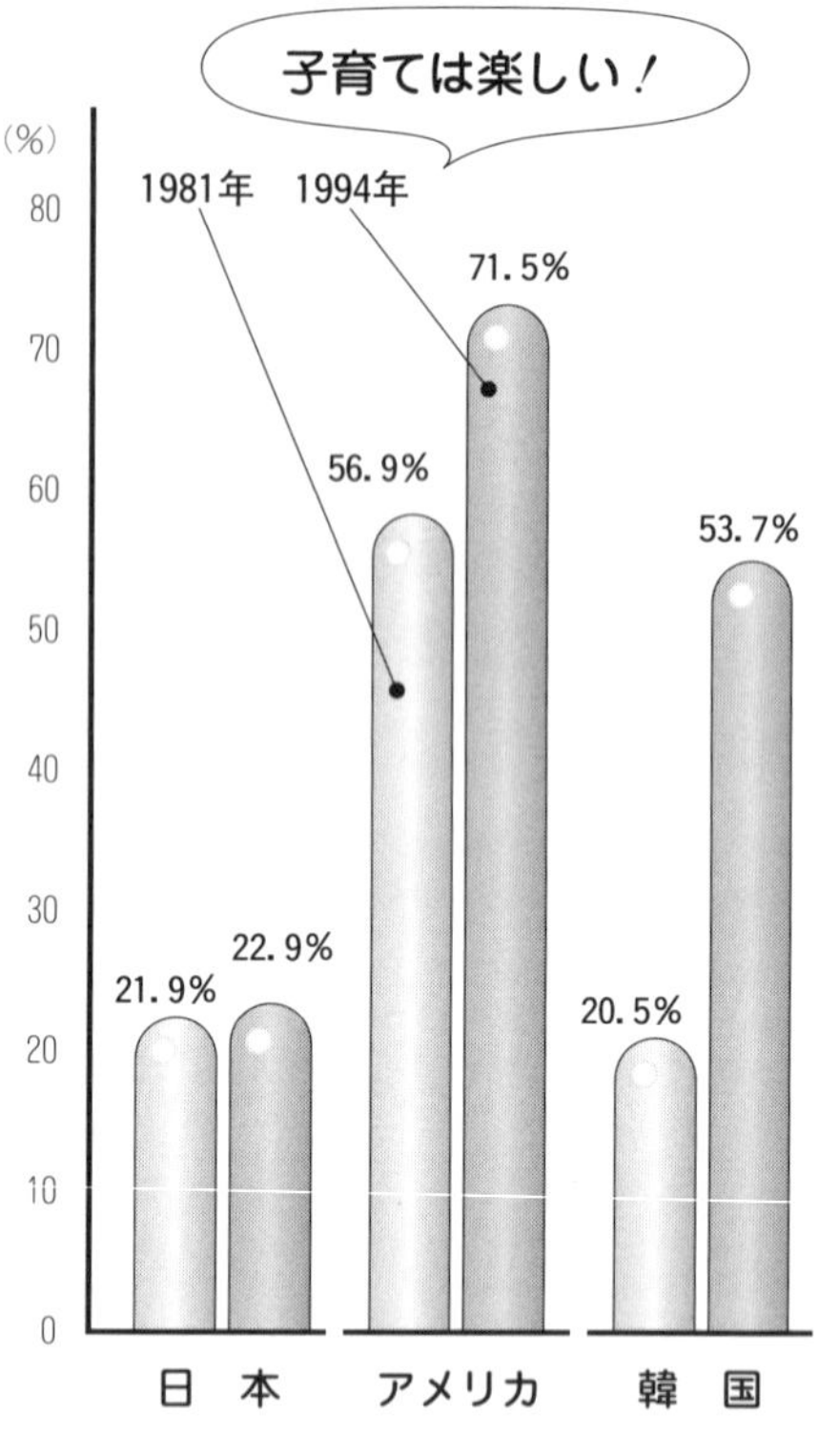

一方、社会状況の変化が虐待を生み出している面もある。子どもを産むことが個人の自由意思にゆだねられていること、母親になることも人生の選択肢の一つにすぎないとの考え方などが関係していると思われる。

近年では家族の理解、育児サービスなどの社会的支援も充実しつつあるが、それ以上に「母である前に、女性であり続けたい」という意識が強いと言う。「母親になりきれないから、母性が成熟しない。成熟しないまま子どもを育てると、子どもは大変な状況を強いられることになる」と阪口所長は語る。

子どもの心に歪《ひず》みも

親が、親であることの責任から逃れて自己中心的な考えに向かうと、子どもの心理的な発達に歪みが生じることもある。

一例では、一流の大学、一流の企業に就職させる目的で、子どもの教育に熱を上げる「教育ママ」。社会構造そのものが高学歴を求めていたことは否めない現実だが、阪口所長は「すべての母親がそうだというのではないが、必要以上に教育に熱を入れる背景には、母性からくる愛情ではなく女性のエゴによるものもある。夫との愛情が冷めてしまい、満たされない思いをわが子で満たそうとしている」。

また、日本でも増加を続けている離婚も、子どもたちの心に大きな傷を残す。「児童を診察すると、非行、心身症、ノイローゼなど、精神的症状が重くなりがちだった多くが、一歳前後に両親が離婚したというケース。次いで、家庭内離婚といわれる心理的な離婚状況の家庭で育った児童だった」。特に、母親の不在は、子どもたちに過度のストレスが掛かり、心身の発達が阻害されるようだと言う。

阪口所長は、「本来は、子を育てることで自分を表現し、人間としてさらなる成長を遂げる。子どもや親子をめぐるさまざまな事件を考えるにつけ、子どもへの愛情不足とともに、親としての自覚や責任感が欠如しているのでは、と思う」と。

⑨現代社会と父性

親になりきれない親(2)

出産と育児における母親の役割もさることながら、子どもが社会環境の中で健全に成長するためには、父親の担う役割も大きい。しかし、昨今は父親の存在感が失われており、それは時として、子どもの問題行動やいじめ、不登校といった教育問題の背景となっているとの指摘もある。また、若い父親による子どもの虐待事件も年々、増加傾向にあり、親になりきれない行動も目立っている。前回の母性の問題に続いて、父親の役割や父性について、阪口起造・阪口クリニック所長に話を聞いた。

歴史に見る父性の変容

仕事に励み、家庭を築き、家族を守る。かつては一家の中心であり、怖い存在でさえあった父親。現在では子どもの言い分を何でも聞く、物分かりが妙に良い、あるいは友達感覚で付き合うといった父親もいる。その間の父性には、大きな変容がある。

阪口所長は「父性の弱まり、あるいは父性の喪失は、歴史的に考察しなくてはならない」と言う。「例えば、石器時代であれば、男性は狩り、女性は食事を作るというところから、男女の仕事や役割が明確に分かれていた。時を経て、さまざまな形で役割が分担されてきたが、第二次世界大戦を境に、役割にも変化が表れた」

一九六〇年代の高度経済成長から、物質的に豊かになったが、利潤追求と競争原理の社会へと変化した。「競争社会の中で成功をつかみ取るのは、ほんのひと握りにすぎない。働く男性の多くが挫折感を味わい、それ以上に妻は理想の男性として思い描いていた夫に失望し、子どもに将来を託した。それは子どもにも反映され、父親に対して尊敬の念や力強さを感じにくくなった」

さらに、戦後の教育のあり方、大家族から核家族への家族形態の変化、少子社会による子ども中心の家族のあり方も、父の権威をさらに失わせてしまった要因として挙げられる。父性といっても、独善的や権力的という意味ではなく、リーダー的存在といった健全な権威を指す。

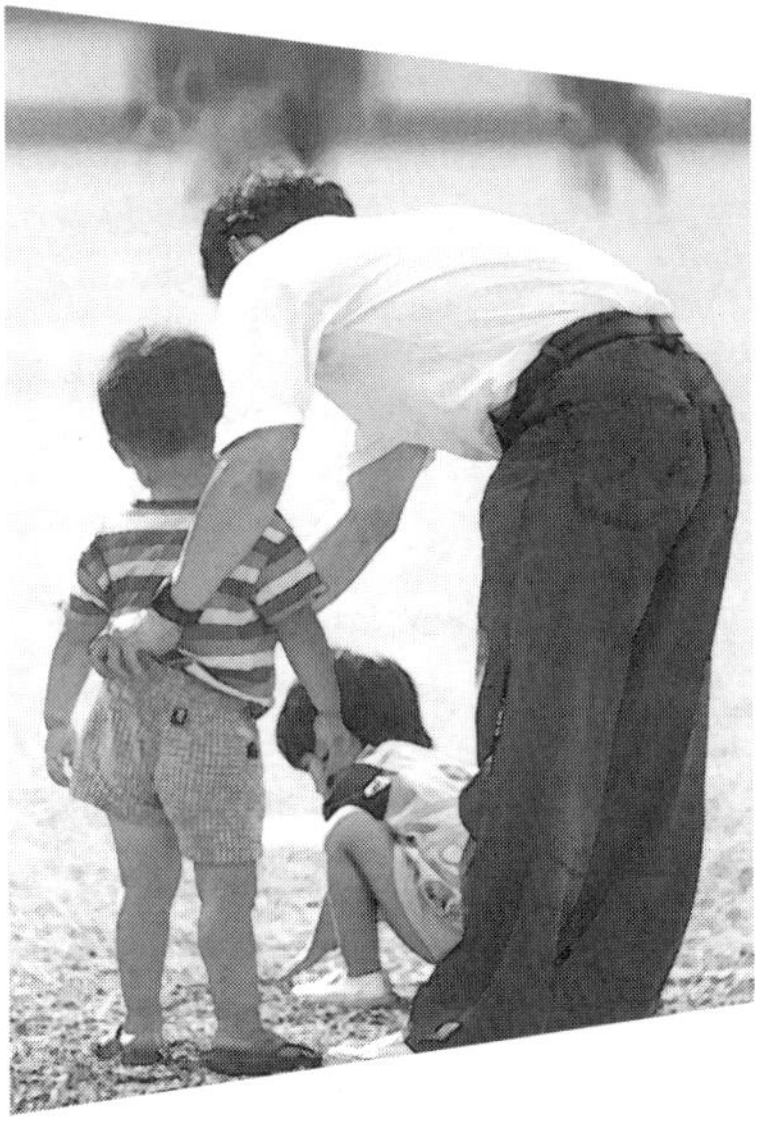

阪口所長は「男性が社会や家庭で立場が希薄になり、父親という存在が見えなくなってしまった。そうした父親が子どもを育て、子どもたちもまた〝明確な父親像〟を吸収できずに育っていく」と話す。

父性喪失の社会問題

では、父性が失われた社会で、どのような問題が発生しているのか。

阪口所長は「子どもは一般的に、父や母をモデルとして男性性や女性性を学び取る。父性が弱いと、男性の女性化、女性の男性化も起こり得る」と指摘する。いわゆる、心の性と体の性が一致しない〝性倒錯〟である。

このほか若い世代の日常生活の行動にも、父性の喪失に起因したものが多いという。顕著な例は、電車の中で化粧をする女性、授業中に私語をやめない大学生など。自由であるように見えるが、本来あるはずの社会的規範や道徳性、公私の区別が欠如している。父性の喪失は子どもの自立心を失い、親離れできない状況も生みだす。

教育現場では、不登校、いじめ、非行化などに共通する要因として、父性の欠如が指摘されている。学校において父的な役割を果たす教師が〝弱く〟なったこともあるが、仕事を優先し、家庭での教育を母親に押し付けてきた父親の責任もあらためて問われている。

一方では、病める父親の姿もある。「しつけ」の名のもとに体罰を加えたり、放置したり、あるいは女児に対しての性的虐待など。その割合は母親ほど高くないが、男性の場合は父性を持ち得ない不安から発生しているとも言われている。

〝生きる手本〟に

そこで、父親の役割について、ここでもう一度考えなければならない。

父、母、そして子どもの三者関係において、父親とはどういう立場なのか。阪口所長は「母子であれば、受胎から親子関係が生まれ、出産後も母乳をもらったり、おしめを替えてもらうなど、一歳前後まで母の愛情のもとで過ごす。対して父親は、出生後に間接的にかかわりを持ちながらも、時期がくると母親とは異性の親として認識される」。

やがて、子どもは一人の人格として、母親から離れる。子どもの「分離――個体化」である。そのころには自我が芽生え、欲求を満たそうとする。これを抑える存在である父親に対して、憎しみや恐れといった葛藤《かっとう》が生まれる（エディプス・コンプレックス）。いずれにしても、子どもは、両親をモデルとして男性性や女性性を学び取り、人格を形成していく。

さらに思春期を境に、道徳意識である「超自我」の形成にも父性が必要になる。また、親元から独立すること、困難な状況を乗り越える力強さも、厳しさを持つ父性の中から獲得していくと言われる。阪口所長は「父親は、千尋《せんじん》の谷にわが子を突き落とす獅子《しし》のような厳格な態度で、社会の中で生きる手本を、子どもに示さなければ」と話す。

父性の役割は父親だけに限らない。「学校の先生やさまざまな分野で活躍する人など、人生の中での魅力ある人物との出会い、あるいは良い書物などから、第二、第三の父性を得ることができる」と言う。ただ、現代社会においては「若者にそういう意識がなく、また見習うべき人物が見いだせないのでは」とも。

◇

近年、『父性の復権』（林道義著・中公新書）という本が注目を集めた。社会的規範を体現するものとしての父性の重要性が、問われ始めている。阪口所長は「正しい父性を

青少年が理想とする父親像は?

平成５年、総務庁青少年対策本部が18歳から24歳までの青年を対象に、理想とする父親についてアンケートを実施した。その結果、「仕事より家庭を大切にする父」、厳しい父親よりも「子どもと親しい友人のような父」に理想を求めていることが明らかになった。しかし、諸外国での同様の回答結果と比較した場合、「厳しい父親」を理想とする割合は日本が一番高かった。

●仕事か、家庭か

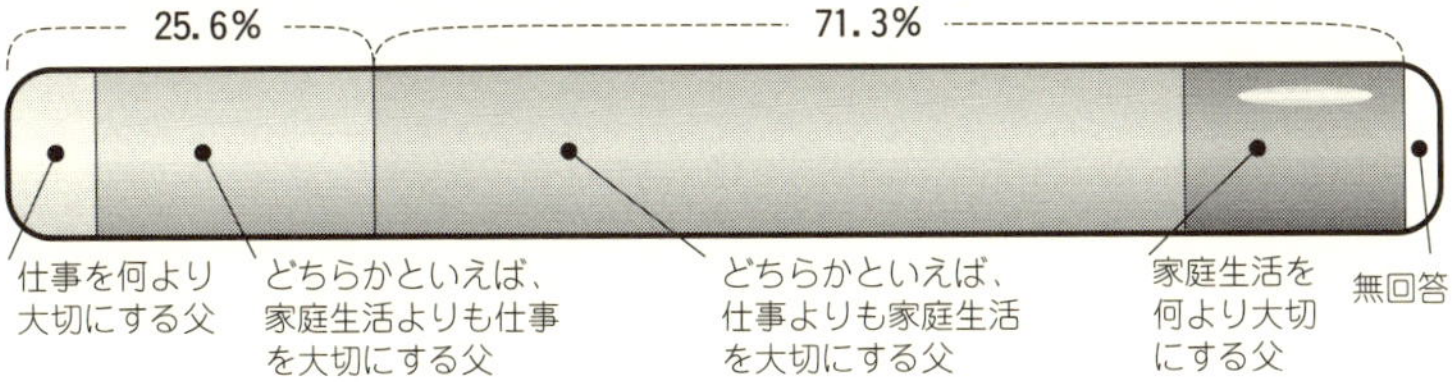

●厳しいか、親しいか

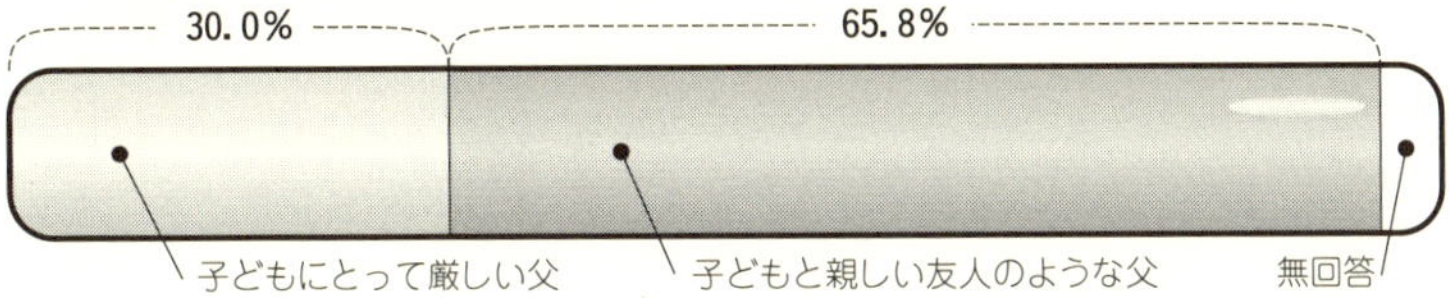

平成７年度版『青少年白書』から

持つことで、母性とのバランスがとれ、家族機能が正常に働き、ひいては心豊かな社会に発展する。良い父親像を獲得するには、父性の役割を認識するとともに、父親自身が絶えず心の成長を遂げ、父性を培っていかなくてはならない」と締めくくった。

⑩中高年男性の自殺から

心の危機への処方箋《せん》

心身が急速に発達する思春期・青年期の心の揺れとは対照的に、中年期は心が安定しているものとイメージされやすい。しかし、一九八〇年ごろから四、五十代の男性の自殺が戦後並みに増え、この年代の心の揺れを端的に表している。一般に、中年期は、人生の転換期ゆえの〝心の危機〟が訪れ、それを乗り越えることでさらに心が成熟するとされている。自殺の問題を軸に、中年男性の〝心の危機〟について、この分野に詳しい東山弘子《ひがしやまひろこ》・奈良大学教授に聞いた。

自殺は、周囲の人々をやりきれない思いにさせる。官僚のスキャンダルなど、事件が起こるたびに、折衝や調査に当たった有能な中年男性が自らの命を絶つことがある。しかし、こうしたケースは氷山の一角。

四、五十代は経済的に安定し、豊富な経験を積んで判断力も身につけているはず。そんな中年男性が自殺に向かう背景には、一体どんな心理が隠されているのか。

体力、適応力の衰え

「それを考えるには、まず一般的に、この年代の人がぶつかる〝壁〟を理解すべき」と東山教授は言う。四十代にさしかかると、だれもが体力的な衰えをいや応なしに自覚させられる。「どんどん仕事の成果を上げよう、という上昇志向の強い人ほど、体力の限界を思い知らされた時のショックは大きい。成人病などの発病や老後への不安も募るだろう」

加えて、現代社会の高度な情報化や能力主義の台頭が、上昇志向を頭打ちにする。「多くの職場にコンピューターが普及したが、操作能力は若い世代にかなわない。目まぐるしい情報の氾濫《はんらん》が『このままでは時代に取り残される』という慢性的な不安につながっている」。こうした体力や適応力の衰えに対する危機感が、中年世代の心を揺さぶり始める。もちろん、心を揺さぶる要素は、これだけにとどまらない。

残してきた課題が再び

人生八十年といわれる現在、四十代はちょうど〝折り返し点〟に当たる。それを象徴するかのように、この時期には健康面以外にもさまざまなトラブルが起きてくる。「経済優先の価値観の中で、中年世代には、仕事一本の生活を続けてきた人が少なくない。人生の意義やアイデンティティーの確立、夫婦の意味の問い掛けなど、周囲とぶつかりながら、じっくりと取り組むべき課題を後回しにしてきたこともあるだろう。そうした青年期や青年後期にやり過ごした問題が、職場や家庭の深刻な問題として返ってくることも多い」

そして、「この時期に起こるトラブルは、自分の生き方を変える柔軟性がないと解決できず、下手をすれば自滅に向かう」。それはちょうど、「乾燥して柔軟性を失った木の枝が折れやすいのと同じこと。そうならないためには、人間同士の支え合いによる〝心の潤い〟が不可欠。しかし、現代社会では互いの心を開く場が失われ、だれもが柔軟性を失いつつある」。

職場と家庭での葛藤《かっとう》

「たとえば単身赴任や昇進によって労働環境が変わり、心理的なトラブルに陥るケースも多い」

昇進して〝長〟の付くポストに就けば、それまでの指示を受けるだけの立場から、全体の動きを判断し部下に指示を出す立場となる。そこで求められるのは、仕事を処理する能力以上に、人間一人ひとりを理解する力。その能力は、周囲との関係の中でじっくりはぐくまれるものであり、簡単には身につかない。

「そこで初めて、それまで心の支えにしてきた『〇〇会社の社員』といった表層的なアイデンティティー（自己同一

中高年自殺は若者の２倍以上

グラフを見ると、男性が女性の２～３倍と、高率になっていることが分かる。一方、近年は中高年の男女をそれぞれの若年層と比較しても２倍以上となっていて、中年期にぶつかる心理的な〝壁〟の大きさをうかがい知ることができる。また、平成８年に自殺した男女総数22,000人のうち、40～50代の男性だけで３割以上の6,700人を占める。この数が多いとみるか少ないとみるかは難しいところ。しかし、阪神・淡路大震災の犠牲者数を超える中年男性が、毎年自殺していると考えると、深刻な問題である。

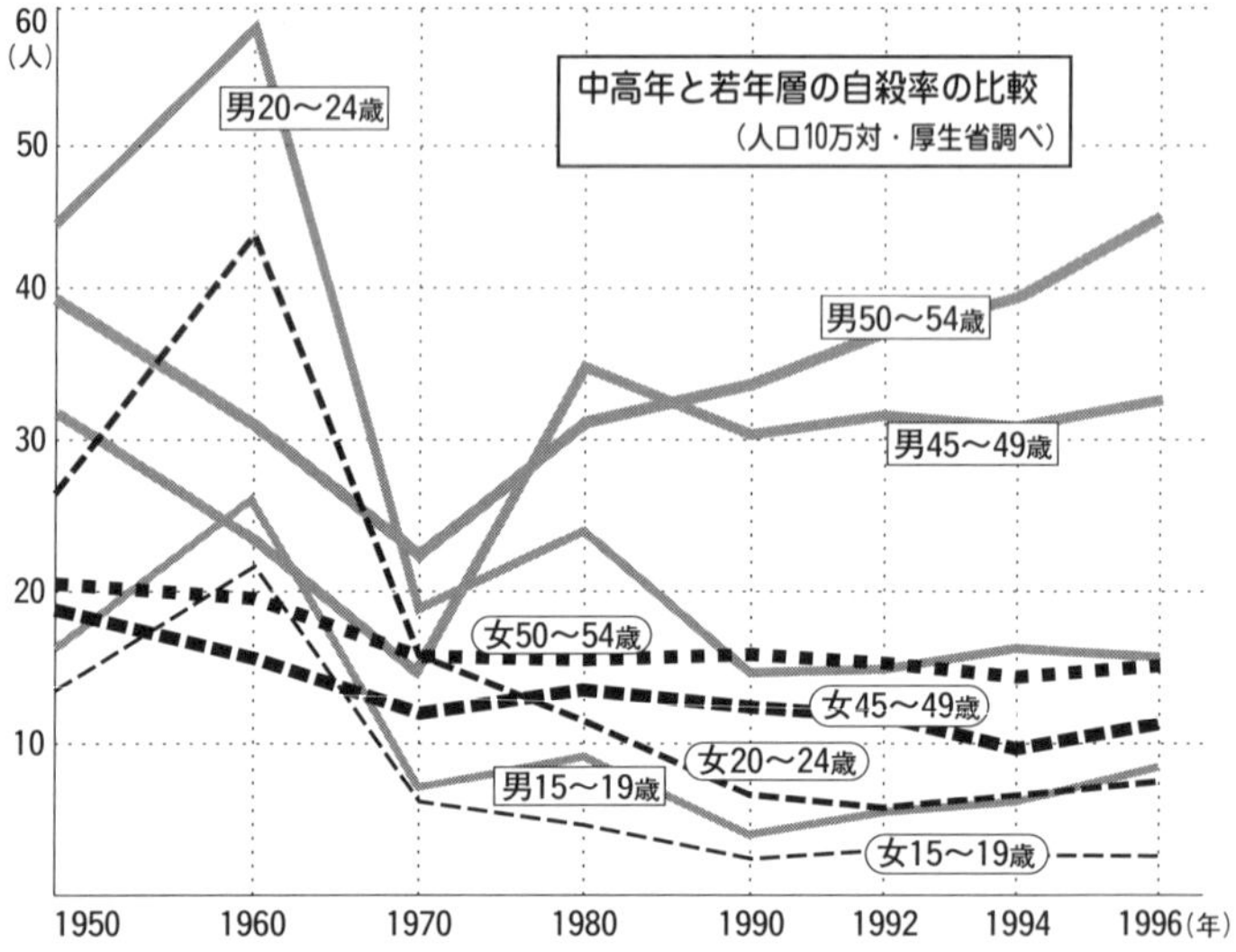

性）だけでは生きられないことに気づき、危機状態に陥る」。それでも、何事もないかのように外面を装い続ける人も多い。「それは、競争社会の中で〝落後者〟となることを恐れるあまり、崩れかけたアイデンティティーにしがみつこうとするから。そうなると、だれにも悩みを話せず、孤独の深みに陥っていく」

そんな時、「妻や家庭の支えがあれば」と、だれもが考えるが、そう簡単にいかないのも現実。「それまでの家庭生活の積み重ねの結果も、この年代で表に出てくるから」と東山教授は説明する。

仕事一本で打ち込んできた人の中には、夫婦関係や子育てから逃げてきた人が少なくない。気がつけば、家庭に居場所がなくなっていることも。

「かつては、大家族が〝主人〟の立場を守ってくれたが、核家族化が進んだ今は、一人ひとりがバラバラ」。さらに、思春期の子どもが問題を起こしたり、夫婦関係がこじれたりと、二重三重の悩みを抱える結果にも。「『あんな元気な人がなぜ』という自殺の悲劇は、こうした悪循環が影響しているケースも考えられる」

しかし、「逆に、こうしたトラブルをバネに自分自身を見直し、命の重さや世界全体まで視野を広げた新しいアイデンティティーを再統合することができれば、それ以後の人生はより充実するはず。私は、カウンセリングを通し、人生に起こるどんな問題も、幸せに近づく糧だと確信するようになった。自殺は本当にもったいないこと」。

弱音の吐ける場を

東山教授は提言する。「まず弱音を吐ける場を一人ひとりが確保し、人とつながることが大切」

中年期に差しかかって、「『男だから』『父親だから』と言って、むやみに頑張っては、命取りにもなる。壁にぶつかったら素直に信頼できる知人や友人に話をしたり、医師やカウンセラーに相談することも勧めたい。人に話すことで冷静に自分を見つめ、新しい自己像を模索することができるはず」。

例えば、「趣味の付き合いなど、仕事とは無関係のつながりを若いころから持っておくと、後々生きてくる」。また、「各地にある天理教の教会が、人生後半に向かう人が気軽に立ち寄って弱音を吐き、生き方についてじっくり考えられる場になればと期待している」と東山教授は締めくくった。

お互いが心を開き合える場を社会の中にいかにして確保するか。中年男性の〝心の危機〟に光を当てると、この課題が浮かび上がってくる。

⑪更年期女性と子離れ

子育てから〝自分育て〟へ

一九八〇年代から、女性による自主グループが増加し、ボランティアや生涯学習、ミニコミ紙発行など、盛んな活動を繰り広げている。活動の中心は、子育てのピークを終えた中年期前後の女性たち。活動には華やかなイメージも伴うが、こうしたグループの多くが、いわゆる更年期障害や子離れの問題で葛藤《かっとう》する女性たちの〝支え合いの場〟にもなっているという。現代の中年女性はどのような葛藤を抱き、それをどう解決しているのか。子離れの問題を軸に、前回に続いて東山弘子・奈良大学教授に聞いた。

重なる不安

女性の場合、男性よりもより明らかな形で中年期の訪れを突き付けられる。それは三十年から四十年間にわたって続いてきた月経がなくなり、いわゆる更年期障害と呼ばれる心身の変調が起こるためだ。

受胎の機能を失うことは、それだけでも大きなショックだが、同時に、ほかのさまざまな課題が迫ってくる。高齢化が進む現代では、夫に先立たれる不安や、老親の介護への心配も募る。過去に対する否定的な感情も起こりやすく、心が行き詰まれば、場合によってはアルコール依存症やうつ病に陥る危険さえある。

さらにこの時期は、子どもたちが次々と巣立ち、安住の地とばかり思っていた〝母〟としてのアイデンティティー(自己同一性)を大きく揺さぶられる。東山教授は「母親にとって子離れは、周囲で思っている以上に難しい課題。社会の変化で近年はさらに困難になってきている」と話

30歳以下が少子化世代

日本の家族の成員数の変化を見ると、1955年から70年にかけて激減し、以後も下降を続け、3人以下となっている。この下降には、単独世帯が増えたことのほか、少子化が大きく影響している。70年生まれは現在の30歳に当たり、現代の青年層以下のほとんどが、少子化の影響を受けて育った世代と言える。少子化だけが子離れを難しくしている原因とは言い切れないが、今後、更年期を迎える女性たちも、子離れの苦悩を味わうだろうことを、グラフは暗示している。

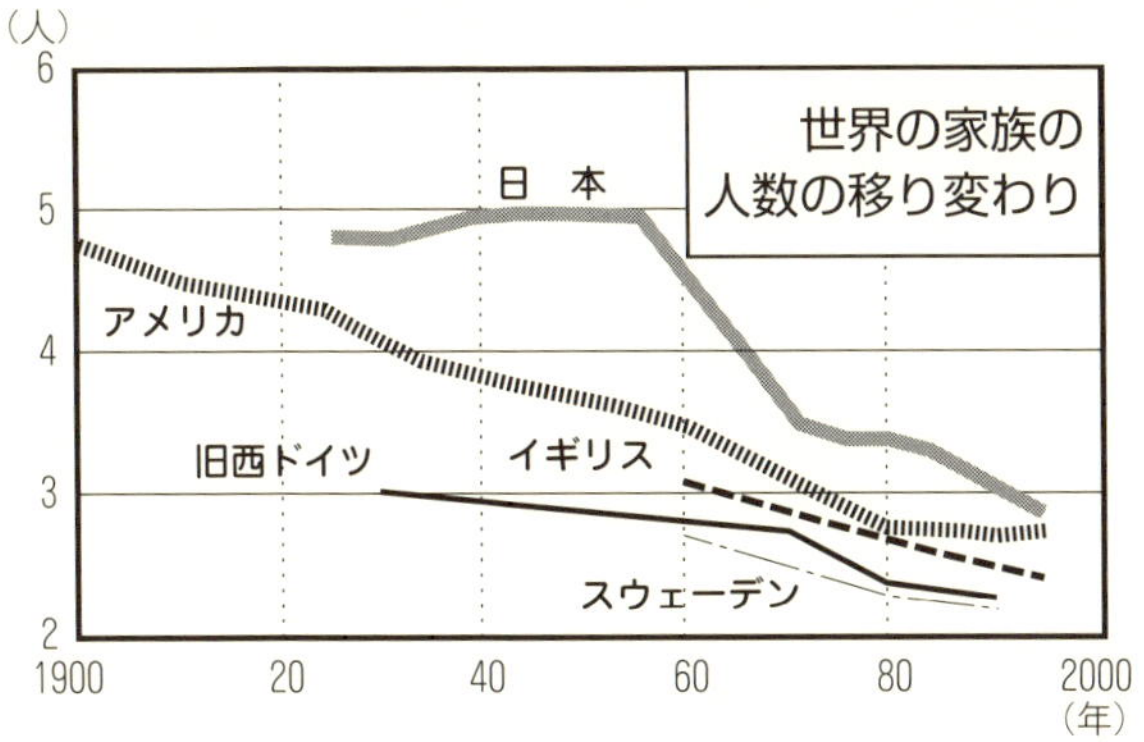

す。子離れできない親の心理が、青年層の幼稚化の背景にあるとの指摘もなされているが、母親が味わう子離れの苦悩とは、一体どんなものなのだろう。

〝恋人〟の裏切り

現在の中高年女性の多くは、「男性が稼ぎ手となり、女性は家庭を守る」という性役割を受け入れてきた。専業主婦がまだ多数派の年代だ。

仕事一本の夫の〝妻〟としてよりは、子どもたちの〝母〟としてのアイデンティティーが心の支えになっていたと考えられる。「子育ての初期の段階には、母子の一体感、密着体験が欠かせない。そして、この結合は父親の子育て参加や子どもの自立心の成長に伴い、少しずつ解かれるのが本来の形。しかし、夫は仕事で忙しく、受験戦争の激化や少子化、核家族化が進んだ結果、母親の思いがずっと子どもに投影されるようになり、結合がかえって強まるようになったようだ」

親として子どもの自立を望まないわけはないが、自立しようと反抗する子どもの態度は、母親にとっては耐え難い。「思春期を迎えた息子に『おばはん』『ババア』と呼ばれれば、〝恋人〟に裏切られたようにさえ感じるだろう」

最近では、大学進学を機に家を離れ、そのまま就職・結婚する男子が多い。「母子の結合関係に決着がついていない場合、母親は尽くし切った相手に見捨てられたショックで、出口のない『空《から》の巣症候群』に陥るケースも」。乗り越えるには、この危機が自分の存在意義や夫婦関係を見直すチャンスと気づくしかないが、「そこに至るには相当の葛藤と戦わねばならない。夫の協力が得られないまま、孤独に解決しようとするのは、非常に危険だろう」。

子どもの問題を機に

娘との間にも激しい葛藤が起こりがち。「母にとって、娘は分身。〝母娘カプセル〟と表現されるように、家事や買い物を一緒にすることで、女性の文化や生き方が伝えられる」。思春期になると娘はより強く母を求め、母はその成長を見守りながら、自分自身の女性としての成長を再確認する。

「娘との長い結合は、娘の女性性をはぐくむ上でも非常に重要」。しかしそれゆえに、母は娘の自立に対し、身を引き裂かれるような思いを抱く。「この場合も夫の支えがなければ、結合を維持する方向に気持ちが向き、母娘の間に激しい葛藤が起こる。娘が結婚などで男性と強く結び付くか、娘が心身症などの症状を起こさない限り、転機は訪れにくい」と言う。

しかし逆に考えれば、「子どもの問題こそ、母子関係を見直し、更年期を乗り越えるための絶好のチャンスとなる。内面に不安や葛藤を抱え、孤独に陥った女性たちも、これをきっかけに専門家や周囲の第三者と人間的につながり、相談することができる。子どもの自立について人と話し合うことで自分自身の問題を直視し、生き方や夫婦のつながりを見直す人も多い」。

〝新しい家族〟を作る

一方、かつてとは違い、結婚した後も実母との交流を続ける娘が増えている。「現代では、母娘が結合関係を切るというより、『個』としての互いを認め合うことが課題。娘の育児の相談などを通し、母が新しい役割意識を抱けば、関係が改善される可能性もある」。すなわち、〝母〟の役割を超えた新しいアイデンティティーを獲得することが、子離れのカギになる。

成人期の発達段階

「青年」「中年」「老年」といった呼び方は、一般的にはあまり明確に区別されていない。成人期の男子を対象にした研究でレビンソン（1980）は、一応の目安として右のように区分した。参考として挙げると、中年期を40〜65歳としている。各時期にはそれぞれ特性があり、１つの発達期から次の発達期への移行は単純ではなく、その人の生活構造を根本的に変える必要があるという。１つの発達期から次の発達期の間には４〜５年の〝過渡期〟があり、２つの発達期を結び、連続性をもたせるという。成人前期と中年期の過渡期は40〜45歳まで、中年期から老年期への過渡期は60〜65歳にまたがる。

参考文献：岡堂哲雄編『家族心理学入門』培風館刊

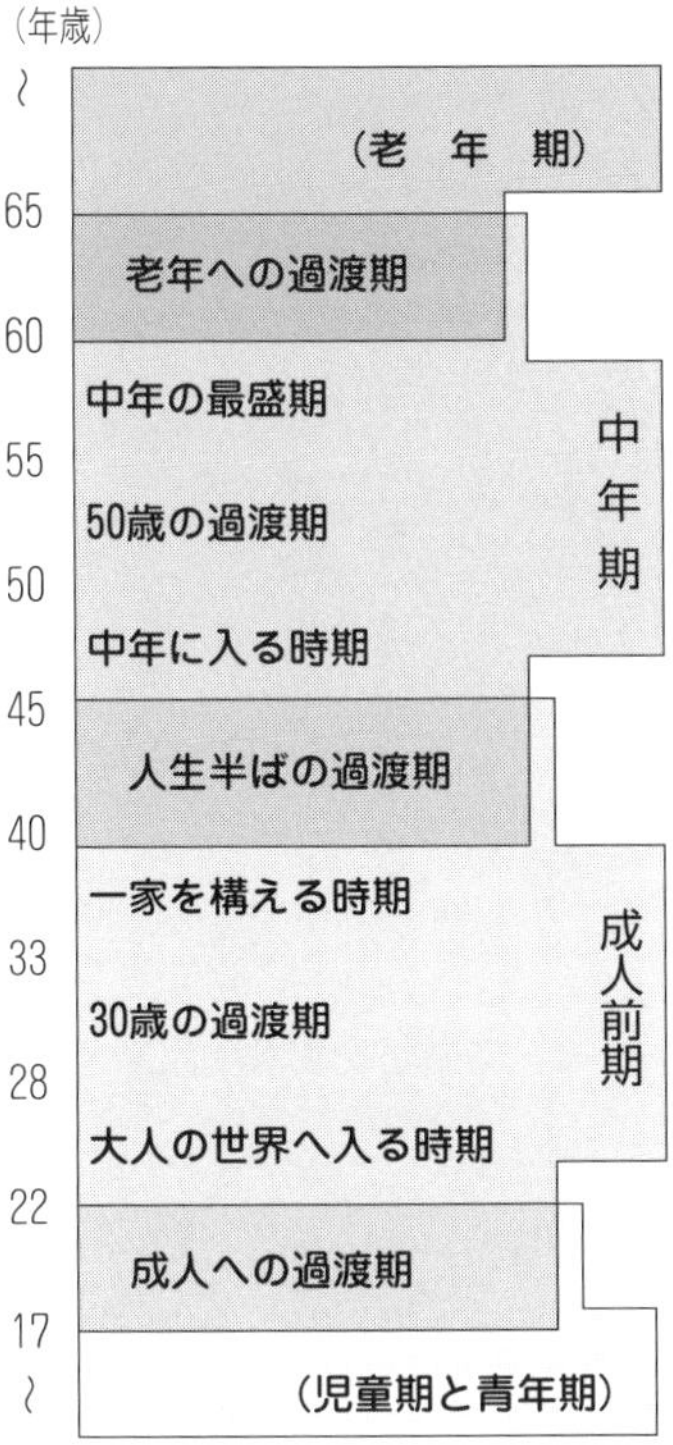

「ただし、新しいアイデンティティーを獲得する作業には、青年期と同様、支え合う仲間の存在の有無が大きく作用する」

そもそも女性の本質として、つながりの中で生き、人に尽くしたいという思いは非常に強い。「この問題に早くから気づいた女性たちは、子育てから社会へと視野を広げ、自主グループなどの〝新しい家族〟を作って自分自身をも育てようと努力してきた。何らかの形で社会に貢献して社会の一員としてのアイデンティティーを獲得し、家庭の問題を乗り越える力を得ている。女性が更年期を乗り越えるには、仲間とどうつながるかがポイントになるだろう」

つまり、同じ悩みを持つ仲間同士のたすけ合いが、子育てから〝自分育て〟へと心を切り替える際の支えになるのだ。

例えば、少し視点を変えて、教会を女性同士の出会いの場ととらえてみるのもいいだろう。そこにあらためて大きな意義を見いだせるのではないだろうか。

⑫中年夫婦の危機

〝再婚〟が家庭内での課題

年間の離婚件数が一九九六年、ついに二十万組を突破した。そのうち結婚五年未満が四割を占め、早々に相手に見切りをつける若い世代の風潮がうかがえる。一方で、四、五十代女性の離婚件数が一九八〇年の約二倍に増えている。この層は、夫婦の数自体多いが、それを割り引いても増加傾向は明らか。苦楽を共にしてきたはずの夫婦が、なぜこの年齢になって離別するのか。東山弘子・奈良大学教授は、「女性の社会進出など社会の変化とも相まって、中年男女の意識のギャップが拡大しているのでは」と話す。

どのような夫婦にも、出会って結婚に至るまでには、相手の長所を認め、そこに強く引かれるという恋愛感情があっただろう。しかし、「月日の流れが、長所を短所に変えてしまうこともある」と東山教授。

例えば、口数の少ない夫を「渋い、男らしい」と思っていたはずの妻が、「思春期の子どもが問題を起こしても、夫とは話し合いができない。単に無関心なだけの人だった」などと漏らす。

「中年期には、互いの健康や仕事の面、子どもの教育などで、さまざまな問題が起こってくる。その時、時間に追われて過ごしてきた夫婦が再び向き合う。ところが、その〝再会〟は、大きな危険をはらんでいる。というのも、互いの意識のギャップが明確になり、激しい葛藤《かっとう》が起こりやすいからだ」

夫へのうらみ

職場中心の生活を続けてきた夫と、家庭を砦《とりで》にして生き

上昇する離婚件数・率

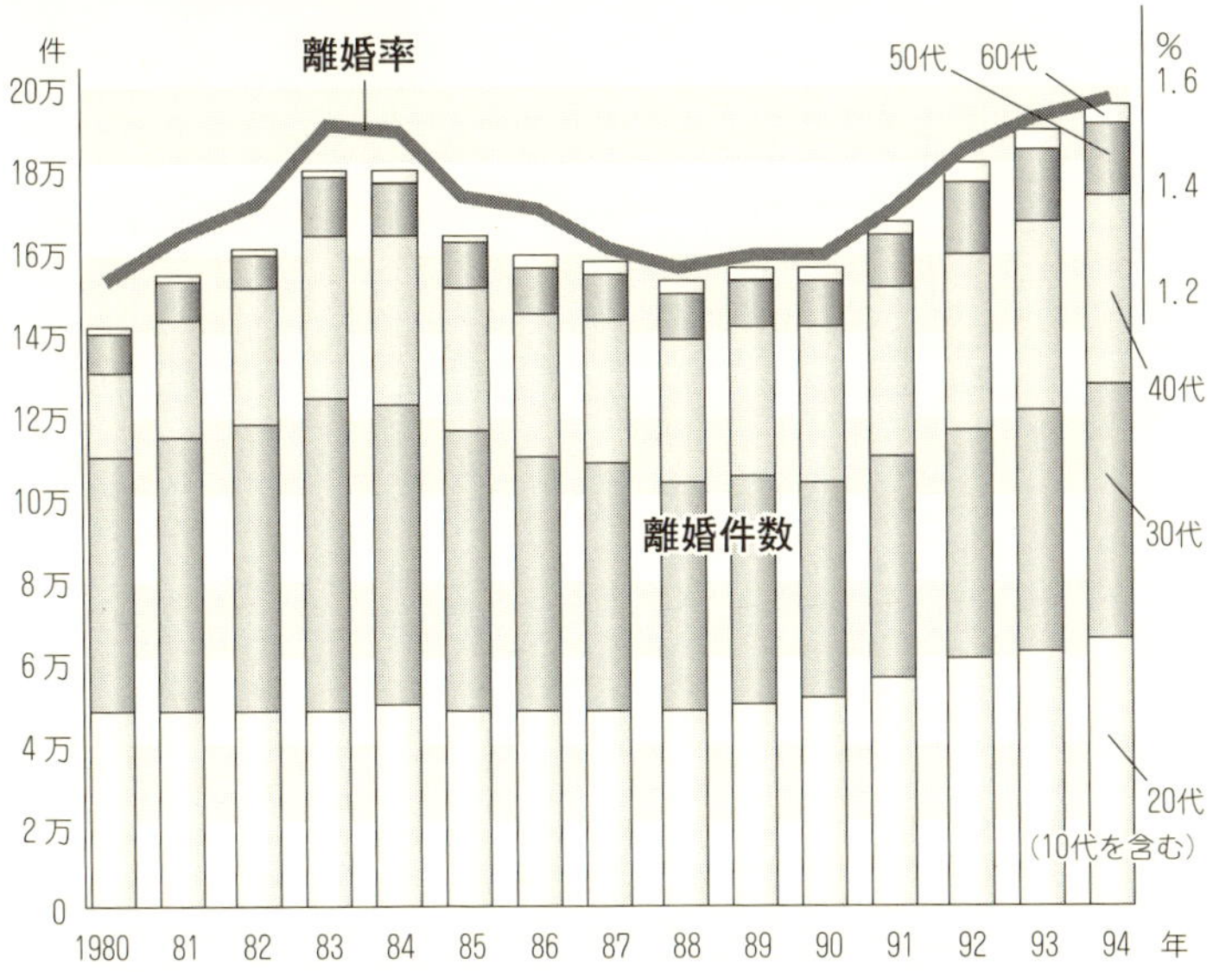

妻の年代別に見た離婚件数・率の推移を表している。一九八〇年代半ばから下降していたが、九〇年代に入り再び上昇した。

てきた妻。生活の舞台の違うお互いが対話を失えば、考え方の差は次第に広がり、大きな意識のギャップを生む。

「女性の社会進出に伴う女性の意識の多様化が、そのギャップを一層複雑にしているようだ」

家庭を守ってきた妻たちの中には、近年の女性の社会進出に、ある種の「うらやましさ」をかき立てられる人も少なくない。技術を手に、生き生きと働く若い女性の姿と比べ、育児や家事に追われてきた自分の半生がみじめにさえ見えてくるのかもしれない。

「『子育てや家事に協力してくれなかった』『自分の可能性を妨げられた』と、夫にうらみを感じる人たちがいる。そうした思いは、日常生活の積み重ねの中で、少しずつ心に蓄積されてきたものだろう」

皮肉なすれ違い

一方、仕事に追われる中で、安らぎの場を求める夫たち。その中には、〝女〟を犠牲にして〝一家の母〟となった妻に幻滅を感じる人もいる。母子関係を中心に動く家庭の中で、自分の居場所を見いだせない寂しさから、他の女性との関係に走る人もいる。

最近は、妻の意識の変化を察知し、仕事ひと筋の生活を改め、家庭に回帰する夫も増えている。しかし、妻にとっては、夫の回帰をかえって煩わしく感じる場合もある。

「平均寿命の伸びを踏まえ、人生後半に主婦生活では果たせなかった社会的自立の夢を実現しようと、大学に進んだり、職に就く女性が増えている。その際、依然として衣食住の世話などを求め、家庭に依存しようとする夫との意識の差が問題になる」。家庭から社会へ出ようとする妻に対し、社会から家庭に回帰する夫。夫婦の生き方が交わらずに、ねじれるような皮肉なすれ違いが起こっているのだ。

子を〝かすがい〟に

ところで、日本の離婚件数・離婚率は、西欧諸国に比べるとまだまだ低い。その要因の一つに、「子どものためには、離婚すべきではない」との考え方が根強くある。〝子はかすがい〟の言葉が生きていると考えられるが、裏返せば、「子どもがなければ、離婚してもいい」ということにもなる。

東山教授は「子どもの存在によって互いの不満を紛らし、調和を保ってきた夫婦は危険。子どもが巣立つころに、不満がぶつかり合って、夫婦関係が一気に危機へと陥る」と説明する。

「思春期前後の子どもが非行や心身症、事故などの問題を起こすのは、そんな両親の未来の危険を、身をていして知らせ、少しでも早い夫婦の〝再会〟とその後の夫婦関係の成熟のチャンスをつくっている、と考えてもいいのではないか。夫婦の対話によって、うそのように簡単に解決する例があまりにも多く、そう感じずにはいられない」

しかしながら、「子どもの問題を夫婦関係の充実のチャンスと気づくことのできる親、特に父親は少ない」とも言う。

〝再会〟から〝再婚〟へ

もちろん、夫婦〝再会〟のチャンスは子どもの問題だけではない。「不思議なことだが、一方が危機に気づき、相手を責めるのではなく、関係自体を改善しようとする時、いいタイミングで対話の機会が訪れるケースが多い。単身赴任や病気をきっかけに、背中合わせだった夫婦が向き合ったりする。家庭の問題を、夫婦で前向きに受け止めようとする努力は、ちゃんと実るのだろう」

夫婦をつなぐ子ども

日本では、子どものために離婚を避ける考え方が他国に比べ圧倒的に優勢だ。この考え方が、積極的な夫婦関係の改善へとつながるものならば、子どもにとってもプラスとなる。しかし、破綻《はたん》した夫婦関係のもとで育てられる子どもが幸せか、との疑問も投げ掛けられ、結論の出にくい議論となっている。

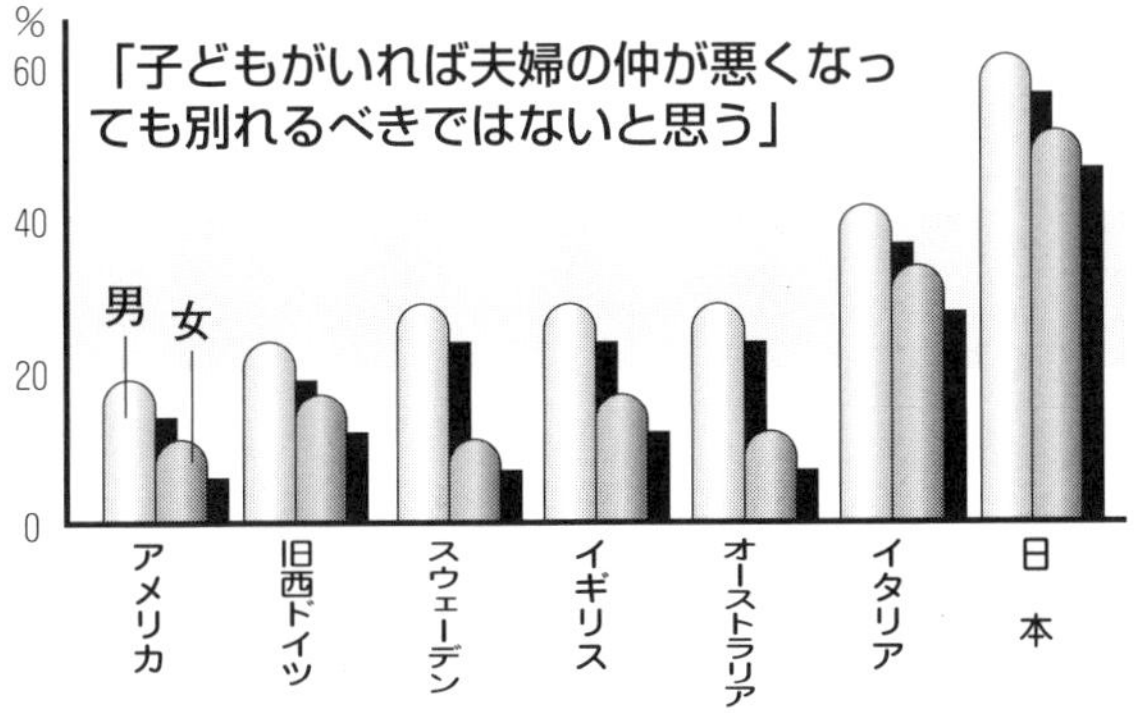

それは、子どもの巣立ちの後、再び子どものいない二人だけの生活を始めるための〝助走〟ともなる。

「中年期を乗り越えることは、巣立つ子どもに置き去りにされ、自分で積み上げてきた価値観を見直さなければならず、喪失感を伴う苦しい作業。しかし、さまざまなトラブルを機に〝再会〟した夫婦が、別々の生活の舞台で味わってきた互いの苦労を認め合えれば、男女の役割意識を超えた〝新しい家族〟となることができるはず。それは、家庭内の〝再婚式〟とも言える。できれば離婚を経ないこの〝再婚〟を選びたいもの」

中年期の夫婦の危機への取り組みは難しい。しかしその〝宝の山〟を登り切ったら、どんな喜びが味わえるか分からない。東山教授の言葉からは、そんな希望が伝わってくる。

⑬老いに向かう心の準備

人生の年輪を生かして

二〇一三年までの厚生年金支給開始年齢の段階的引き上げに伴い、政府は定年退職の基準年齢も六十歳から六十五歳に引き上げることを検討中。高齢化に対応するには、高齢者層の働き手を増やす必要がある。そのためには、知力・体力の衰えを考慮した職場環境が望まれる。同様に、この年代一人ひとりの課題もある。それは、「知力・体力の衰えを受け入れ、いかにしなやかに老後を迎えるか」。離職の際に味わうさまざまな喪失感と、それを克服するヒントについて、大國《おおくに》美智子《みちこ》・花園大学教授に聞いた。

妻たちの〝名文句〟

定年退職後に家庭で過ごす男性の姿が、妻たちの〝名文句〟によって二十年以上前から象徴的に表現されてきた。最初に登場したのは、一九七五年の「託爺《じい》所つき公民館がほしい」。次に、八一年の「粗大ごみ」。そして八五年の「産業廃棄物」。さらに、十年ぐらい前からは「濡《ぬ》れ落ち葉」が広まっている。これは、ほうきで掃いてもペタリと張り付いたまま動かない雨の後の落ち葉のように、妻にまとわりつく夫を言い表したもの。

いずれも〝会社人間〟だった男性たちが活動の場を失って家庭に引きこもり、妻に依存してしまう様子を表している。夫への失望感が込められた厳しい表現ばかりだが、「その失望が熟年・高齢離婚の一要因となっているのは周知の通り。しかし、妻に依存してしまう夫たちの内面には、さまざまな喪失感が募っている」と、大國教授は話す。

高齢層ほど仕事が生きがい

「生きがいや張り合いを持っていますか。また、それは何ですか」

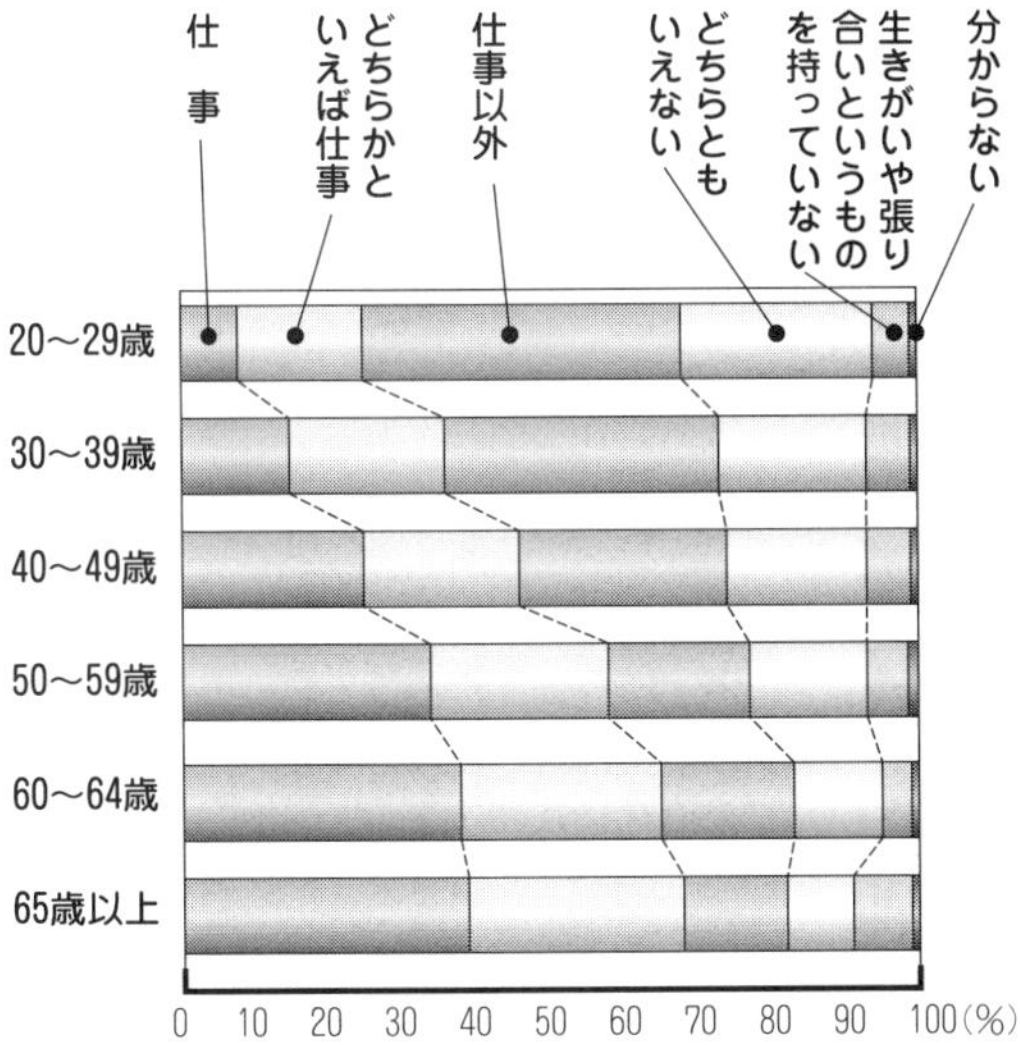

20歳代では仕事を生きがいとする人は25パーセントと低いが、60代では70パーセント近くに至っている。離職の時期には、仕事以外の生きがいを探すことが、多くの人にとっての課題であることが分かる。

総理府「勤労意識に関する世論調査」（1992年）から

生きがいを失う苦痛

時間を惜しんで働き続け、定年を迎えるまで四十年前後の年限を会社に費やしてきた人にとって、仕事は生きがいや充実感の源にほかならない。そんな生活が、ある日を境に突然終われば、ショックが起きるのは十分想像できる。

「仕事を生きがいにしてきた人なら、役職に就いていた場合も多い。退職によってその地位を失えば、心にぽっかり穴があいたような寂しさを味わうことだろう。また、経済的な不安も起きやすい。さらに、この時期は老眼など中年期から感じた体力の衰えがいよいよ本格化し、足腰のおぼつかなさも身に染みる。退職後は、このように空虚感や孤独感に陥る要素がたくさん起こってくる」

　退職のショックは、夫だけのものではない。「この時期、妻は子どもの自立により、親密な人間関係を失う。加えて、毎日家で過ごす夫の面倒をみることで自由な時間が奪われていく」

　こうして夫婦の精神的不安定感が募ると、「夫は、『自分はもうだめだ。人生は終わった』などと思いがち。妻は、そんな〝濡れ落ち葉〟のような夫との生活に失望する。やはり、そうなる前に〝準備〟をしておかなければならない」。

二つの能力

こうした危機を乗り越えるヒントとして、大國教授は、人間が持つ二種類の能力を挙げる。「それは、流動性能力と結晶性能力。前者は、例えば計算力や記憶力、瞬発的な思考力など。後者は、積み上げたさまざまな経験、社会性、芸術・文化への理解を総合した能力、物事の全体をとらえる大局観といったもの」

ビジネスマンが職場で求められるのは、流動性能力をいかに向上させ、業績を挙げるか。「努力してこの力を高めて昇進し、そこに自分の存在価値やプライドを見いだして歩んできた男性は多い。しかし、この能力は六十代以降、いや応なしに衰えていく」。努力すれば、ある程度は保たれるが、いつかは限界がくる。「退職後に〝濡れ落ち葉〟となってしまう心理には、流動性能力の発揮の場を失い、能力そのものの衰えを感じ、自分が無価値な存在に思えることが大きくかかわっている」

一方、「結晶性能力は、限りなく伸ばしていくことができる。例えば、計算力は衰えても、絵をかいたり俳句を詠む、あるいは他者の気持ちに共感し言葉を掛ける、といった力はどんどん磨ける。この能力に気づくことが、夫婦で老後を生き生きと過ごすカギとなる」。

健康・孤独・経済への不安

日本のお年寄りの不安度は、国際比較では、全体的に高い。背景には、地域での人間関係の希薄化、急激な社会の高齢化への懸念などがあると考えられている。

「不安に思うこと」

（%）	健康	孤独	経済	子との関係	社会関係
日本	52.3	31.1	28.4	13.0	28.4
アメリカ	27.0	16.8	15.3	6.0	15.6
イギリス	39.8	27.5	23.2	7.4	30.3
韓国	52.3	37.9	42.1	24.6	36.4
ドイツ	37.9	26.5	12.5	9.8	22.6

総務庁「老人の生活と意識に関する比較調査」（1990年）から

潔く切り替えを

結晶性能力は、誕生以来の全経験を生かす力とも言える。「理想は、流動性能力から結晶性能力に重点を置く生活へと、潔く切り替えること」。そのためには、「趣味などを通し、仕事以外にも楽しんだり打ち込めるものを持っておく。または、自分の特技や経験を生かし、地域の人に貢献する楽しみを夫婦共々に味わうこともよい。『これがだめなら、あれがある』と、自分の新しい存在価値や使命感を見いだせれば、大らかに老いを受け入れられるはず」。

例えば、地域の自治会などで、あの人がいたら話がまとまり運営がスムーズになる、というお年寄りの存在があったりする。「全体の意見を聞いて見守り、助言するだけだが、そうした存在感をもって、周囲を安心させられるのは、結晶性能力のたまもの。老いたればこそ、その人生の年輪の厚みを生かして周囲に貢献する可能性を、一人ひとりが持っていることを忘れないでほしい」。大國教授はそう強調した。

ところで、結晶性能力を大切にする姿勢は、お道で説かれる「心の成人」にも通じるのではないだろうか。生かされている限り、周囲の人に心を向け、働き掛けながら歩もうとする信仰姿勢は、そのまま現代社会で老後を迎えるための〝準備〟になると言えそうだ。

⑭介護を受ける側の〝痛み〟

〝老い〟を素直に受け止めて

わが国の高齢者の自殺率の高さは、世界で五本の指に入る。二十一世紀には、さらに高齢化が進むことを考えると、決して見過ごせない問題だ。自殺の間接的な要因となっているのが老年期うつ病。老人が「うつ」に陥るきっかけはさまざまだが、病気や障害のために介護を受けること自体も、大きな葛藤《かっとう》の元になっている。大國美智子・花園大学教授は、「必要な場合には、気兼ねせずに介護を受けることが大切で、そのためには〝人間の自立〟について、もう一度じっくり考える必要がある」と話す。

増える老年期うつ病

一九九〇年の厚生省の統計によると、六十五歳以上の高齢者のうち、九割近くが自宅、あるいは職場で健康に過ごしている。しかし、こうした統計は、年代別に区切ると全く違ったものになる。

例えば、最近の調査によれば、日本の高齢者の痴呆《ちほう》出現率は約六パーセント。これを女性の年代別でみると、六十五～六十九歳では、〇・八パーセントだが、七十五～七十九歳で五・一、八十五歳以上になると二二・九パーセントとなる。「年老いて体の機能が衰えれば、病気になるのも仕方のないこと。しかし、それを認めたがらないのが人間の心。近年、老年期うつ病が痴呆症と同じくらいに増えているが、その背景には、老いを受け入れられない心がある」と大國教授は話す。

〝うつ〟のきっかけは、配偶者との死別のほか、自身の病気や障害、あるいは配偶者の介護などの重要な役割を終え

強い健康へのこだわり

老後に重要なことは？（回答者は60歳代）

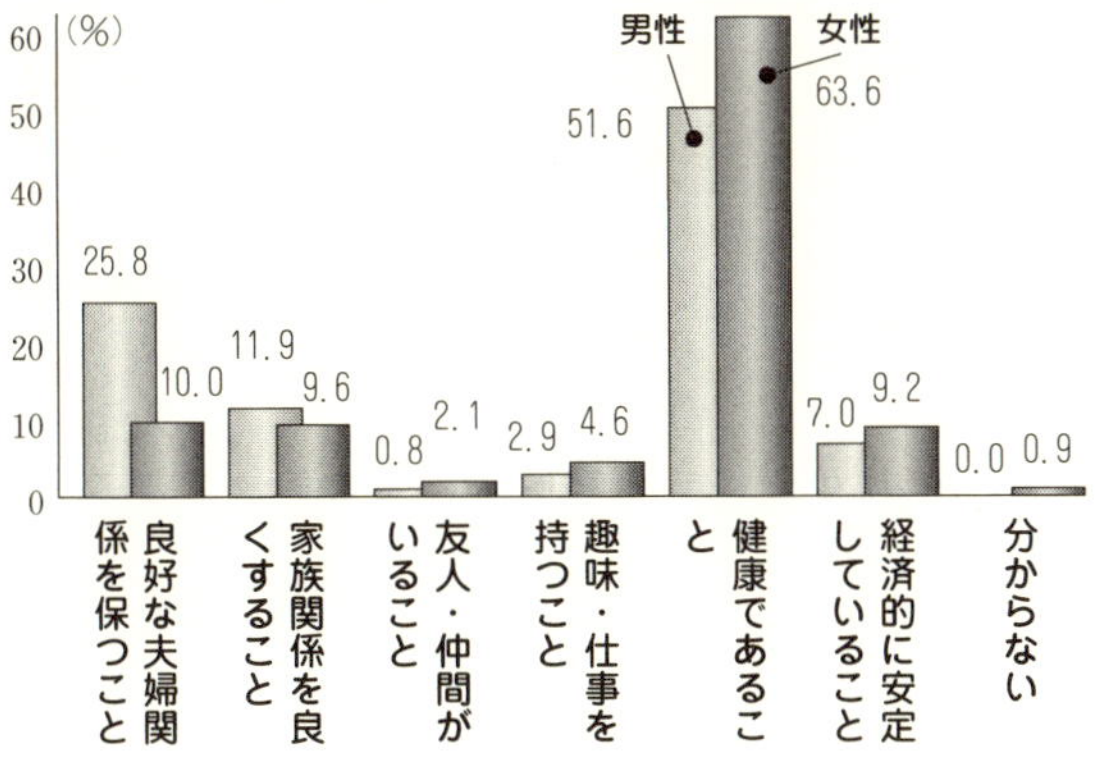

総務庁「長寿社会における男女別の意識の傾向に関する調査」（平成元年）から

老後の生活で重要なのは健康だ、と考える人は非常に多い。健康を望むのは当然のことだが、その〝こだわり〟が強すぎると、現実に病気や障害を持った時の衝撃が大きくなるはず。むしろ、病気や障害を持ったとしても、周囲とかかわって〝自立〟した生活を送れるような心の準備が必要だろう。

た後の生きがいの喪失など。「これらは、年を取ればだれもが体験することでもある。『老いるということは、そんなものだ』というふうに、おおらかに受け止められればいいのだが……」

理想との葛藤

「多くのお年寄りを苦しめているのは、『健康で自立した老後を送りたい』といった自分の生き方に対する高い理想。プライドとも言い換えられる。病気や障害のために身の回りのことができなくなった時、その理想が高ければ高いほど、現実とのギャップに苦しむことになる。人の世話にならなければならない自分が情けなくなり、それが〝うつ〟を引き起こすことも」

しかし、この自立した生活を望む心そのものは、個人の成長にとっては不可欠なもの。生まれたばかりの赤ん坊は、母親に依存しなければ生きられない。やがて独立心を発揮して反抗期を通過し、一人前の社会人へと成長していく。「自分のことは自分で」という独立心は、生きる意欲の源でもある。

「年を取って能力が低下したために、介護を受けるような依存的な生活を余儀なくされ、反抗期にも似た激しい葛藤を感じるお年寄りは少なくない」

そうした心理で最初は介護を拒否していても、自分自身が困ってしまう。最後は断念して介護を受け入れるしかなくなるが、「あまりの情けなさに、自立心のすべてを放棄して、生きる意欲をなくし、介護に依存し切ってしまうケースも。そこに、わが国ならではの〝甘えの構造〟が働く。問題は、どうやって生きる意欲を失わずに、介護を受け入れていくか」。

〝自立〟の取り違え

大國教授は「過度の理想へのこだわりや、その放棄の裏には、〝自立〟の意味の取り違いがあるのではないか」と話す。「自立にもさまざまな形や段階があっていいはず。大切なのは、自分に何が不可能で何が可能なのかを、目をそらさずに見つめること」

このことは、障害者の自立の問題を考えるとよく分かる。「福祉の世界では常に、三段階に分けて一人ひとりの自立を目指す」。まず、その人の「何が故障したのか」を確認して、次に「何が不可能になったのか」を理解し、最後に「何で補うことができるか」を考える。

「そうやって一人ひとりの能力に合った対応をすることで、本人の生きる意欲も保たれる。例えば、脳卒中でまひが起こっても、リハビリをして、つえや車いすを使用すれば、日常生活ができるようになる。高齢者の介護も同様に考えることができるはず」。つまり、自分でできないことは、ためらわずに介護で補ってもらい、自分でできることは、ちゃんとする。「どんな人間でも完ぺきではないのであり、自分の限界を知って助けてもらうことこそが、本当の意味での自立ではないか」

これは、介護する側にとっても同じ。「高齢者世帯では、一人ですべての世話を抱え込もうとする傾向があるが、自分の能力・体力の限界を超えたら、デイサービスやホームヘルプサービスなどの支援を利用すべき。そうやって互いに補い合える社会こそ、多くの人の〝自立〟を可能にする」

〝風通し〟をよく

しかし、そうした社会の実現には障壁が多いのも確か。「一番危険なのは、まるで自分たちだけが災難に遭っているような不幸な気持ちに陥ること」。行き詰まった心理が、

介護に携わる高齢者の増加

自分が寝たきりとなった場合に身の回りの世話を頼む相手として、配偶者を選ぶ人(60歳代)は目立って多い。高齢者世帯の増加に伴って、今後、お年寄り自身が介護に携わるケースが増えるのは確実。高齢夫婦の共倒れを避ける施策が不可欠になっている。

寝たきりになった時、身の回りの世話を頼む相手
(回答者は60歳代)

(%)	1981年	1994年
配偶者	36.7	44.0
息　子	4.0	3.3
嫁	27.7	17.1
娘	11.4	10.4
子どもたち全員	3.6	2.6
その他の家族·親族	0.6	1.4
自宅で雇った家政婦	1.1	1.7
ホームヘルパー	1.3	2.1
自宅以外の施設など	5.6	11.1
その他	0.5	0.3
わからない	7.6	6.0

総務庁「老後の生活と介護に関する調査」(各年)から

高齢者自殺や介護の現場での老人虐待などの背景にもなっている。「それを避けるには、介護者がまず、『家族会』に入るなど、一歩外へ踏み出すこと。苦しんでいるのは自分だけでないことを知ってほしい。そして普段から、家庭の内外の〝風通し〟を良くし、自分の弱みをさらけ出すことも大事」。介護を通して、それまでの生活では得られなかった他者との共感や人間関係が生まれているのも確か。

「家族も、お年寄りの体が不自由になっても、自然のことと受け止めるとよい。おおらかに老いを認める思いやりが、これからの社会には求められる」。大國教授はそう締めくくった。

⑮いかに死を受容するか

〝来《きた》る生〟信じる大切さ

厚生省のまとめによると、平成十年の日本人の平均寿命は、男性七七・一六歳、女性八四・〇一歳と、男は自殺者の増加にともなって六年ぶりに下がったが、依然世界一の長寿国の座を維持している。〝長寿〟が強調される一方で、現在は、病院で死を迎える人が大半を占め、死は日常から遠ざけられている。こうした状況の中では、人の死が〝意識の外〟に追いやられがちだ。年を取り、配偶者を亡くし、自らも死へ向かう時には、どのような心の揺れが起こるのだろうか。前回に続き、大國美智子・花園大学教授に聞いた。

配偶者との死別

定年退職後のアイデンティティー（自己同一性）の再統合、子離れといった幾多の人生の危機を乗り越えて、夫婦はやがて、穏やかな老後を迎える。しかしその夫婦生活も、いつかは一方の死によって終わりを告げることになる。

配偶者の死は一般に、人生の中で最も高いストレスを引き起こす「対象喪失」と考えられている。これは、愛したり依存していた相手を失うこと。例えば、親密な家族との死別や離別、住み慣れた環境や地位を失うこと、あるいは自己のアイデンティティーの崩壊など、生活の変化に伴って起こる。

配偶者を失った当事者は、夫、妻への思いを募らせるが、やがて絶望を乗り越えていく。これはいわゆるモーニング（喪の仕事）のプロセスで、四段階に分けて考えられている（左上コラム参照）。◇

喪の仕事のプロセス

①強烈な情緒反応を引き起こす状態。どうしていいか分からない不安と無気力感に襲われる。
②失った人物への思いを募らせ、現実を否認して、相手を探し求める心理状態。
③対象が永久に戻ってこないという現実を認め、激しい絶望と失意に襲われる。
④それまで愛着、執着していた対象から心が本当に離れ、自由になり、新しい対象を求めるなど、再建の努力が始まる。

この各段階を行ったり来たりしながら、モーニングが進んでいく。特に第三段階では、引きこもりや抑うつ、無気力状態となり、周囲の支えがないと自殺の危険がある。心身の機能は全体的に低下し、病気を引き起こす場合も多い。「ここから、いかにして第四段階へ進むかが課題だが、お年寄りの場合は少し違う」と、大國教授は話す。

「比較的若い人ならば、新しい〝対象〟を求めることになるが、高齢者は亡くなった相手との〝別の世界〟での〝再会〟を望みながら、穏やかに余生を送るケースも多い。つまり、見えない世界や霊魂を信じる信仰心が重要な意味を持ってくる」

死の受容のプロセス

配偶者の死を体験した高齢者も、やがて自らの死を受容すべき時を迎える。死を受容する場合にも、モーニングに似た心理的プロセスがある。

アメリカの精神分析医であるキューブラー・ロスは、死の宣告を受けた二百人余りの患者の面接を通し、その心理過程をまとめた（次ページの図参照）。

死を逃れられない事実と知った患者はまず、「衝撃」を受け、事実を「否認」しようとする。健康な人への羨望《せんぼう》や「怒り」など、攻撃的な態度を示すが、周囲の支えによってやがて事実を認める。そして、死を少しでも先送りするために善い行いによって神や周囲からの報酬を求める「取り引き」の時期を経て、「抑うつ」状態へ。この段階では、患者が懸念する家族問題などの解決を図ったり、悲しみを表現することを許される環境が大切。そして、十分な時間的ゆとりがあれば、穏やかに死を受け入れる「受容」の段階に達する。

死にゆく過程のチャート

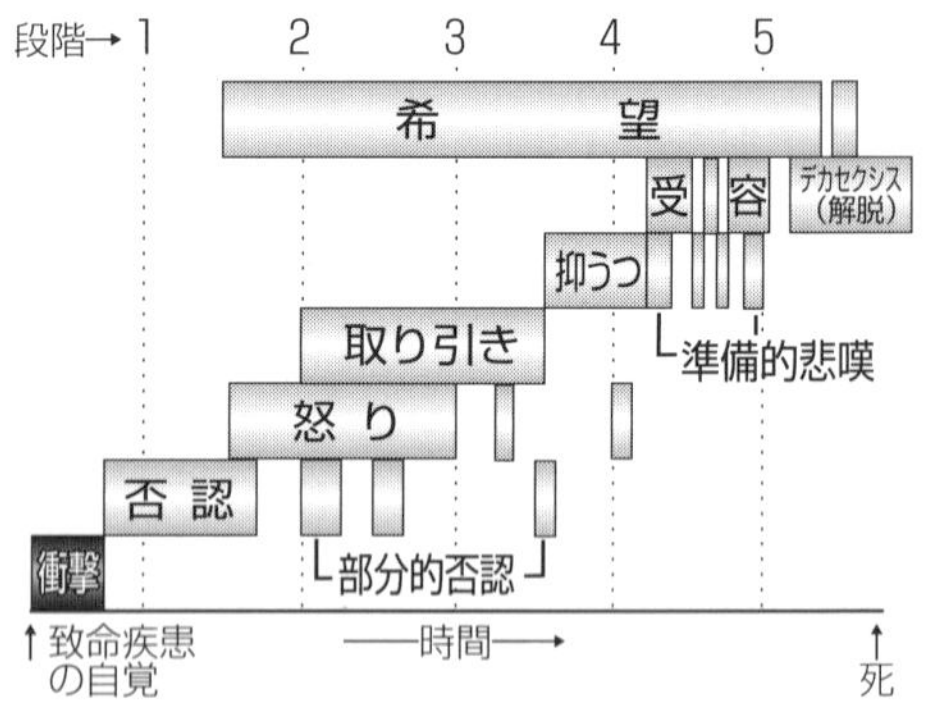

E・キューブラー・ロス『死ぬ瞬間　死にゆく人々との対話』（読売新聞社、1971）から

不安と恐怖

そもそも死は、一生に一度。「死を自覚した時から、未知の体験への不安や、『もうだめだ』といった『抑うつ』感はとめどなくわき起こる」。病苦による自殺者が多いのは、そうした感情の強さを物語っている。

「それをどうやって乗り越えるかは、一人ひとりさまざま。今まで取り組んできた仕事や趣味に没頭して、最後まで華華しく生き抜くことを賞賛する人も最近は目立つ。しかし、大切なのはその人が望むその人らしい死に方ができること。死の受容は、高齢者の場合、身体の機能の衰えを認め、介護を受けて周囲に少しずつ依存できるようになるプロセスの最終段階とも見ることができる。老いの先に死があるのは当然のことであり、老いることを受け入れられれば、受容は十分可能に思えるが、そうもいかないようだ。現実には、無神論的な思想を抱き続ける人にとって、死の受容は大きな課題となっている」

大切な〝死の教育〟

死についての、はっきりしたイメージがなければ、死の受け入れ方がつかめないのだ。「逆に、死後に自分がどこへ向かい、どうなるのかをしっかり説明できるビジョンがあれば、それに従って死を『受容』できる。天理教の〝生まれかわり〟〝出直し〟の教えも、有効なビジョンとなるのでは」

そのビジョンはしかし、死に際になって急に手に入れら

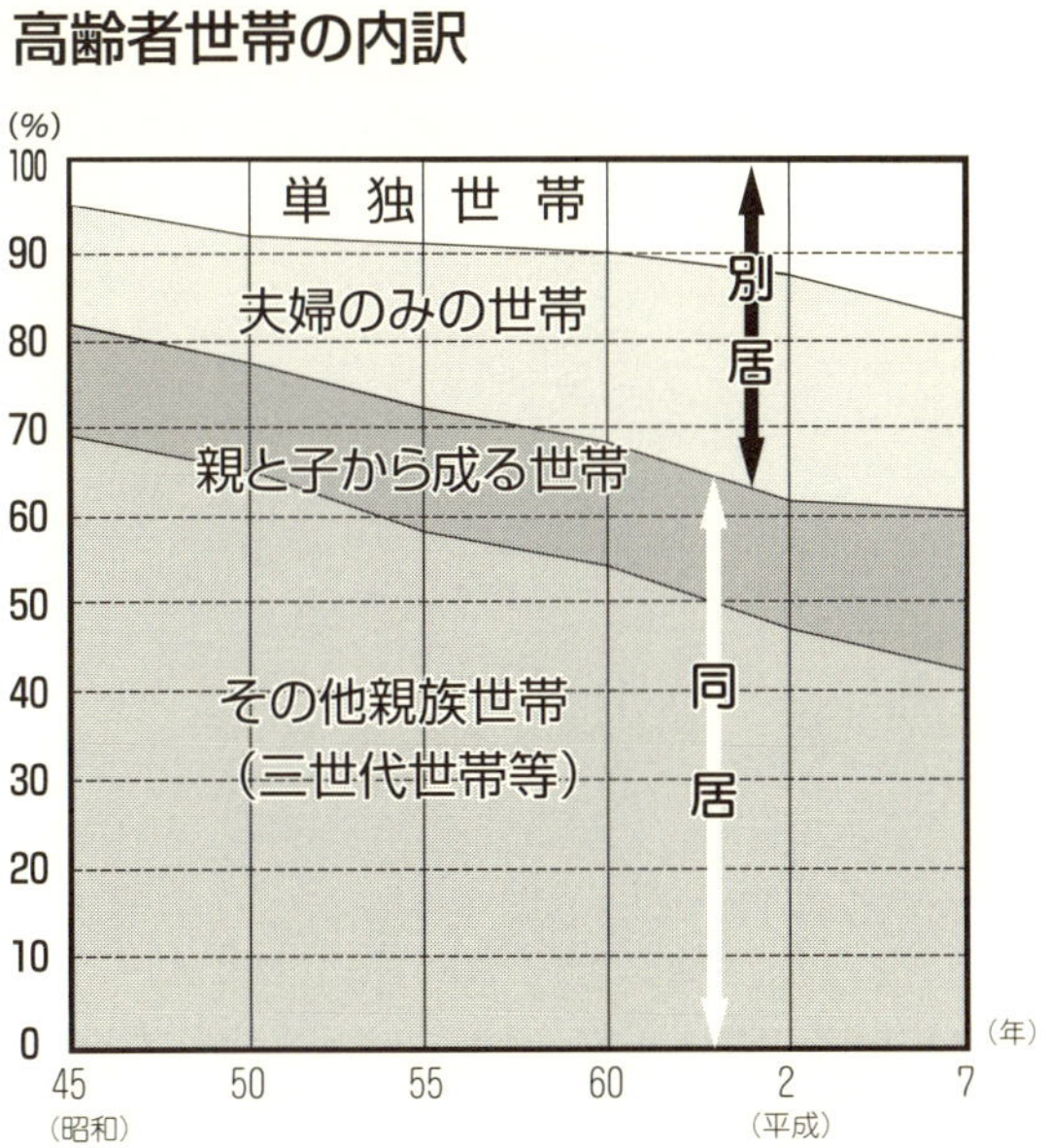

総務庁「国勢調査」から

れるものではない。「無信仰でも死後の世界を信じ切れる人はまれにいる。しかし、死後のビジョンはあくまでも、それまでの日常生活の中で徐々に培われる」。自分には帰る場所があるという実感、目に見えない世界にすがることのできる対象をつかむ信仰生活は、人生の最期に大きな意義をもたらす。

「実際の死の現場では、同じ信仰仲間が、手を握って声を掛け、精神的な支えになってくれれば、どんなにか安心して死を迎えることができるだろう。欧米の病院では早くから宗教者による患者のケアが行われているが、日常生活から死が隔離されがちな状況にある現在、こうしたことを若い世代に伝えるための『死の教育』はとても大切だと思う」

(第一部おわり)

第2部

酒害をめぐって……①アルコール依存症

あなたの飲み方は健全ですか？

適量の飲酒はストレスを解消し、食欲増進や快眠にも効果があるといわれる。しかし、習慣的な飲酒は、肝臓疾患や糖尿病を引き起こし、さらにはアルコール依存症となって精神的、家庭的、経済的、社会的に多大な影響を及ぼしかねない。奈良市西大寺でアルコール専門のクリニックを開業する植松直道《うえまつなおみち》・植松クリニック院長に話を聞いた。

体内に入ったアルコールは、胃や小腸から吸収され、血液に溶け込んで肝臓に運ばれる。そこで、アセトアルデヒドから酢酸へ、そして最終的には二酸化炭素と水に分解され、体外に排出される。

しかし、日本人を含む黄色人種は他の人種と比べ、アセトアルデヒドを酢酸に分解する「アルデヒド脱水素酵素（ALDH）」の弱い人や働きの一部が欠けている人が多い。少量の飲酒で悪酔いしたり、一滴も受け付けないという人がいるのは、このためだ。

植松院長は「日本人の約一割は全く飲めない人で、三割がアセトアルデヒドの分解能力の弱い人。残りの六割も気を付けながら飲まないと、アルコール依存症になる可能性がある」と指摘する。

「百薬の長」とは言われるが――

古来から「酒は百薬の長」と言われる。しかし、度が過ぎると体の各部に悪影響を及ぼす。

「飲酒を続けると、肝臓に中性脂肪が蓄積され大きく腫《は》れ上がる。ただし、この段階では本人には自覚症状がない、

血中アルコール濃度と酔いの症状

社団法人アルコール健康医学協会の資料から

血中濃度（%）	酒量の目安	酔いの症状
爽《そう》快《かい》期 （0.02〜0.04）	日本酒　1合 ビール　1本 ウイスキー　2杯	気分がさわやか。陽気になる。 皮膚が赤くなる。 判断力が少し鈍くなる。
ほろ酔い初期 （0.05〜0.10）	日本酒　1〜2合 ビール　1〜2本 ウイスキー　2〜4杯	ほろ酔い気分。体温が上がる。 脈が早くなる。手の動きが活発になる。理性が失われる
ほろ酔い後期 （0.11〜0.15）	日本酒　3合 ビール　3本 ウイスキー　6杯	気が大きくなる。 怒りっぽくなる。立てばふらつく。 大声でがなりたてる。
酩《めい》酊《てい》期 （0.16〜0.30）	日本酒　5合 ビール　5本 ウイスキー　ボトル半分	千鳥足になる。呼吸が早くなる。 何度も同じことをしゃべる。 吐き気やおう吐がおこる
泥酔期 （0.31〜0.40）	日本酒　7合〜1升 ビール　7〜10本 ウイスキー　ボトル0.7〜1本	まともに立てない。話が支離滅裂になる。意識がはっきりしない。
昏《こん》睡《すい》期 （0.41〜0.50）	日本酒　1升以上 ビール　10本以上 ウイスキー　ボトル1本以上	ゆり動かしても起きない。 大小便をたれ流す。 呼吸がゆっくりと深くなる。死亡。

※ビールの本数は大びんで、ウイスキーの杯数はシングルで換算

というのが怖い」

気づかないまま次の段階に進むと、腹部臓器からの静脈血が肝臓を通れなくなる。そのため、血液が食道周囲の静脈を通って心臓まで帰るので、その負担から食道静脈瘤《りゅう》になることも多い。静脈瘤が破裂すると多量の吐血や下血を引き起こす。また、「脂肪肝の患者は、肝がんや肝不全にもなりやすく、気が付いた時には命にかかわる事態になっていることも多い」。

また、「大酒家は慢性膵炎《すいえん》にもなりやすい。膵臓から分泌する酵素の一つに血糖値を下げるインシュリンがあるが、その機能が低下すると糖尿病にもなりやすくなる」。どちらも、予防には肝機能や血糖値などの定期的な検査と、節酒あるいは断酒が望ましい。

さらに神経系にも悪影響を及ぼす。「アルコールの分解には大量のビタミンB_1が必要

となる。ビタミンB_1は神経機能の維持にも必要で、習慣的に飲酒を続けていけば神経細胞への補給が不足し、その機能が衰え、手足のしびれや歩行困難を招くこともある」

その他、痴呆《ちほう》症や幻覚症などの精神神経系、インポテンツなどの生殖器系への影響も指摘されている。

人ごとではないアルコール依存症

こうした身体的疾患だけでなく、習慣的な飲酒によって「アルコール依存症」の患者が増加していることが、深刻な社会問題となっている。

植松院長は自身の診察経験から、「日本人の場合、四合飲み続ければ十年で、三合なら十五年で肝硬変になると言われている。この目安は、依存症でもほぼ同じ」と言う。さらに、「アルコール依存症の患者には、性格や職業などの法則性がない。つまり、飲酒する人ならだれもがなる可能性がある」とも。

では、なぜアルコールは依存症を引き起こすのか。「アルコールは本来、シンナーやコカイン、モルヒネと同じように脳への刺激性が強い〝薬物〟。しかし、日本ではお神《み》酒《き》やお屠蘇《とそ》など、ハレの日に飲まれていたこともあって、神聖視はされても、あまり危険視はされなかった」

アルコールは脳の神経細胞をまひさせ、このため酩酊《めいてい》（＝ひどく酒に酔うこと）し解放感を味わうことができる。この快感を脳が記憶し、日々のストレスや緊張感を解消したり、満たされない心を埋めるため、再び飲酒を欲求し、徐々に習慣化していく。そのうち、脳はアルコールの作用に慣れて酩酊効果が薄れ、心地良さを求めて必然的に飲酒量が増加する。これを繰り返すうち、逆に、アルコールが作用していない時を脳が異常であると感知し、そして、強迫的に飲酒を欲求する。この段階までくると、もはや本人の意志では飲酒量をコントロールできなくなり、酒抜きの生活は考えられなくなる。こうやって、アルコール依存症が形成される。

日常生活から始まる瓦解《がかい》

では、アルコール依存症になると、どのような障害が表れるのか。植松院長は「一合のアルコールを代謝するのに三、四時間はかかる。五合以上飲むと、丸一日はアルコールの影響を受ける。アルコール依存症の患者は常に飲み続けるので、食事や睡眠、また仕事や家族との会話といった日常生活すら営めなくなる」と訴える。つまり、飲酒という行為が他の何より価値ある存在となり、人生を大いに狂わせる。

まず、アルコールの作用で脳が慢性のまひ状態となるの

飲酒状態の自己診断法

久里浜式アルコール症スクリーニング・テスト（KAST）

＊「はい」の合計から「いいえ」の合計を差し引いて総合点を出す
＊０点未満なら正常。このまま適量飲酒を心掛けよう。０～20点の人は少し危ない飲み方。特に高血圧や糖尿病、心臓疾患などの兆しがある人はお酒をやめる努力を。80点以上の人は、一生分のアルコールをすでに飲んでしまった可能性が大。アルコール依存症の疑いも強いので、すぐに保健所やアルコール専門の治療施設へ相談に行くことが望ましい。

質問	最近６カ月間で次のようなことがありましたか？	はい	いいえ
Q１	酒が原因で大切な人（家族や友人）との人間関係にひびが入ったことがある	37	11
Q２	せめてきょうだけは酒を飲むまいと思っても、つい飲んでしまうことが多い	32	11
Q３	周囲の人（家族や友人、上司など）から大酒飲みと非難されたことがある	23	8
Q４	適量でやめようと思っても、つい酔いつぶれるまで飲んでしまう	22	7
Q５	酒を飲んだ翌日、前夜のことをところどころ思い出せないことがしばしばある	21	7
Q６	休日には、ほとんどいつも朝から酒を飲む	17	4
Q７	二日酔いで仕事を休んだり、大切な約束を守らなかったりしたことが時々ある	15	5
Q８	糖尿病、肝臓病、または心臓病と診断されたり、その治療を受けたことがある	12	2
Q９	酒が切れた時、汗が出たり、手がふるえたり、イライラや不眠など苦しいことがある	8	2
Q10	商売や仕事上の必要で飲む	7	2
Q11	酒を飲まないと寝付けないことが多い	7	1
Q12	ほとんど毎日３合（ビールなら大びん３本、ウイスキーならボトル１／４本）以上の晩酌をしている	6	1
Q13	酒の上での失敗で警察の世話になったことがある	5	0
Q14	酔うといつも怒りっぽくなる	1	0

で精神機能が低下し、不眠や記憶力の低下、さらに、あせりやいらだち、抑うつ気分が頻繁に現れるようになる。仕事の上でも、集中力を欠いたり大切な約束を守れない、あるいは欠勤や怠業を続けるなどのトラブルから、社会的信用や経済基盤を失うことに。また、家庭内では食事や日常会話から疎外され、別居や離婚に至ったケースも。そして、前述した身体的な疾患は、静かにかつ確実に進む。しかし、本人には病気だとの認識がなく、酒量もコントロールできない。

泥酔したり酔って乱れたりしないといっても、決して安心はできない。普段からよくお酒を飲む人は、念のために前ページの自己診断法でチェックを。

酒害をめぐって……②　若年層、女性、高齢者の病理

酒害問題に年齢・性別は無関係

アルコール依存症などの酒害問題は、これまで中年男性に多いとされてきた。しかし、近ごろは若年層や女性にも習慣的に飲酒する人々が増え、それに伴って、年齢や性別に関係なく酒害問題が起こっている。若年層、女性、高齢者とそれぞれに特有の症状と社会に与える影響を、前回同様、植松直道医師に聞いた。

早く飲み始めると早く命を失う

若年層の酒害で最も問題となるのは〝一気飲み〟だ。

「〝一気〟に飲むと血中のアルコール濃度が急激に上昇し、脳への影響も激しい。ひどい場合には、急性アルコール中毒で、呼吸や血液循環をつかさどる延髄《えんずい》がまひし、そのまま意識を失って死亡することもある。前回、日本人にはお酒に弱い人や一滴も飲めない人も多いと話したが、そういう人が〝一気飲み〟をすると特に危険」

〝一気飲み〟に限らず、若年層は知らないうちに酒量が過ぎることも多い。若年層の大量飲酒について植松院長は、「早く飲み出した人は、早くアルコール依存症になり、早く身体を壊し、早く命を失う」と警鐘を鳴らす。ある資料では、未成年から飲み始めると、四、五年のうちに依存症に陥るという。さらに、「若いうちにアルコール依存症になると、人間関係などの社会生活の体験や経済基盤が乏しいため、スムーズに社会復帰できない場合が多い」とも。

未成年の飲酒は知能の低下にも

ある調査では、全国の高校生のうち、男子では二五パーセントが、女子でも一〇パーセントが定期的な飲酒を行い、アルコール依存症の〝予備軍〟と見なされているという。「未成年の飲酒は、酔った勢いによる暴力ざたや無免許運転、果ては人身を含む交通事故を引き起こすなど、自分一人の問題で済まないことも多い。また、シンナーや覚せい剤など薬物依存との合併率が高いなど、現代の社会事情を反映している」

その一方で、外見的には何の問題行動もない未成年者が、受験失敗などの失意や漠然とした無気力感（アパシー）から、またはダイエットの反動から、毎日のように飲んでいるケースもある。

「二十歳ごろまで脳細胞は発育過程なので、アルコールが及ぼす影響も大きい」と植松院長。脳内には約百四十億もの神経細胞が、つながり合って存在している。脳の発育過程で飲酒を続けると、神経細胞の破壊を促し、知能の低下にもつながる。

酒類は自動販売機やコンビニエンスストアの一部でも販売され、いつでもだれでも簡単に買える環境にある。また、正月や誕生日に、お祝い気分が高じ、子どもに飲酒を勧める家庭もあるようだ。

現在、中学・高校の保健体育では、酒害問題の教育を行うようになった。しかし、それ以上に「早く飲み始めると、早く命を失う」「未成年の飲酒は他人にも迷惑を掛ける」と親がしっかり自覚し、責任を持って家庭内では「飲酒をさせない」指導が必要である。

妊娠期の飲酒は要注意

女性にも常飲者が増え、アルコール依存症患者も急増している。「患者数では、まだ男性の方が多いが、これは男性の方が習慣的に飲む人が多いため。女性ホルモンの一つエストロゲンは、アルコールの分解を妨げる働きがあるので、男性と同じように飲み続けると、より早く、また高い確率でアルコール依存症になる」

八十年代には、ごく普通の主婦が家庭内でアルコール依存症となる〝キッチンドリンカー〟と呼ばれるケースが深刻に受け止められた。この背景には、育児問題や夫の浮気、不和、嫁姑《しゅうとめ》の葛藤《かっとう》、あるいは漠然とした空虚感や閉塞的《へいそく》

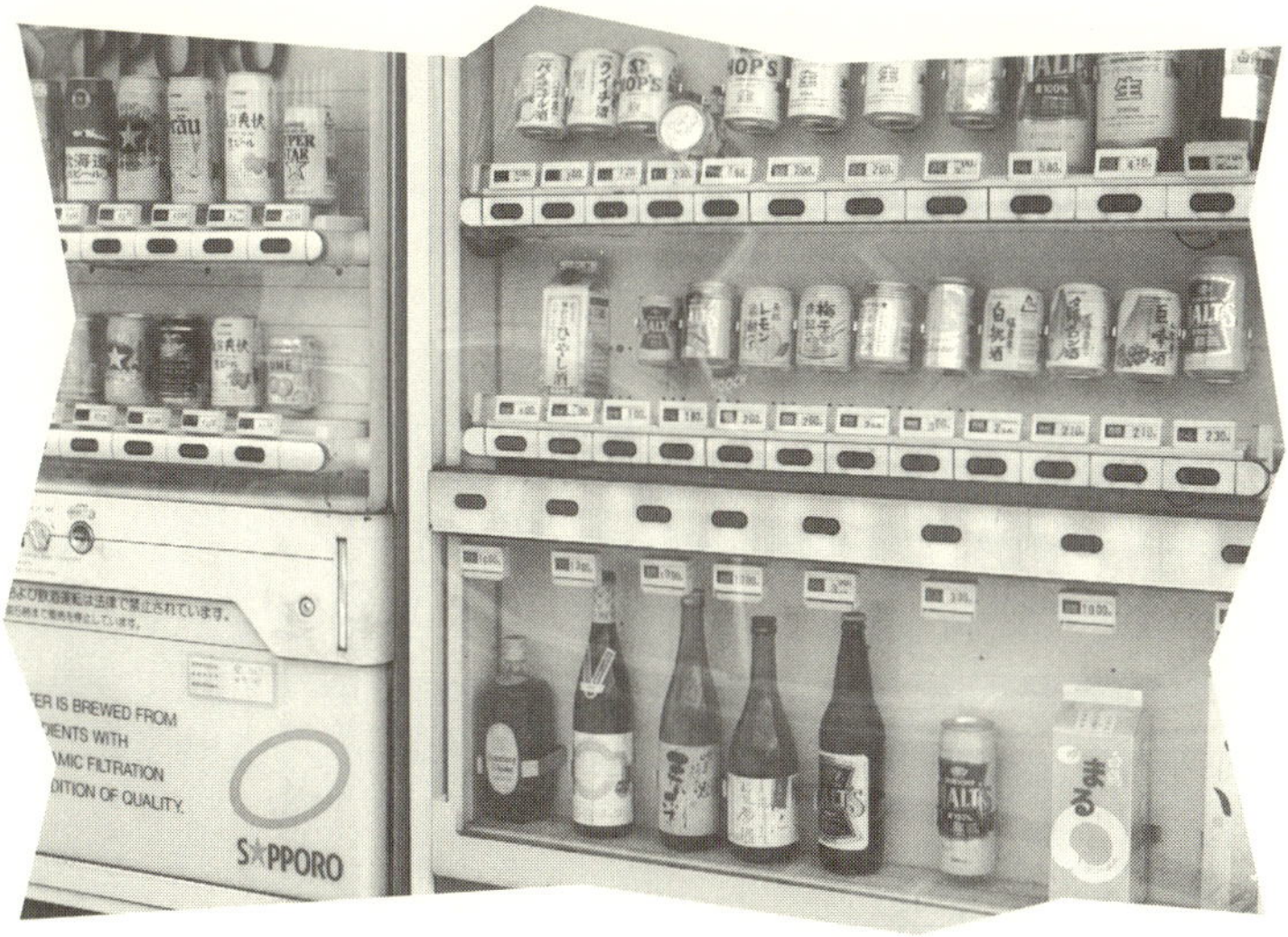

な対人関係などの心理的要素が考えられた。「女性の依存症患者の場合、お酒を飲み続ける心理的要素が比較的はっきりしていた。しかし、心因を簡単に取り除けないことも多く、そのため依存症からの回復にも支障を来したケースもある」

ところが「最近は、そうした明確な心因はなく、習慣的に飲むことから依存症になる女性も増えている」。心理的、環境的な原因が不明確だと、その分、回復への糸口も見つけにくい。

また、女性が忘れてはならないのが、妊娠中の胎児性アルコール症候群（ＦＡＳ）だ。「母親が妊娠中に飲酒すると、摂取されたアルコールが胎盤からへその緒を通って胎児に伝わる。いわば、母胎内で胎児も酔っ払っていることになる」

そのため、「アルコールが胎児の脳の発育を妨げ、知能障害などが起こる。これは、酒量に関係がないので、妊娠中には特に気を付けないといけない」。胎児性アルコール症候群には、このほかにも奇形児や流産、死産、心臓異常などの報告がある。

女性もお酒を飲む機会の多い昨今。適量の飲酒は多少の効用もあるようだが、以上のような問題点を、いま一度、

性・年齢別の飲酒者の割合

昭和43年と比べて全体的に飲酒者が増えているが、特に女性の伸び率は軒並み３倍近い。この背景には、女性の社会進出や社会規範の変化に伴って飲酒する機会が増えたことが指摘されている。

（昭和43年と同63年に行われた「酒類に関する世論調査」から推計し作成）

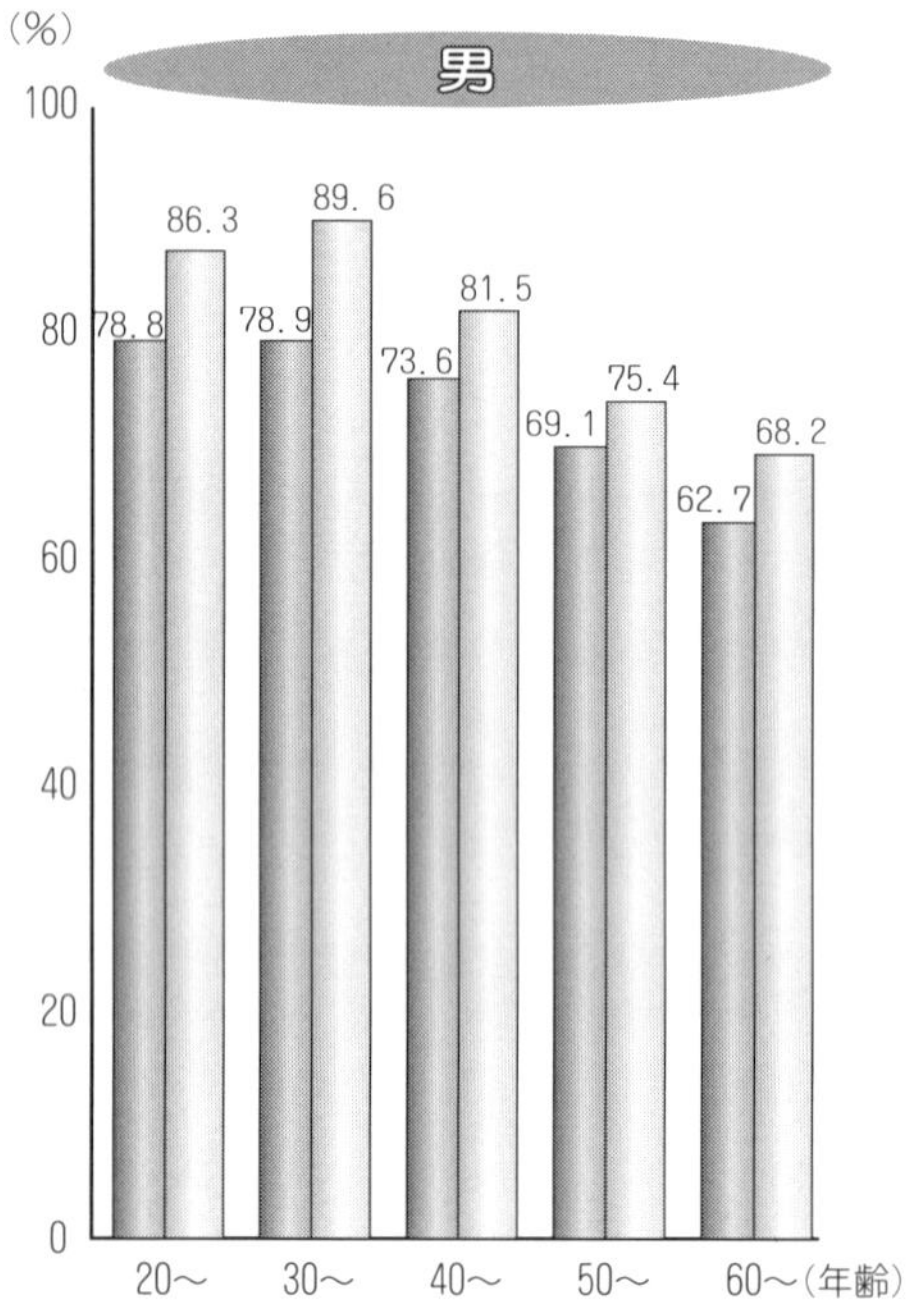

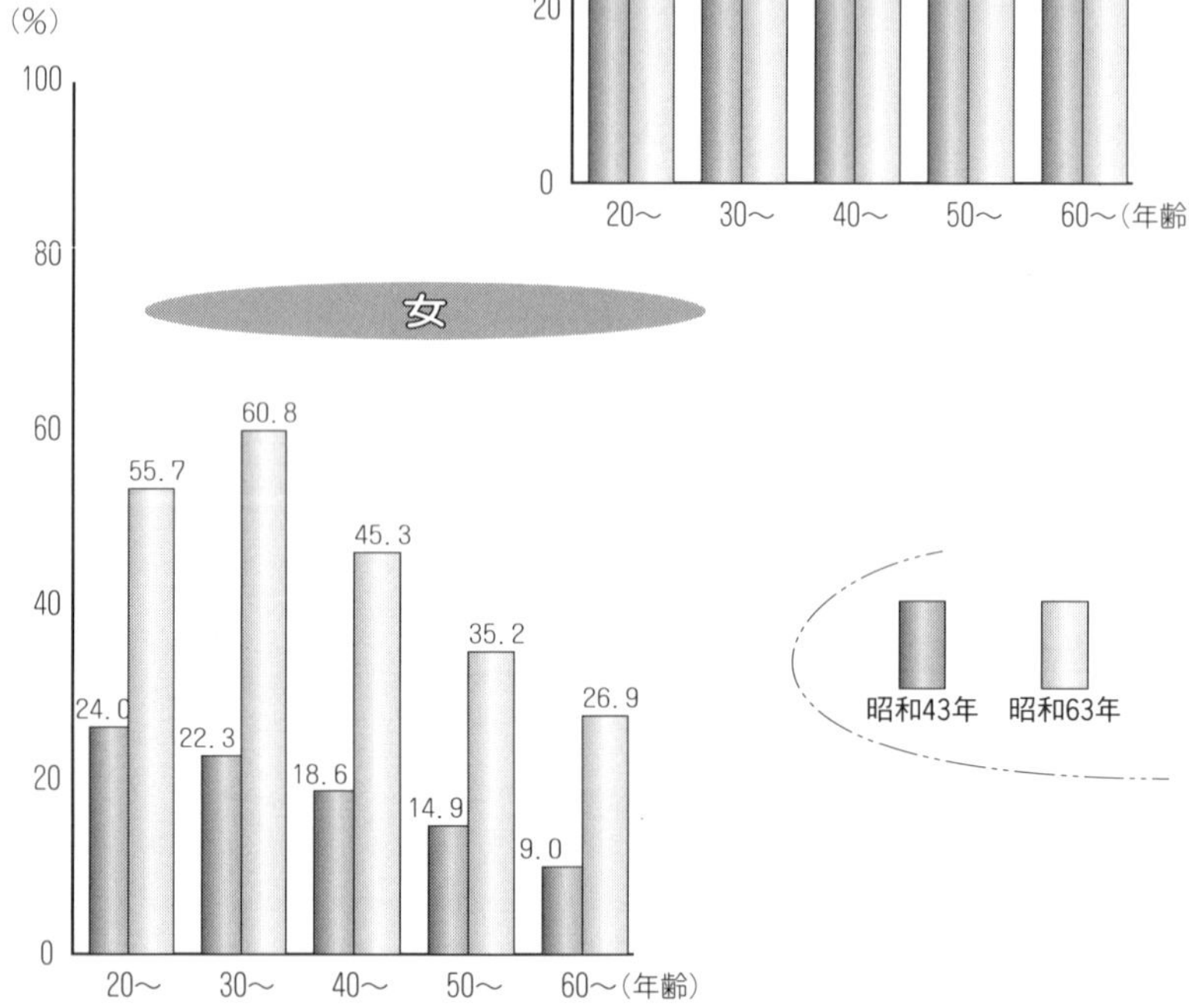

心に留めておきたい。

高齢者にも浸透

阪神・淡路大震災後、被災地に住む高齢者の間でアルコール依存症患者が急増したとの報告がある。災害に限らず、配偶者に先立たれたり、定年や失業のショックから、心の安らぎを酒に求める高齢者は増えている。

「長年飲み続けている人は、それだけ脳への影響も大きく、飲んでいる間に失禁したりするアルコール性痴呆《ちほう》といわれる症状が表れる。それればかりではなく、酔って倒れた拍子に頭を打って意識を失ったり、骨折したり、あるいは、道端で寝入って家まで帰れず、冬なら凍死してしまうこともある。本人だけではなく、介護する家族にも大きな負担を掛ける」

だが高齢者の場合、真剣に自分の病気を認識できたら、若年層より断酒率は高いという。それは、人生経験が長い分だけ、「もう一生分飲んだ」「あの時の苦労に比べれば」と、一念発起できるからだ。

しかし、「家族の中には『この年になって、お酒をやめてもらうのは気の毒』と、症状から目をそらすことも多い」。そのため、本人の病気への認識がさらに薄くなり、悪化させたケースもある。

酒害をめぐって……③ 依存症からの脱却

〝断酒仲間〟と絆《きずな》を深めて、酒害克服へ

現在、アルコール依存症の患者は、全国に約二百四十万人いるといわれる。しかし、そのほとんどは自分が病気であることを〝否認〟し続けている。そのため、肝臓疾患や家庭崩壊など取り返しのつかない事態になってからクリニックを訪ねることも珍しくない。もし、身近にアルコール依存症患者がいたら、どのように回復へ導けば良いのかを植松直道医師に、また、断酒会などの自助グループによる集団療法について、関谷《せきや》圭一《けいいち》・天理教酒害相談室相談員に聞いた。

まず、家族が正しい知識を

アルコール依存症の医療的対処については、他の病気と同様、早期の発見と治療が大原則。脳や肝臓へのダメージが進むほど、回復は困難となる。しかし、第一の注意点として植松院長は、「アルコール依存症とひと口に言っても、症状や依存に陥る心因や環境はさまざま。Aさんに通用した方法を同じようにBさんに適用すると、逆に症状を悪化させてしまうこともある」と言う。

まずは、患者の家族や周囲の人々が保健所や専門の医療機関と十分に相談すること。アルコール依存症の正しい知識を得て、慎重に事を運ばなくてはならない。

依存症の兆候の一つとして植松院長は、「飲んでいた時のことを、酔いがさめてから思い出せない（＝ブラックアウト）ようになると要注意。これは、脳の記憶中枢が、アルコールの影響で機能低下しているため」と指摘する。

隠れ飲みや朝酒、アルコールが切れた時にイライラ感や手足が震えるようだと、症状がかなり進んでいるとみてよい。

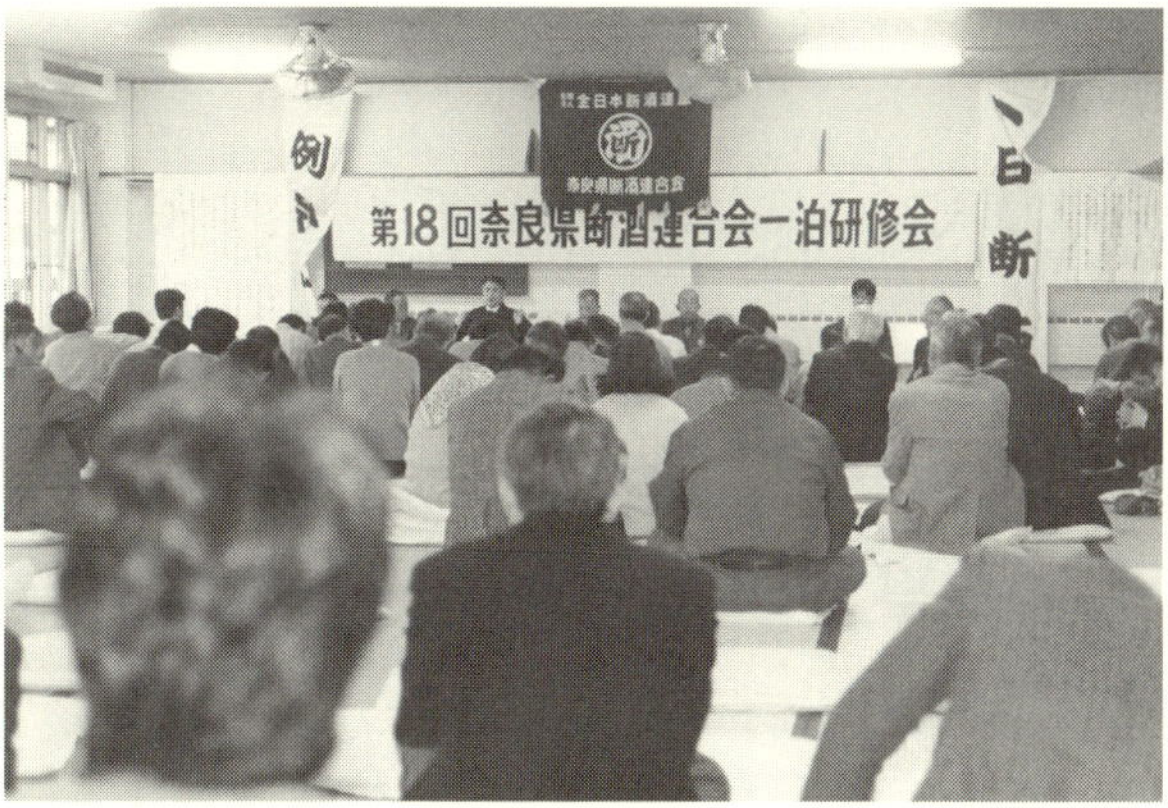

毎年、天理市で開かれている奈良県断酒連合会「一泊研修会」の模様

異常に気づいた時には、まず家族が保健所へ相談に行くのが望ましい。全国の保健所には専門の相談員や保健婦がいて、面接や電話による相談、医療機関や自助グループ（詳細は後述）の紹介、資料の提供などを行っている。相談は無料。

なお、患者をいきなり病院へ入院させるのは、「特殊なケースを除いて、お勧めできない。アルコール依存症は、入院して完治できるものではない。本人の自尊心を傷つけ孤独感を強め、退院後、逆に酒量が増えることもある」と言う。

〝否認〟を解く

アルコール依存症は前々回にも述べたように、常に脳がアルコールの影響を受けているため、理性で酒量をコントロールできない。そのため、節酒することは、まず不可能。治療には、永続的な断酒しかない。

しかし、「アルコール依存症は〝否認の病気〟と言われる。ほとんどの患者は自分が依存症であると認めず、誤診や深酒による失敗だと言って譲らない。また、依存症と認めた後でも、『シラフでいる時には問題はない』と治療や断酒への〝否認〟を続ける」。

この〝否認〟を解き、患者自身に断酒の決意を促すには、家族や周囲の人々による理解と協力が重要になる。しかし、周囲が正しい知識と適切な判断に欠けると、患者のために取った言動が図らずも飲酒の〝支え手〟（＝イネイブラー）ともなる。例えば、患者を厳しく叱《しか》りつけたため逆に酒量

天理教の酒害相談機関

●酒 害 相 談 室

福祉課酒害相談室では、毎月25、26日に専門の相談員が、酒害に関する各種相談に応じている。詳細は福祉課(☎0743—63—1511内線5321)まで。相談無料

・場所　福祉課分室（天理駅前輸送部東側四つ角左折一つ目丁字路北角）

・時間　毎月25日の午後１時30分から午後５時まで。同じく26日の午後１時30分から３時まで。ただし、１月26日は午後２時30分から４時まで

・平日に相談される場合は、事前に福祉課まで電話で連絡を

●酒害例会「あゆみの会」

本教独自の酒害問題の自助グループ。毎週木、土曜日の午後１時30分から３時まで例会を開き、酒害克服の体験談などを語り合う。場所は上記の福祉課分室。入会は無料

●教区による酒害相談

大阪教区……毎月９日午後１時～３時

教務支庁(大阪市天王寺区小宮町９番18号・☎06—6771—0012)で

新潟教区……毎月４日（１・８月は９日）午後１時～３時　担当・窪田

教務支庁（新潟市南笹口１丁目３番４号・☎025—244—0418）で

が増えた、社会復帰の手助けにと贈ったお金で患者は酒を買った、など。

一方、医療的な処方としては検診やレクチャー、抗酒剤の投与などがある。しかし、植松院長は「この病気で医療が果たす役割は半分もない。患者自身が『酒をやめる』と決心し、断酒会などの自助グループに続けて参加しないと回復へは向かわない」と言う。

断酒の仲間づくりを

一般に、自助グループには「断酒会」と「ＡＡ」の二種類がある。どちらも、日時や会場などの詳細は、保健所に問い合わせを。

「断酒会」は会員制がとられ、会員は断酒を目指す人々とその家族たちで構成される。毎週、例会を開き、その場に互いの酒害体験を発表し自らを省みる。なお、入会に際しては氏名、住所、年齢などを明らかにし、お互いの絆《きずな》を深め断酒への誓いをより固いものとする。同会には、女性の酒害者を対象とした「アメシストの会」、身体障害者を対象とした「虹《にじ》の会」、単身者を対象とした「グループシングルの会」などもある。

一方、「AA」とはアルコホーリクス・アノニマス（匿名酒害者の会）の略で、こちらは会員制をとらず、氏名や住所などのプライバシーを明かさなくてもよい。定期的に酒害に関するミーティングを開くが、入会への手続きや費用、事前の申し込みなどは不要。

天理教独自の自助グループ「あゆみの会」の運営を担当する関谷相談員は、「だれしも一人で断酒すると、時には『一杯ぐらいなら……』と油断し、そのまま二、三杯と元のように飲んでしまう。また周囲の社会環境も、頻繁な酒宴や過度のコマーシャルなど誘惑が多すぎる。そんな中で、仲間たちの酒害体験や断酒して得た喜びを聞くと、自分の心を引き締め直し、また、将来への希望も見いだせる」と自助グループの意義を話す。

さらに、仲間の語る酒害体験に自分も思い当たる節があれば、少しずつ〝否認〟を解かざるをえなくなる。これまでの酒が原因で起こしたトラブルを発表し省みることは、断酒への決意をより一層強めることになる。

一日の積み重ね

「大抵の人は一日だけの断酒ならできる。この一日一日を積み重ねるのが大切」と関谷相談員。

とはいえ、長い間には飲酒の誘惑を断ち切れないこともある。特に、三カ月、半年、一年たったころが危ないと言われる。その時期に、風邪や腹痛で寝込むのは要注意。部屋で隠れ飲みをする場合がある。冠婚葬祭や社員研修などへの出席は、それを口実に飲酒の機会をうかがっている可能性も。

「断酒が単なる辛抱では、本人だけでなく家族にとってもつらい。それより、お酒をやめて得た喜びを見つけ、忘れないことが大切」と関谷相談員。

自身も酒害を克服した体験があり、酒が原因で一度失った快眠、快食、快便や、家族の和を取り戻せた喜びを、いつも心に置いていると言う。また、「あゆみの会」に誘った人たちが頑張っている姿を見ると、「自分のこと以上にうれしい」とも。

アルコール依存症は性別や年齢、職業、性格に関係なく、飲酒を続けているとだれもが陥る可能性がある。この機会に、もう一度、自分の飲み方をチェックしてみてはいかがだろうか。

薬物依存症……①深刻な現状

青少年に蔓延《まんえん》する薬物

警察庁の外郭団体・社会安全研究財団が一九九八年に行った調査によると、覚せい剤の乱用者は全国で推計二百二十万人に上るという。この調査で「使用している人を知っている」と答えたのが、十六歳から十九歳の男性では一〇・二パーセントに達し、青少年への〝薬物汚染〟が大きな社会問題となっていることを示している。また、覚せい剤のほかにもシンナーや医薬品など依存症をもたらす薬物は数多く、街頭や学校など青少年の生活の場に広がりつつあるようだ。こうした実態と背景について、薬物依存症患者を受け入れている大阪・久米田病院の高直義《こうちぎ》医師に話を聞いた。

身近に迫る魔の手

平成九年の覚せい剤検挙者数は一万九千九百人で、そのうち中学・高校生は過去最高の二百六十二人と急増。現在、戦後三度目の〝覚せい剤乱用期〟が到来したといわれている。高医師は、今期の特徴として「暴力団関係者の減少と、平均年齢の低下」を挙げる。さらに「以前とは異なり、ごく普通の学生・生徒や、一般市民に広がる質的変化が見られる」とも言う。

覚せい剤の使用に至る経緯にも、これまでと違う面があるようだ。「以前は、酒、たばこ、シンナーと段階を追って覚せい剤の使用に至るのが一般的だったが、最近では、いきなり覚せい剤などの麻薬に手を出す若者が増えている」

大きな要因は「薬物の入手が容易になったこと」と高医師は指摘する。「低価格化し、覚せい剤や大麻、LSD（いわゆる幻覚剤）などが一回分二万円程度で購入できる。新たに乱用者となった青少年が仲間内で勧めたり、盛り場や街頭では外国人の密売人などが声を掛けて、無差別に販売しているようだ」と〝魔の手〟が身近に迫っていることを警告する。

勧誘方法も「受験勉強で使うと頭がさえる」とか「ダイエットに効果がある」など、若者の好奇心をあおるものが多い。このほかにも「インターネットや携帯電話などで販売の情報を手軽につかめる。どこで購入できるかを、ほとんどの若者が知っている」とも。

さらに、ひと口に薬物といっても、シンナーや覚せい剤といった従来の物に加えて、より純度の高いコカインやヘロイン、さらには医療現場から流出する向精神薬やせき止めなどの鎮咳《ちんがい》薬、合法ドラッグと呼ばれるものまでさまざまだ。

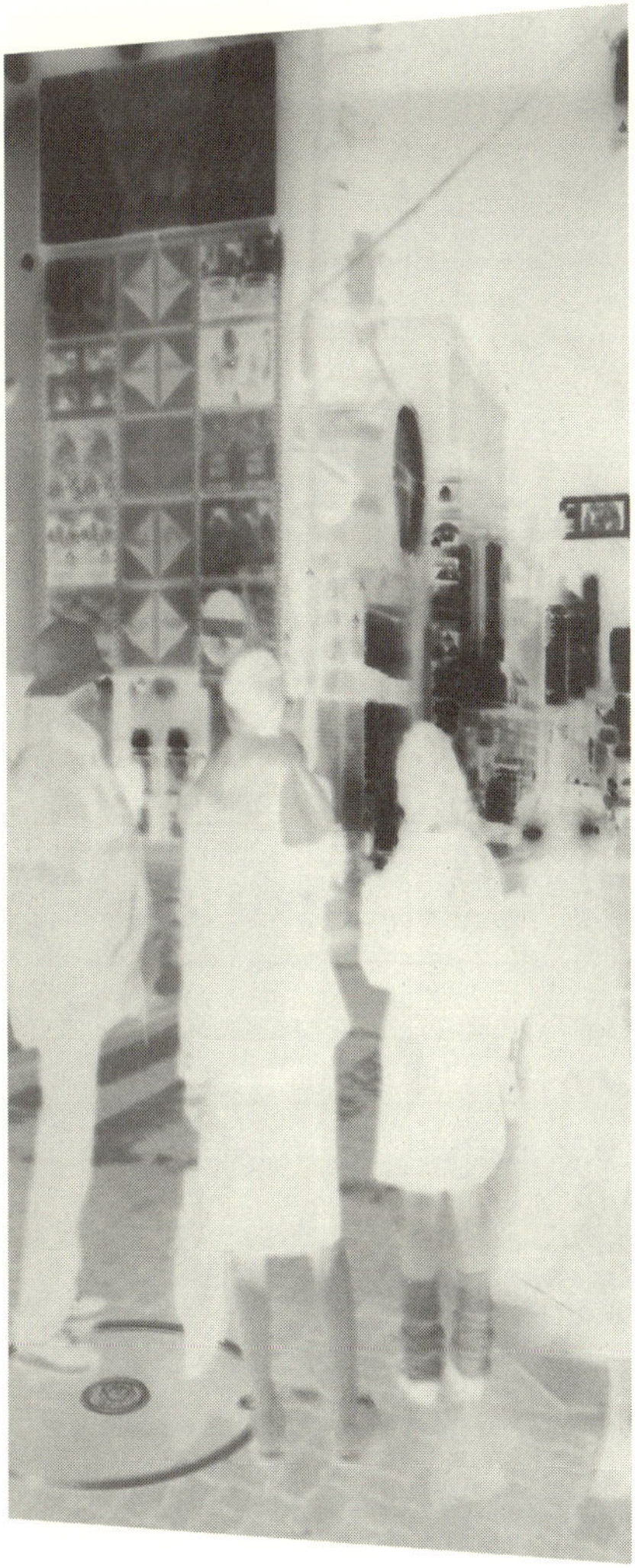

若者にウケた手軽さ

では、なぜ普通の青少年が薬物に手を出そうとするのか。高医師は「薬物に危険性を感じず、興味本位でやってみる若者が多い」と言う。「その原因として、まず挙げられるのが呼称の変化。覚せい剤が『スピード』や『S』と呼ばれており、覚せい剤と知らずに使用する場合がある。LSDが『L』、大麻が『ガンジャ』など、若者文化に溶け込みやすい呼び名で出回っており、ファッション感覚で気軽に使われている」とも。
　また、使用方法も変わってきた。覚せい剤はこれまで注射器での使用が一般的だった。最近では、ウイルス感染や注射痕《こん》が残ることを嫌い、アルミホイルに載せ、ライターで下からあぶって吸引する方法が流行しているという。「この方法だと手軽に使用できるし、作用が弱いため『自分でコントロールでき、上手に覚せい剤と付き合える』との誤った認識を生みやすい」と話す。耳新しさと手軽さが、今の青少年の気質と同調して流行につながっているようだ。

戦後３度目の〝覚せい剤乱用期〟に突入

覚せい剤検挙者の年次別推移（昭和26年～平成９年）

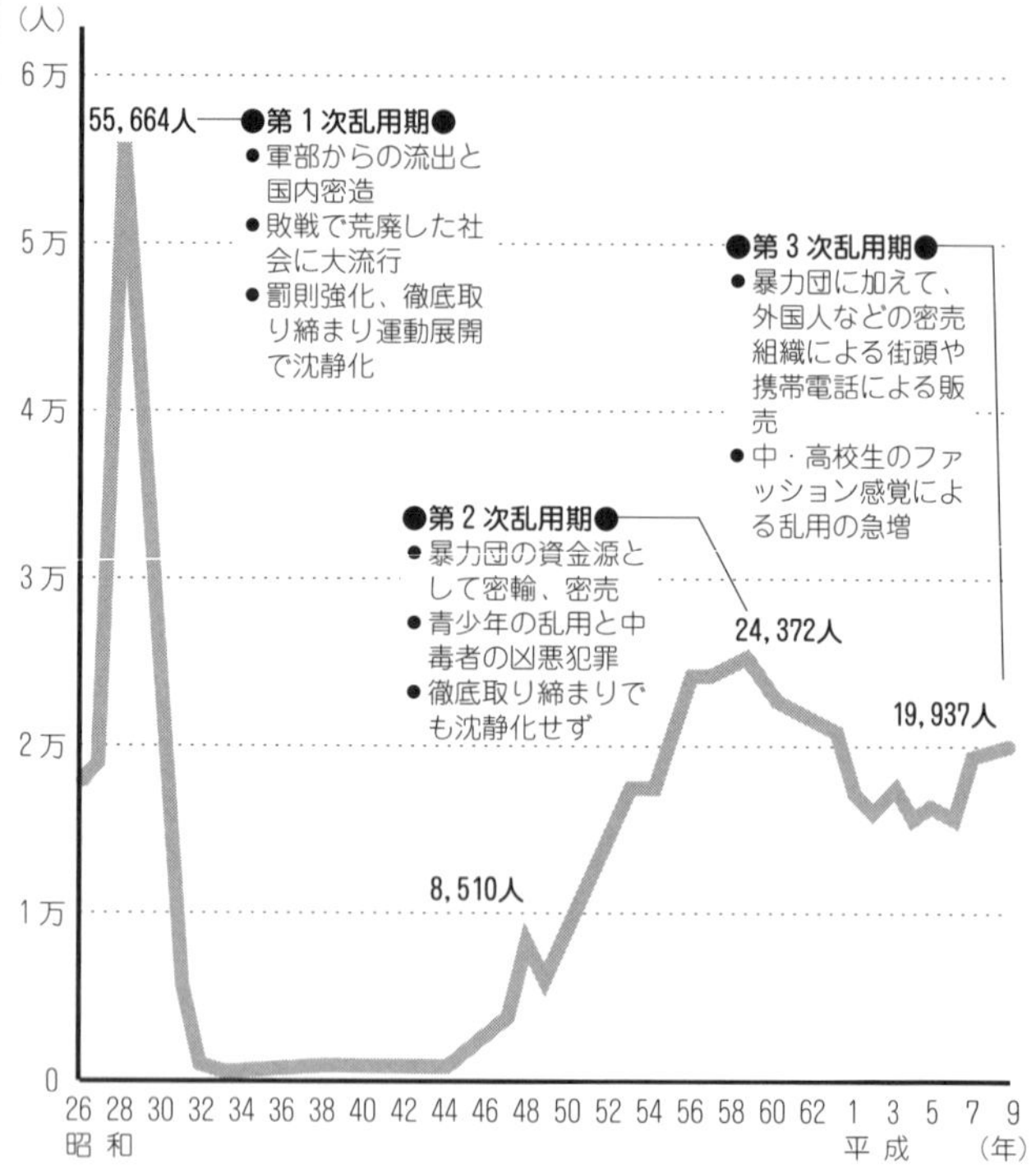

昭和55年から63年までの前回の乱用期では、２万人を超える水準で推移。平成元年からは１万人台半ばとなっていたが、平成７年以降は急増。２万人台に肉薄し３度目の乱用期に。

薄れる危険意識

前述の社会安全研究財団の調査では、十六歳から十九歳

急増する中学・高校生の覚せい剤乱用

中学・高校生の覚せい剤検挙者数の推移

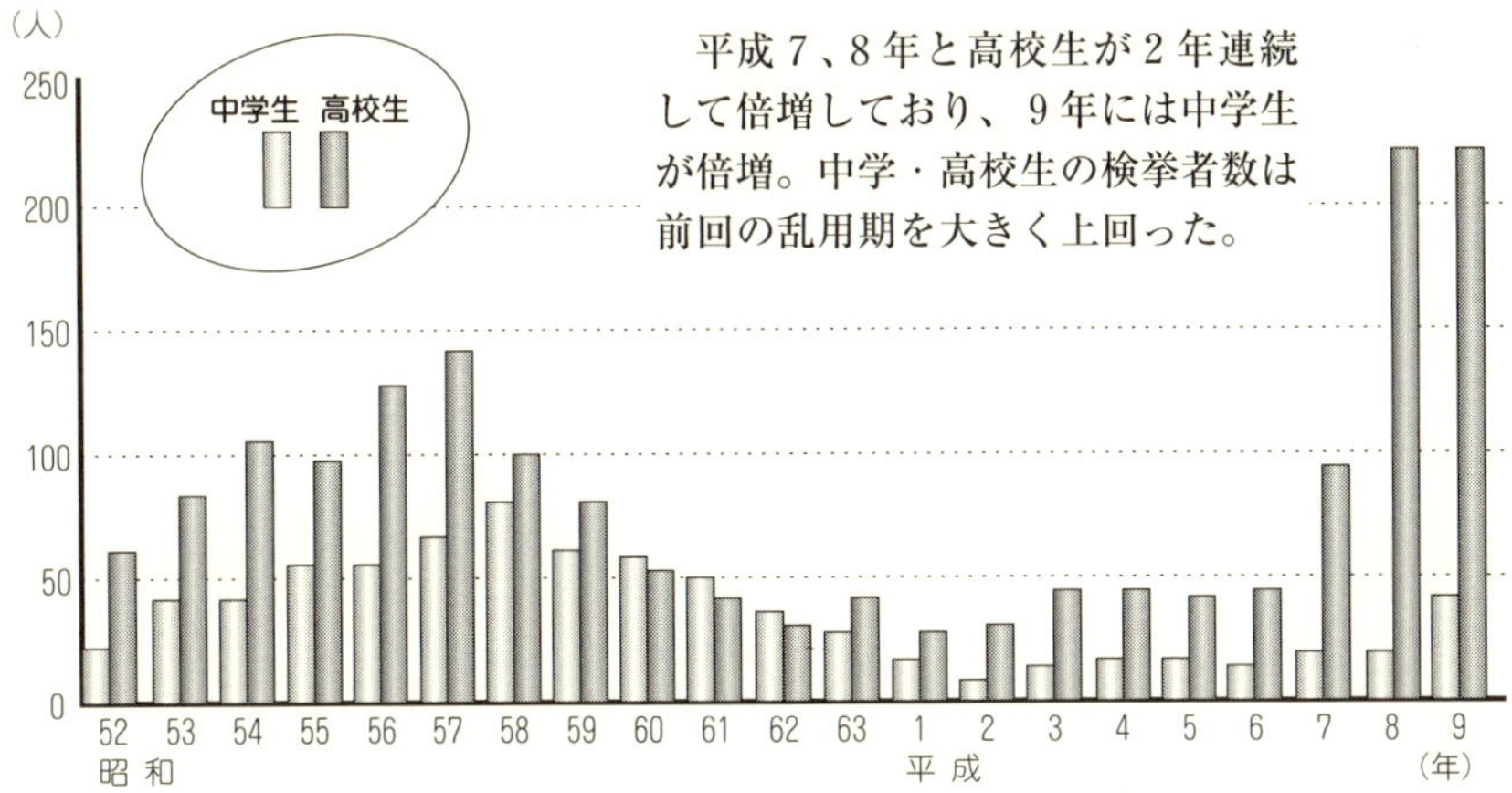

※財団法人　麻薬・覚せい剤乱用防止センターの資料から

の男子の十人に一人が「他人に迷惑を掛けていないので、使うかどうかは個人の自由」と回答。また、同世代の女子の四・二パーセントが「心や体への害がないなら、一回くらい使っても構わない」と答えている。

　高医師は「薬物に関する知識と警戒心が非常に低下している。覚せい剤などの薬物は依存性が強く、一回の使用でも依存症まで進むケースも少なくない。依存症から慢性中毒に陥り、身体的・精神的・社会的にも弊害が生じる」と強調する。「依存症に陥ると、薬物を買うお金を手に入れるために、少年は窃盗や〝オヤジ狩り（強盗）〟などに走り、少女は援助交際（売春）をする者もいる」と、犯罪とのかかわりも指摘する。

　青少年が薬物を求める心の裏側には、どんな意識があるのか。「現代の若者は、自分を取り巻く環境に対し満たされない思いがある。そういった精神的、社会的環境を変えたいとの意識が元にあるのでは」と分析。「覚せい剤を使用することで、手っ取り早く自分とその環境を変えられると誤認している」と。

社会の変化が土壌

　こうした青少年の変化は、彼らを取り巻く社会環境とも無関係ではない。「薬物乱用を興味本位にとらえた情報の氾濫《はんらん》。たまり場となりやすいゲームセンターなどの増加。核家族化の進展などによる家庭の教育力の低下。地域社会の非行防止機能の低下など、複合的な要因が考えられる」。いわば、大人社会の写し絵でもあるのだ。

　さらに「これまで日本は、消費や経済の発展に価値を見いだしてきた。その結果、物があふれ、個人消費への刺激が図られ、購買意欲の刺激のため個人の欲望が引き出された。こうした風潮は、バブル期に入ってさらに増長し、経済や個人消費を優先。個人の欲望を満たすことを優先する誤った個人主義がはびこった。そうした経済至上主義、利己的な欲求の追求が、青少年が薬物を求める土壌をつくったのではないか」と話す。

　いまや、だれもが薬物の乱用や依存症に陥る危険性を秘めている。人ごとではなく、自分のこととして家庭・地域で理解を深め、薬物から子どもを守る意識と態勢をつくるべき時代と言えそうだ。

薬物依存症……② 依存や中毒の実像

個人と家庭、社会を蝕《むしば》む恐ろしさ

現在、青少年の間には薬物に対して「一回ぐらいなら害はない。すぐやめられる」「他人に迷惑を掛けなければ個人の自由」などの誤った思い込みが横行しているという。そこで、薬物の甘い罠《わな》に〝はまらない〟よう若者を導くためにも、なぜだめなのか、どんな危険性があるのかを正しく知る必要がある。薬物依存症の実像について、前回に続き高直義医師に話を聞いた。

乱用に至る要因

薬物を初めて使用して何の効果も無かったり、逆に苦痛を伴う副作用を経験すると、普通はさらに使用しようと思わない。高医師は「薬物の乱用には、三つの要因が重なっていることが多い」と指摘する。

「一つは個人の心理。青少年の世代は酒や薬物などへの好奇心が強い。加えて、家族など何らかの集団に受け入れられているという帰属意識が薄らぐと、薬物の使用に拍車が掛かる」と言う。

「二つ目はクスリの魔力」。例えば、コカインは「一回やっただけで、虜《とりこ》になる薬」といわれるほど依存性が強い。薬物を使用して、体の芯《しん》からうずくような快感がもたらされたり、不安や苦痛から解放されたり、現実から幻覚の世界へと精神が展開するような体験を持つと、再び経験したいと思うようになる。

「しかし、家族などへの帰属意識が強い場合は、単なる〝アソビ〟で終わることが多いが、こうした経験から薬物依存まで進む場合もある」と言う。普通、動物などでは摂

薬物の所持・使用は重罪

日本では、戦後３回にわたり〝薬物乱用期〟があった。こうした問題に対し、「麻薬及び向精神薬取締法」「大麻取締法」「あへん法」「覚せい剤取締法」により対処してきた。これに加えて「国際的な協力の下に規制薬物に係《かかわ》る不正行為を助長する行為等の防止を図るための麻薬及び向精神薬取締法等に関する法律」が、平成４年から施行されている。

これによると、非営利犯の場合、覚せい剤とヘロインの所持・使用は、10年以下の懲役。その他の麻薬（モルヒネ、コカイン、ＬＳＤなど）と、アヘンは、７年以下の懲役となっている。向精神薬の場合は、譲渡および譲渡目的の所持だと３年以下の懲役に処される。

また、覚せい剤とヘロインを国内に持ち込んだ場合、非営利犯だと１年以上の有期懲役。さらに販売目的の営利犯だと無期または３年以上の懲役で、情状により1000万円以下の罰金が併科される。

現在、気軽に使用する若者が増えているが、薬物の使用は犯罪であり、罰せられることを大人がしっかりと教えることが大切だ。

食や性行動が完了すると、大脳内の仕組みによって、非常な快感を伴う。薬物の依存形成物質は、直接ないし間接的に、この仕組みに作用するため、安直に快感をもたらすと言われている。

「三つ目は社会状況。今の社会全体が軽薄な雰囲気に包まれており、薬物乱用の歯止めがきかない」と説明する。

依存から中毒へ

人は一回目の薬物使用から、どういう経緯で依存症まで進んでいくのか。「薬物を反復使用すると耐性ができ、徐々に効果が薄れ、少量では効かなくなる。その結果、効果を得ようと、より多くの薬物を求めるようになる。これを繰り返すことで依存症に陥る」と説明する。

精神的には、より多く欲する渇望と、「使用しなければ」という強迫観念に支配される。さらに身体的には、薬物の血中濃度が減少することで表れる異常症状を回避するために、反復使用を求める。「依存症は、精神的依存と身体的依存が重なり合って形成されている。さらに進むと、中毒症状が表れる」と言う。

薬物中毒も使用する薬物によって症状はさまざま。「慢性中毒まで陥ると、麻薬や幻覚剤は精神分裂病に似た被害妄想や幻覚が表れ、その状態が続く。シンナーなどの有機溶剤でも、何もする気がなくなる無動機症候群などの症状が表れる」。例えばコカインやヘロインは、独特の〝皮膚寄生虫妄想〟という、皮膚と筋肉の間に虫が這《は》い回るような感覚が起こる。また、コカインは幻覚や思考の異常、ヘロインは骨がばらばらに飛び散るかのような激痛や悪寒、下痢などが起こる。これらの症状が繰り返され、最終的に錯乱状態に陥る。

また、アルコールと同じく薬物も急性中毒の危険性がある。「有機溶剤をはじめ薬物は、一度に大量に摂取すると急性中毒で死に至ることもある」と指摘する。

崩壊する心と体

薬物を乱用することによって、心身にどのような影響があるのだろうか。「どの薬物も幻覚や妄想などの精神的な障害を来す。『だれかに見張られている。殺される』という被害妄想的なものなど、本人にとってつらいものが多い」

特に大麻は「大麻精神病」という独特の精神障害を引き起こす。物事への興味や関心が極端に狭まり、ほとんど無言、無動となる無動機症候群、知的水準の低下、何かを命令されるような幻聴や、だれかに追跡される迫害妄想などの症状が表れる。

さらに、性格にも変化が起こる。自己中心的になったり、道徳心が低下するほか「怠惰や意志薄弱になり、意欲がなくなるので治療が困難になる」とも。特に未成年の場合は、社会性の発達が停滞し、人格の形成が阻害されるため、社会に適応できなくなるので深刻だ。

薬物が体に与える主な影響

シンナー　脳、眼《め》、気管支・肺、肝臓、腎臓《じんぞう》、骨髄、食道・胃、生殖器などへの障害

覚せい剤　精神障害、瞳孔《どうこう》拡大、食欲減退（衰弱）、静脈炎、血圧上昇

マリファナ　精神障害（感情不安定、歩行失調）

幻覚剤　精神障害（誇大妄想、幻覚、染色体異常）

コカイン　精神障害、脳出血、けいれん・発作、心臓発作、呼吸不全、鼻中隔穿孔《せんこう》

薬物は精神のほかにも、身体にも重大な障害を与える。中には、脳の呼吸中枢に影響し、呼吸不全を起こし、死に至る場合もある。

また、身体的な障害については「ほとんどの薬物は多くの臓器に影響を及ぼす。シンナーなどの有機溶剤は、メチルアルコールなどの不純物によって、末梢神経に障害が起こり、目が見えなくなることもある」。

ほかにもコカインや覚せい剤は脳内出血を起こし、大麻と向精神薬以外のすべては心不全を引き起こす危険性がある。さらに精子の減少など生殖器官に影響を与えるものもある。

多方面にわたる弊害

薬物乱用の影響は本人だけでなく、周囲や社会全体にも害をもたらす。「薬物への渇望は、自分ではコントロールできない。薬物を買うお金を得るために、家庭内で暴力を振るったりする」。ほかにも、家財道具を売り払った揚句に、多大な借金を抱えたり、未成年者が家の金品を持ち出したりなど、家庭崩壊を招くケースも多い。さらに、家庭内だけにとどまらず「窃盗や強盗、売春などの犯罪に発展するケースも少なくない」。

薬物犯罪は、物や金で済む問題ではない。「中毒状態に陥ると、被害妄想から刃物を持ち歩いたり、その場に居合わせた人を襲うなどの凶悪犯罪につながる」と。このほかにも、放火や監禁、婦女暴行などの犯罪を起こすことがある。

また、こうした薬物入手に支払われる金銭が、国際麻薬犯罪組織や暴力団の資金源になる。薬物の乱用は広範囲にわたって、さまざまな角度から社会生活をおびやかすことを肝に銘じたい。

薬物依存症……③ 予防と脱却

家庭と地域が連携して対処

一般に、薬物中毒症状が無くなっても、依存症そのものを完全に治療することは困難だといわれている。薬物の誘惑から青少年を守り、また、依存症に陥った場合どう脱却させるかを、前回に続き大阪・久米田病院の高直義医師に、また、退院後のケアについて同病院のケースワーカーの谷本《たにもと》篤司《あつし》参与に聞いた。

予防と早期発見

各種の薬物依存については、いまだ発現のメカニズムが十分に解明されておらず、医学的な治療方法は確立していないのが現状だという。薬物依存症への対処は「乱用の予防が第一」と高医師は言う。

「予防するためには、まず、薬物に関する正しい知識を身に付けること」。さらに「普段から、家庭内でのコミュニケーションを持つこと。家庭レベルでの啓発が大切」と強調する。幼少のころから善悪の判断力を養い、薬物の危険性や有害性をきちんと教えることが必要だ。

では、もし子どもが〝クスリ〟に走り始めていたとしたら、どんな兆候があるのか。「急に成績が落ちたり、スポーツに興味がなくなる。さらに、付き合う友達が突然変わり、夜の外出が増えたり、うそや言い訳が多くなる」など、行動面での変化を挙げる。

このほかに、心の面でも変化が表れる。「怒りっぽくなったり、無気力や抑うつなどの気分の変化、不安定さが目立つようになる。また、飲酒や薬物に関する話題や質問に過敏になる」。これらの変化が見られたら要注意。「子ども部屋で、薬物を使用するための道具などが見つかったら間違いない」と言う。

早期対応が決め手

もし、子どもが薬物を乱用していることが分かったら、家族はどうしたらよいのか。高医師は「本人とコミュニケーションを図るのが大前提」と強調。だが、発覚すると、いきなり精神病院に連れて行くケースも少なくない。「本人の状態を細かに確認してから、中毒症状があって治療が必要な場合や、依存度が高く慢性の傾向があるなら病院へ。そうでない場合は、本人の精神的ダメージもあるので入院は避けた方がいい」と説明する。

本人のためによかれと思ってしたことが、逆に問題行動を助長する要因になったケースもあるので、まずは専門機関に相談すること。「各地域の保健所が相談窓口になっているので、積極的に利用したい。近辺で受け入れている病院や、児童相談所などを教えてくれるから」と利用を勧める。

また、乱用に気づいたら、家族全体の問題として集まり、話し合う必要がある。「例えば、シンナー遊びから依存症に進む割合は十人に二人。家族のコミュニケーション不足から陥るケースもある。家族の関係をつくり直すことが大切」と話す。

いずれにしても薬物乱用は、早期の対応が求められる。「依存症まで陥ると、回復は難しい」

一方で、心身に障害が表れ自分の力ではどうにもならないという自覚、すなわち〝底突き体験〟をしないと、薬物をやめるきっかけにならないという。「本人が『もうだめだ』と思った時、信頼関係を結べる相談相手がいると、回復の可能性がある」。できれば、その相手は家族が望ましい。「そのためにも、本人、家族、地域が正しく薬物の知識を得て、理解することが大切」と指摘する。

「薬物依存に陥ってしまうと、本人を取り巻く人間関係が崩壊し、支援してくれる枠組みがなくなってしまうケースが多い」。そんな時、家族や友達などがしっかり受け止めることが必要と言えそうだ。

重要な本人の意志

薬物依存の完全な治療は極めて難しいことから、できる

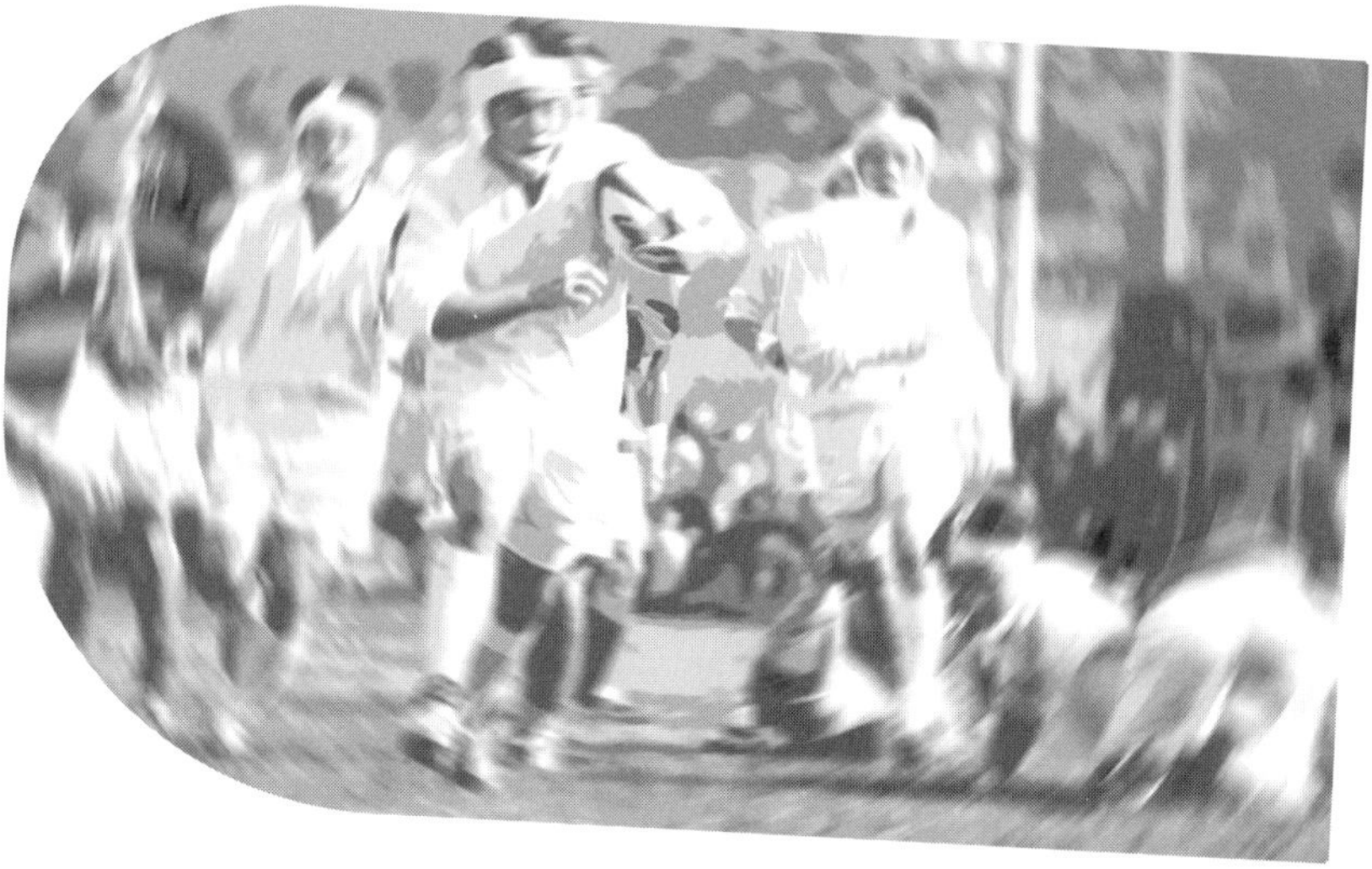

だけ依存を軽減させ、薬物の再使用を防ぐこと。すなわちアフターケアと社会復帰への支援が必要と言われている。谷本参与は「身体的な中毒症状は薬物療法で治すことも可能だが、精神的な依存が問題」と言う。

「退院しても、再び薬物に走る危険性が、彼らを取り巻いている。久米田病院の場合、七、八割がまた病院へ戻ってくる」。入院中は薬物を入手することはできないが、退院するとそれが可能になる。「精神的な依存癖を断ち切ってやることが大切」と話す。

そのためには、どうしたらよいのか。谷本参与は「あくまで、本人の意志の力によって断ち切るしかない」と言い切る。「大切なのは、その意志をはぐくみ、保つ環境をどうつくるか」と言う。

その方法の一つに、自助グループがある。「ダルク」や「マック」などは、全国に広がっている。これらは五、六人が一緒に住み、カウンセリングを受けたり、同じ依存癖を持つ仲間と話し合うミーティングを行う。彼らは励まし合いながら生活し、そこから職場に通い、職探しに行ったりする。また、これらの施設は通所できるところも多い。

「彼らは、自分にとって困難な状況を乗り越えられない弱さなど、薬物の誘惑に負けやすい性格を持っている。助け合い、励まし合って依存に立ち向かうことが必要だ」と指摘する。自助グループに参加することで、自分のこれまでの生き方、考え方をありのままに話し、仲間の言葉を聞き、

より鮮明に自分を知ることができる。

薬物を拒むようにするための10カ条

薬物依存症を予防するには、本人が使わないよう親が日ごろからコミュニケーションを持つことだという。

今や、一般的な青少年の間でも、友達などから誘われて薬物を使用できる環境にある。そういった勧誘を受けた時に、きっぱりと断れるよう子どもを育てるための10カ条を挙げる（アメリカの例）。

1 飲酒や薬物について子どもと話し合う。
子どもは「だれでもやっている」と言うことがあるが、話し合いによって、そうした認識の誤りを正す。

2 子どもの話をよく聞く。
話を聞こうとしていることを、言葉や態度で子どもに示す。

3 子どもが気分よく話ができるようにする。
努力や成果をほめてやる。子ども自身を攻撃せず、誤った行動・行為を正す。

4 子どもが強い道徳心を持つように助力する。
友達に引きずられることなく、強い道徳心で断る勇気を持つことができるように。

5 親自身が模範となり、例となる。
親の癖、行動は、子どもの飲酒、喫煙、薬物乱用に対する態度に強い影響を及ぼす。

6 子どもが仲間から圧力を受けても支えてやる。
仲間から勧められても、断る方が正しいという親の考え方を子どもに示しておく。

7 家庭内のルールを決める。
子どもの飲酒、喫煙、薬物乱用に対する家庭内での特別ルールを作る。破った場合の罰則を、子どもに明確に示しておくことも効果的。

8 健康的で、創造的な活動を奨励する。
退屈しのぎの飲酒、喫煙、薬物乱用から子どもを遠ざけるため、趣味や学校のイベントなどに参加することを勧める。

9 他の親たちと協力する。
家庭内の指導を補強する支援グループで、他の親たちと一緒に行動するとよい。

10 子どもに問題がある場合の対処法を知る。
飲酒、喫煙、薬物乱用についての知識を持つこと。

（財団法人 麻薬・覚せい剤乱用防止センターの資料から）

家族と周囲が支援を

依存症と闘う本人の意志を守るためには、家族や周囲の支援が不可欠。「まず、薬物を遠ざけること。親が『これで最後にしてくれ』と覚せい剤を買いに行き、結局治らなかったという例もある。彼らは『あと一回でやめる』という言葉をよく使うが、厳しく制止すること」。万引きなどの新たな犯罪につながることを恐れて小遣いを与えたり、借金を肩代わりすることすらあるという。これらは、かえって薬物の使用を助長する。

多くの依存症患者は、薬物をやめたいけれども、心と体が求めてしまうという葛藤《かっとう》にさいなまれる。「家族は、その苦しみを理解してやること。症状で苦しんでいる時に放っておかない。散歩など一緒に行動することで、薬物が欲しくなる気を紛らわせる」ことが大切。

家族は本人だけを責めたり、あきらめたりせずに、回復を信じて行動し続けることが、最も彼らの助けになる。そのためにも、安心して話し合え、支え合える家族関係が必要。「だが、依存症患者を抱える家庭は、崩壊している場合が少なくない」と厳しい現状を。

「そのためにも、家族を取り巻く周囲が家庭を再構築する手助けができれば」と話す。「別に難しいことは必要ない。ただ、家族の悩みを聞いてあげたり、支えになってあげるだけで、家族は心強くなり、本人を抱えていく手助けとなる」

薬物依存症は、医療だけでなく家庭や地域が連携して立ち向かうことが必要。得てして、こうした問題に対して、周囲は一歩下がりがち。本人と家族を孤立させないためにも、地域の一人ひとりが正しい知識を持って支援に携わるべきだろう。

新しい依存症……① ギャンブル依存症

〃心の病〃と認識し、適切なケアを

最近のアメリカでの調査によると、米国民の約一パーセントが、自分の力でギャンブルがやめられず経済的破綻《はたん》に至る〃ギャンブル依存症〃（病的賭博《とばく》）に陥っているという。実数にして二百万人以上。また、十代の若者のうち七百万人が既にギャンブルの経験があり、〃予備軍〃としての存在も懸念されている。一方、日本ではこうした調査があまり行われていない。それは、この〃心の病〃が十分に認識されていないためでもある。実際には増加している患者の実態について、「京都市こころの健康増進センター」の山下俊幸《やましたとしゆき》所長に聞いた。

身近になったパチンコ

パチンコ店の外観の変化が、最近は著しい。特に都市部ではイメージチェンジを図り、ログハウスや高級レストラン風、おしゃれなファッションビルのような店が続々と建てられている。店内をのぞけば、ひと昔前までは少数派だった女性客が目立つ。スーツ姿のＯＬなど若い女性も珍しくない。これは、競馬場でも同様に見られる現象だ。

ギャンブルはかつて、中高年の、いわゆる〃おやじ世代〃の専売特許だったが「特にパチンコは、いつでもだれでも気軽にできる娯楽になった」と山下所長。「しかし、その中の一部に、パチンコを愛好するというよりも、台にしがみついて浪費による借金を重ねる依存症者がいる。最悪の場合は、自殺に向かう可能性もある」。気軽な娯楽にも、見えない落とし穴があることを知っておくべきだと言う。

患者の多くは水面下に

山下所長が勤務する「京都市こころの健康増進センタ

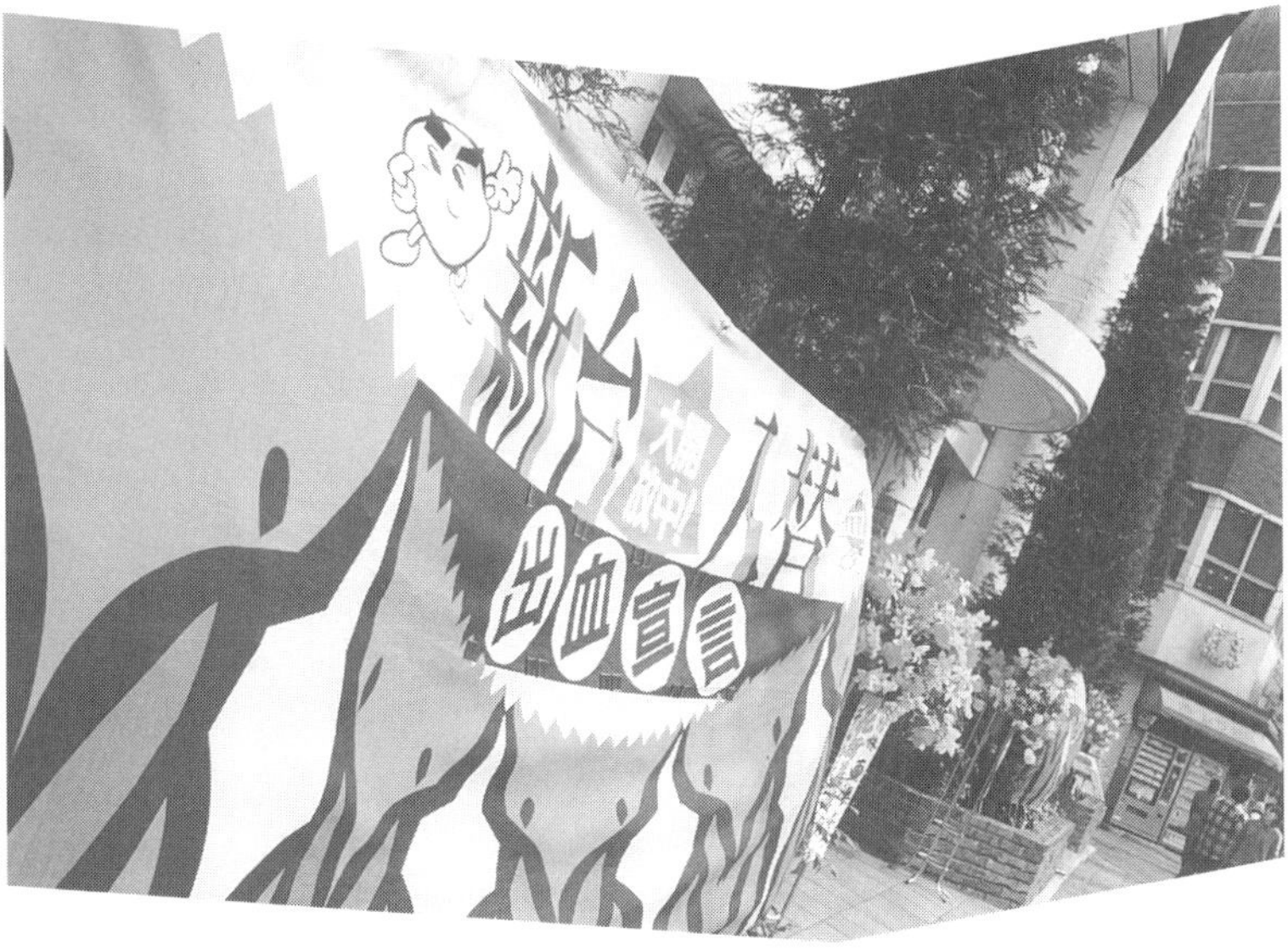

ー」は平成九年に開所したばかり。相談窓口がスタートして間もなく「ギャンブルがやめられない」「家族がギャンブルで借金を増やし続けている」といった相談が、断続的に寄せられるようになった。

ギャンブル依存症への取り組みが進むアメリカの文献によれば、男性が女性の約二倍と言われている。しかし「ここに寄せられた相談は、ほぼ男女半々。男性だけの問題ではないようだ。いずれにせよ、相談に訪れるケースはほんの一部。実際には、相当数が依存症に苦しんでいるのではないだろうか」。

比較的はっきりとした症状が表れる精神疾患なら、すぐに周囲は異常に気づく。依存症として代表的なアルコール依存症や薬物依存症は、身体的障害や精神症状を伴うので、異常が発見されやすい。

一方「ギャンブルの場合は、本人は健康なままなので、病気とはとらえにくい。例えば資金確保のために多額の借金をしていても、ただ要領が悪いからといった判断で見過ごされてしまう。そこに深刻な依存症の始まりがあることを、認識しておきたい」。

数年単位で徐々に進行

山下所長は「ギャンブル依存症は、見た目が違うだけで、心理的にはアルコール依存症などと同じ性質のもの」と繰り返す。「飲酒量が増えるように、一回に費やす資金が増えていく。百万や二百万単位のお金を借り、家族が苦労して返済しても再び借りる。これを数年単位で繰り返すうち、症状が進行していく」

多くの人は最初、ストレス解消のためにパチンコ店へ足を運ぶ。一般の愛好家も同じ。そして「大当たりして、一時的な高揚感を味わうのがギャンブルの醍醐味《だいごみ》だ。しかし、没頭して快感をむさぼるようになると、やがて少しの〝当たり〟では満足できなくなっていく。負けた分を取り返そうとするような、非現実的な願望が起きたら黄色信号だ」。

また近年、急速に普及してきたクレジットカードやカードローンなどで、手軽にお金を借りられるようになった。「自分の収入で返済できる範囲で借金を止められるならば、まだまし。その限界を超え、後はどうなってもいい、という気持ちでギャンブルに没頭し始めたら、赤信号。その状態を続ければ、最後はジェットコースターのように、深刻な依存症へと陥っていく」

本人に迫る暗い闇《やみ》

ギャンブルは本来、楽しむためのものだが「依存症者にとっては『しないではいられない』『やめられない』という衝動的行為になってしまう。その心は、次第に真っ暗闇の状態になる」。心の余裕を失って孤立し、仕事中にもパ

〝買い物依存症〟も出現

ストレス発散のために主婦が高額の買い物を続け、やがて自分の意思では買い物をやめられなくなって経済的破綻に至るという〝買い物依存症〟の存在が、都市部で問題となっている。

買い物には一時的にストレスを発散させる側面がある。しかし、買い続けるうちに、より高額なものに手を出さないと同じ効果が得られなくなる。金銭感覚がマヒし、浪費はエスカレートする。本人が身体的障害に至らない点で、ギャンブル依存症に似ている。また、若者のクレジットカード破産などの問題と併せ、消費社会の〝落とし穴〟とも考えられる。

青少年の娯楽環境を見守る

右の表はアメリカでの調査で、ギャンブルで自分が今までに得していると答えた人の割合を、青少年期、大学生、社会人別に示している。10代の若者では7割以上と高く、現実認知の未熟さを表している。

アメリカでは、カジノなどの娯楽センターの普及に加え、テレビのスポーツ番組の勝敗などを通し、子どもたちもギャンブルをする機会が多く、問題視されている。認知力に乏しい子どもがギャンブルにのめり込まないよう、日本でも娯楽の環境を見守り続ける必要がある。

ギャンブルの損得感

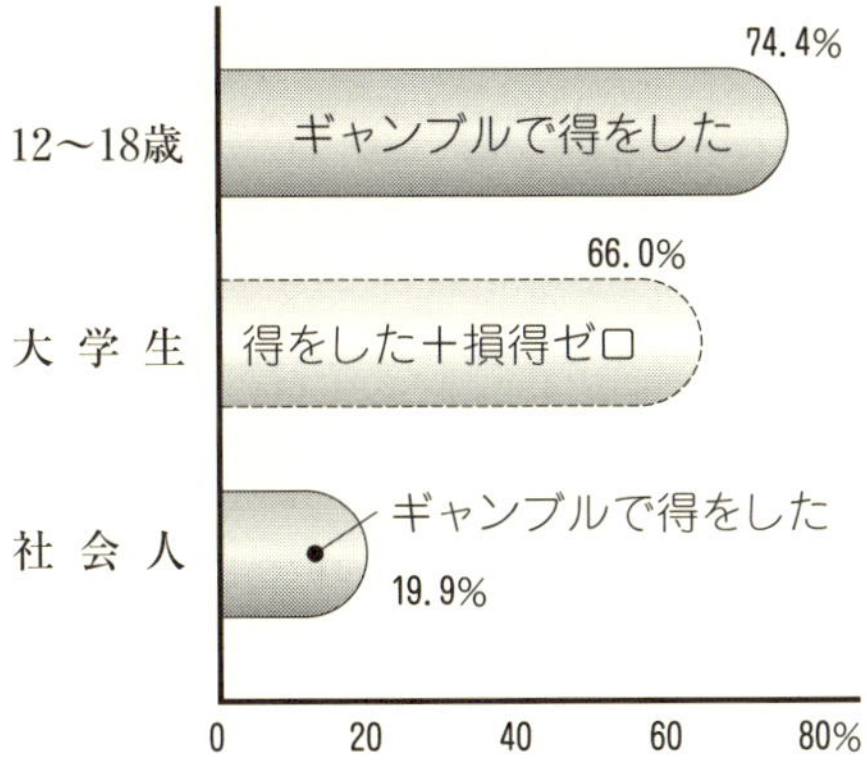

The WAGER 1997年8月19日号から

チンコのことが頭から離れなくなる。店に入り浸るようになれば、最後は職を失い、家庭崩壊に至ることもある。

苦しみの中で本人が渇望するのは、パチンコ台が大当たりした時に放つ華やかな電子音と、まばゆいばかりの電光、それに伴う興奮。それらが、つかの間の心の充足を与えてくれる。底の深い悪循環だ。

「少しだけのつもりで店に入ったが最後、財布が空になるまで座り続ける。そうして積み重ねた借金の重さに気づく時がくる。厳しい現実に押しつぶされ、自分は〝だめ人間〟だと思い込み、場合によっては自殺を考える恐れも」

暗闇は、借金を肩代わりする配偶者や親、親類など周囲を巻き込んで広がっていく。「周囲は、『依存症者が自力で返せないほどの借金を抱えていても、本人を説得すればいつかやめるはず』などと軽く考えない方がいい。そこには一つの病があり、適切な心のケアが必要であることを理解し、保健所や精神保健福祉センターなどに早めに相談すべき」と、山下所長は話す。

新しい依存症……② “ギャンブル依存”の克服

悩みを分かち合える人間関係を

現在、国内のギャンブル愛好家の少なくとも一パーセントが「ギャンブル依存症」に陥っていると推測されている。特に、若い男性と中年女性の依存症者が増えているという。ところが、治療は他の依存症と同様、ひと筋縄ではいかないケースが多い。根本的に治すには、依存症者本人を取り巻く人間関係そのものを見直す必要があるからだ。本人の自覚と家族の協力、自助グループへの参加が克服のかぎとなる。依存症者の治療について、前回に引き続き「京都市こころの健康増進センター」の山下俊幸所長に聞いた。

ひとごとではない

ギャンブルの虜《とりこ》になった依存症者は、パチンコの場合なら、際限なくパチンコ台にしがみついて大当たりを待つ。その忍耐力と労力は相当なもの。そうまでして、本人を現実の生活からギャンブルへと向かわせるエネルギーの源は一体、何なのか。

山下所長は、「依存症の明確な原因は分かっていないが、『育った環境』『現在の人間関係』などが背景になって起こる慢性的な心理的ストレスからの逃避行動と考えられている。悩みを打ち明け合ってストレスを解消できるような心のつながりを多く持つ人は、陥りにくいはず」。しかし「人間関係が希薄化し、個人が社会的ストレスにさらされやすい現代では、決してひとごとではない」と。

「例えば最近、中年女性でギャンブル依存症に陥る人が増えているのも、子育てや介護疲れ、夫婦関係のこじれなどで悩んでも相談する相手が見つからず、ストレスをためているからではないか」

こうした周囲とのかかわり方が発症の背景にあるため、

「一度治療を受けたから、もう大丈夫」というわけにはいかない。「まずは家族関係から、そして本人を取り巻く人間関係をじっくりと見直す必要がある」と言う。

〝しりぬぐい〟はしない

実際の治療を始めるには、まず本人に、治療を必要とする状態であることを自覚してもらわなければならない。「これが非常に難しい」と山下所長は言う。資金が手に入る可能性がある限り、本人が自らギャンブルをやめることは、まずありえない。いわゆる資金の〝底つき〟によって、自力でギャンブルを断念するまで待つしかない。

「この〝底つき〟を妨げているものがある。それは、本人がつくった借金を、家族や周囲が〝しりぬぐい〟してしまうこと。〝しりぬぐい〟は逆に、資金を提供し依存症の進行を助長することになる」

しかし、家族にとって援助を断つことは、とても勇気がいる。夫や妻、兄弟姉妹あるいは子どもが起こした問題の解決は、一般的に家族の義務責任と考えがちだ。「とにかく保健所や専門の相談機関に連絡を取り、この病気を理解

回復のプロセス

～臨界の段階～

- 本気でたすけを求める
- ギャンブルをやめる
- 自分の行いを省みる
- 借金返済を計画する
- 家族の関係を改善する

⇩ ⇩ ⇩

～再建の段階～

- 自分の弱さや強さを受け入れる
- 自尊心が戻る
- いらいらによる行動の減少
- 家族と時間を持つことが増える
- ギャンブルへのとらわれが少なくなる

⇩ ⇩ ⇩

～成長の段階～

- 自己の洞察
- 他の人への愛情が持てる
- 問題にすばやく対応できる
- 自分と他の人への理解
- 他の人のために尽くす

⇩ ⇩ ⇩

新しい生き方へ

した上で、勇気を持って対応してほしい」と話す。

まず、本人の症状に家族が巻き込まれないことが、治療の第一歩となる。

仲間との出会い

資金が得られないと認識した本人は、やがて現実に立ち返る。高額の借金を背負った後悔と自責の念で深く落ち込むようになる。「場合によっては、自殺などの危険性もあるため、本人の様子を見守りながら、相談機関に導いていく必要がある」

その後は「まず、本人に〝病気〟であることを納得させる。当センターでは、本人の面接や家族との相談を繰り返すとともに、近隣の自助グループを紹介している。同じ病で苦しんだ仲間との出会いは、治療に大きな効果をもたらしている」。

現在、ギャンブル依存症者を対象とした自助グループ「GA」（ギャンブラーズ・アノニマス）が各地の都市部でミーティング会場を設け、グループワークを中心とした活動を行っている。GAは、アルコール依存症者を対象とした自助グループ「AA」（アルコホーリクス・アノニマス）と同様に、個人名などプライバシーは一切、明かさない。週に一、二回開かれるミーティングでは、ギャンブルにのめり込んだ体験や、その背景にあった悩みや苦しみを語り合う。「そこで、自分一人が苦しんできたのではないと知るだけでも、大きな救いになるはずだ」

独立した個人として

最初は自責の念に苦しんでいた本人も、先に立ち直った〝先輩〟らの姿に励まされ、回復への希望をつかむ。「グループに新しいメンバーが入れば、自分以上に苦しむ〝後輩〟をサポートをする機会も与えられる。人にたすかってほしいと願うことで自尊心を取り戻し、順調に回復していくケースも多い」

一方、「それまで借金の〝しりぬぐい〟に追われ、依存症者の行動に巻き込まれて苦しんできた家族にもまた、癒《いや》しが必要だ」と山下所長は指摘する。

「GA」は、本人だけでなく家族を対象とした家族ミーティング「ギャマノン」を開いている。そこで、家族同士が苦悩を語り合い、回復に向けて家族関係を見つめ直す。

こうした心のケアと並行し、借金返済や生計の立て直し

各地に広がる自助グループ

自助グループ「ＧＡ（ギャンブラーズ・アノニマス）」は、札幌、仙台、郡山、東京、横浜、名古屋、京都、大阪、高知、北九州、福岡、熊本、沖縄にミーティング会場を持っている（平成12年８月現在）。ミーティング会場の紹介、参加方法などについての問い合わせは、下記まで。

＊郵便での問い合わせ

〒240—0001　横浜市保土ヶ谷郵便局留

＊電話での問い合わせ

℡090—4603—5273

＊全国のミーティング会場案内

℡045—303—2827

＊ホームページ

http://www 4.justnet.ne.jp/~gajapan/

の計画を進めていく。「現実的には、それまで家族が〝しりぬぐい〟した借金を、少しずつ本人が返済する計画を立てることが大切。独立した個人であれば、起こした問題を自分で解決するのは当然と考えるべき」。そうした当たり前の家族関係を持続することで、再びギャンブルへ向かおうとする本人の衝動に歯止めがかかるようになる。

山下所長は「ただし、この病気に完治という区切りはないだろう。本人や家族がそれぞれ悩みを分かち合えるような人間関係を培い、その人らしい生き方を追求し続けることが、最も有効な治療となる」と締めくくった。

PTSD（心的外傷後ストレス障害）をめぐって……①大震災がもたらした〝心の傷〟

正しい診断と適切な治療を

平成七年一月に発生した阪神・淡路大震災。六千人を超える犠牲者を出した未曾有《みぞう》の大災害は、それまで人々が意識さえしていなかったさまざまな現象や課題を社会に投げ掛けた。その一つが、PTSD（心的外傷後ストレス障害）。事件や事故、大災害などで極度のストレスを受けると、人は心に深い傷を負い、長く精神状態に障害を来すという。その後も大規模な事件や事故が起こるたびに、マスコミは盛んにPTSDを取り上げ、多くの人が知るところとなった（次ページのコラム参照）。震災直後から精神科救急基幹病院として活動した明石土山病院の太田《おおた》正幸《まさゆき》院長に話を聞いた。

急性ストレス障害

明石市は神戸市の西隣。明石土山病院も被災したが被害は小さく、震災当日にも入院を含めた外来診療を行うことができた。以後、四月末まで「二十四時間精神科救急基幹病院」として活動を続けた。

「一月十七日から三月末までの入院患者は八十六人。例年の同じ時期に比べて約二倍に上った」と言い、災害が人々の心に大きな影響を及ぼした事実を裏付けた。

しかし、そのうち「震災と確実に関連があると考えられたのは六十人。しかも、八割は再発・再燃で、初発は残り二割の十二例」だったと言う。

事故や災害、戦争など、生命に危険が及ぶほどの体験や目撃をした時、危機が去った直後に起こる精神障害を「急性ストレス障害」と呼び、その後に出てくるPTSDとは区別される。

「当院でも、震災直後は、そう状態などの興奮病像が多かった。それが三月ごろからは、うつ状態になる人が少なくなかった。また、抑うつ状態で入院した患者さんもあった」と当時を振り返る。

　診療報告にも、不安焦燥、そう状態、全生活史健忘、幻覚妄想、抑うつ状態といった所見が並ぶ。災害は、外からは見えない心にも深い傷を残していた。

見えない〝傷〟に目を向ける

　事件や事故、災害などに遭った人々の深刻な〝心の後遺症〟が日本で一般に知られるようになったのは、1995年の阪神・淡路大震災から。60年代後半から取り組んできたアメリカと比べるとずいぶん遅く、85年の日航機墜落事故や、93年の北海道南西沖地震などでも一部の専門家が関心を示した以外は、ほとんど注目されなかった。

　ところが、95年の震災報道の中で大災害の精神面に及ぼす影響が盛んに取り上げられ、人々の関心が集まった。その後、同年３月の地下鉄サリン事件、翌年のＯ《オー》—157による集団食中毒、97年の神戸・連続児童殺傷事件など大きな事件や事故が起こるたびに、「ＰＴＳＤ」の文字がマスコミに登場している。

　ただ、多くは事件・事故報道の一部として目にするため、事件への関心や記憶が薄れると、その後も長く苦しんでいる人々への視点も失われがちになる。だからこそ、見えない〝心の傷〟に苦しむ人々がいることを正しく認識したい。

大半はＰＴＳＲ

「しかし結局、厳密な意味でＰＴＳＤと診断されるケースはなかった」と言う。どういうことだろう。

　人は大きなショックを受けた直後は、痛みや寒さを感じない「感覚のまひ」、悲しみや怒りを感じない「感情のまひ」、実際に起きていることをテレビで見ているように感じる「現実感の喪失」に陥ることがある。これは、ショックから心を守ろうとする防御反応とも考えられ、いわば異常事態に対する〝正常な反応〟といえる。

　ＰＴＳＤは、その後に起きてくるもので、「さまざまな症状を伴い、著しい不適応状態に陥った場合を指す」という（113ページのコラム参照）。つまり、社会生活を営めるかどうかが、ＰＴＳＤの診断基準といえる。

「神戸に住む私自身を含めて、よく似た症状は被災したすべての人に見られたが、社会生活ができないというほどではなかった。厳密な意味でＰＴＳＤとまでは言えないケースを、私たちはＰＴＳＲ（心的外傷後ストレス反応）と呼んで区別している」と言う。

「マスメディアの影響で、被災者や被害者の心のケアにつ

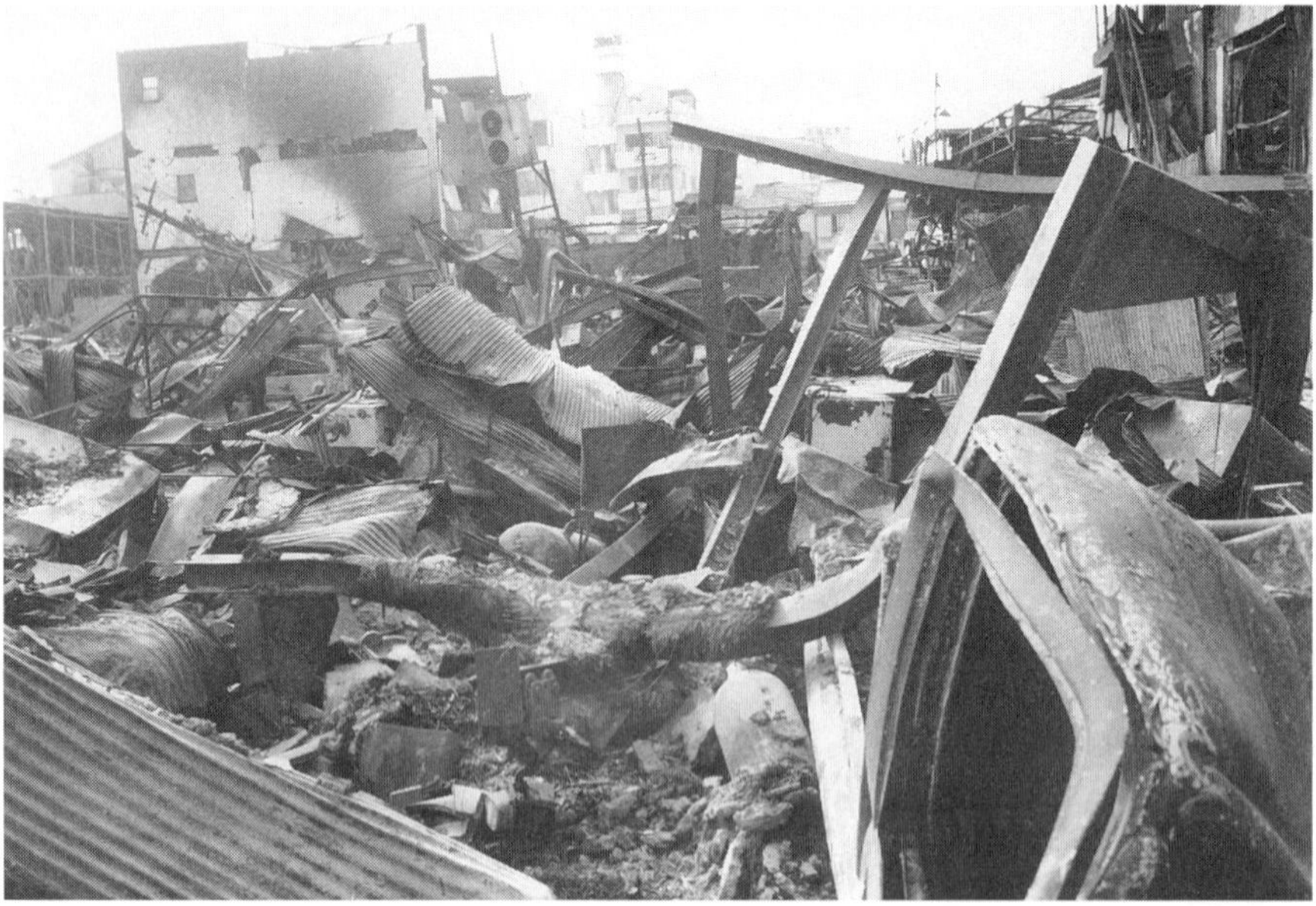

阪神・淡路大震災から

いて理解が深まり、関心が高まったのは良いこと。だが、事件や事故が起こるたびに、何もかもPTSDとして扱っていては、被災したすべての人がそうなるのでは、といった極端な思い込みをする人も出てくる」と、不安をあおるような過剰な報道に警鐘を鳴らす。「もちろん、PTSDであろうがPTSRであろうが、本人にとってはつらく苦しいこと。適切な治療やケアは必要。そのためにも、多くの人ができるだけ正確な知識を持ってほしい」と話した。

問題は〝合併症〟

PTSDの主な症状は、大きく三種類。その出来事を何度も頭の中で再体験（フラッシュバック）したり、繰り返し悪夢として見るといった「侵入的反復的想起」。感情が鈍くなったり、将来に希望が持てないといった「感情まひ」。小さな刺激にも極端に反応するなどの「覚醒亢進《かくせいこうしん》状態」がある。

しかし、より深刻なのは、PTSDに伴って起きることもある精神障害だという。「主なものに『抑うつ状態（うつ病）』や『不安障害』がある。『うつ』になると、無気力になり、妄想が出てくることも。自分がいるから世間に迷惑を掛けているといった『罪業妄想』、自分は取るに足りない存在だと思い込む『微小妄想』。これらが高じると、死んだ方がいいと思い、自殺につながる恐れもある。こういった場合には、入院を伴う精神医学的治療が必要となる」

不安障害では「はっきりした原因もなく強い不安が生じて、動悸《どうき》、息切れ、発汗、めまいなどの症状が出る。本人は狭心症などの心臓病だと思い込み、内科を受診することが多い」と。もちろん、心臓の検査に異常は出ない。「誤診されたと思って病院を転々とし、そうこうするうちに物事に集中して取り組めなくなったり、うつ状態に陥ることもある」と指摘する。

「ＰＴＳＤでは他の精神障害を合併することが多く、八割以上という報告もある。ＰＴＳＤかどうか、きちんとした診断と、適切な治療を受けることが求められる」

PTSDの診断基準

ＰＴＳＤは「心的外傷後ストレス障害」と訳されることが多い。元は、ベトナム戦争の帰還兵の多くに精神的後遺症があったことから、アメリカで注目され始めたもの。その後の研究で、性暴力や誘拐などの犯罪被害、災害や親しい人の死を目撃するといった体験からも起こるとされている。

以下は、アメリカ精神医学会の診断マニュアルを簡略化したもの。以下のＡ～Ｆを満たすと、ＰＴＳＤと診断される。

Ａ）生命に危険が及ぶような出来事を体験、または目撃し、強い恐怖感、無力感や戦慄《せんりつ》を感じた。

Ｂ）以下の１つ以上が当てはまる。
- その出来事を何度も思い出す。
- 何度も夢に見る。
- 再び起こっているように行動したり、感じたり（錯覚、幻覚）する。
- 似た状況や関連したことに出合ったり、思い出すと、心理的苦痛を覚える。
- あるいは肉体的な反応（発汗、動悸、めまいなど）を覚える。

Ｃ）以下の３つ以上が当てはまる。
- 関連した思考や感情、会話を避ける。
- 思い出させる場所や人物を避けようとする。
- 出来事そのものを思い出せない。
- 大切な活動への関心や参加する意欲がない。
- 他人から孤立していると感じる。
- 人や物に愛情がわかない。
- 将来に期待を感じられない。

Ｄ）以下の２つ以上が当てはまる。
- 寝付けない、熟睡できない。
- 怒りっぽい。
- 物事に集中できない。
- 警戒心が強い。
- 刺激に極端に反応する。

Ｅ）上記のＢ～Ｄの症状が、１カ月以上続いている。

Ｆ）上記の症状によって、仕事や日常生活に支障を来している。

ＰＴＳＤをめぐって……②〝心の傷〟に目を向けよう

だれにでも起こり得る障害

ＰＴＳＤ（心的外傷後ストレス障害）の「Ｔ」は、「外傷」を意味する英語「トラウマ（trauma）」の頭文字。犯罪に巻き込まれる、災害や親しい人の死を目撃するといった体験は、その人の心に強い衝撃を与え、深い〝傷〟を残す。最近の研究では、実際に脳内に「外傷記憶」が形成され、生理学的な変化をも引き起こすという。ＰＴＳＤと密接にかかわるトラウマ、いわゆる〝心の傷〟について、前回に引き続き明石土山病院の太田正幸院長に聞いた。

トラウマとなる事態とは

トラウマとなる出来事としては、一般に①戦争や難民、捕虜の体験②婦女暴行、強盗、誘拐などの犯罪被害。身近な人が殺されるといった体験③家庭内暴力・身体的虐待・性的虐待（次ページのコラム参照）④災害――などが挙げられる。

とすると、ふだん私たちが〝傷ついた〟と感じるような身近な出来事――失恋、受験の失敗、勤め先でのリストラ、倒産、肉親の病死――などはトラウマにならないのだろうか。

「どれも当事者にとっては〝心の傷〟。だが、ＰＴＳＤに至るほど大きなダメージを与えることはない」と言う。「なぜなら、無意識のうちに心に〝防波堤〟を築いているから。ある程度、事前に予想でき、心の構えがあれば、それだけ衝撃を緩和し得る」と。

ところが、先に挙げた出来事の多くは、突然、一方的に降りかかってくる。「大震災などの災害、地下鉄サリン事件などのテロ行為、婦女暴行や殺人といった凶悪犯罪に対しては、だれも心の準備などできていない。その場の大きなストレスに心身をさらされ、どうすることもできない無力感にさいなまれながら、事態の収まるのを待つしかない。こうした状況が、心に大きなダメージを与え、深い傷となる」と太田院長。

「とりわけ重い障害を引き起こすのが、性的犯罪や殺人事件。この場合は、症状も長く残る」。これに対して、「個人差はあるが、多くの人々が被災する災害、天災といわれるものなどは、心の受けるダメージは比較的軽く、障害も長引かないことが多い」と言う。

心の弱さと決めつけないで

そこで太田院長は「ＰＴＳＤを引き起こす原因はトラウマ。しかし、トラウマが必ずしもＰＴＳＤを引き起こすとは限らないので、正しい認識を持ってほしい」とも言う。

前回紹介したように、ＰＴＳＤの診断基準はＡからＦまでの六項目。これらをすべて満たした時に、医師はＰＴＳＤと診断する（113ページ参照）。

つまり、衝撃的な体験を思い出す、夢に見る、幻覚や錯覚で再体験するといった反復する精神的苦痛。その体験を思い出させるような状況、場所、人などを避け、その結果、孤立したり、感情のまひ、集中困難などを来す。さらに、不眠や過剰な警戒状態が続くといった場合だ。

子どもへの虐待と家庭内暴力

わが国でも近年、子どもへの虐待と、女性に対する夫などからの暴力（ドメスティック・バイオレンス＝ＤＶ）に関心が高まりつつある。米国などでは早くから指摘されていたが、ともに心に深刻な傷をもたらす。特に、子どもに対する性的虐待は、大人になってから深刻な障害を引き起こすことが知られている。

このほど発表された子どもへの虐待に関する厚生省の全国調査では、1997年だけで15人が、親あるいは養育者の暴力により死亡。これ以外にも、児童相談所への通報件数は5,352件に上ったという。

通報は、ほとんどが周囲の人から。子どもへの虐待やＤＶに共通するのは、家庭内での出来事のため外からは見えにくく、第三者が干渉しにくいこと、虐待や暴力を振るう本人に、加害意識が希薄なこと、などがある。ここでも、地域社会における人と人とのつながりが、問題解決への一つのカギとなるようだ。

一方「大きなストレスを被った後（心的外傷後）に起こり得る精神障害は、うつ状態、パニック障害、摂食障害、自傷行為、アルコールや薬物の乱用など、実に多い」。つまり、PTSDはこうしたものの一つととらえるのが正しく、「災害や犯罪の被害者を、すぐにPTSDと結び付けるマスコミ報道は必ずしも正しくない」と話す。

「トラウマの深さ、影響の表れ方は人さまざま。大きなストレスが原因で胃にかいようができる人がいるが、この場合には、心身症と診断される」。だからと言って「PTSDになる人は、もともと性格的に弱いのではないかと思われがちだが、それは決して正しい見方とは言えない」と注意を促す。「災害や事故などで救助に当たる消防士やレスキュー隊員、兵士といった特別な訓練を受けた人でも、PTSDに陥ったとの報告がある。米国などでは、その予防や体験後の対処法さえ研究され、取り組まれている」と言う。

二次的外傷に配慮を

「事件や事故、災害を体験した人は、だれもが何らかの災害性ストレスを受けると考えていい」と太田院長。

衝撃的な出来事に出合った時はだれもが、抑うつ、不安、不眠、怒り、イライラする、疲れやすい、集中力や思考力の低下、孤立無援といった感情、先行きへの希望・期待の消失などを味わう。「それは、決して特別なことではなく、だれにでも起こり得る感情であり反応だ」と言う。

だが「人によっては、自分はおかしいのではないかとか、私が悪かったからだ、などと思い込んでしまうことがある」。これが、心の傷を深くする。

また、被害に遭った後の状況も大きくかかわる。

「震災後は、さまざまな困難があった。身体的、経済的な打撃は、先行きが全く見えないという、底知れぬ不安をもたらした。また、仮設住宅への転居、さらに仮設住宅からの転居もあった。生活環境が激変し、せっかく築いた人間関係が途切れてしまう転居は、精神的にも大きなストレスとなった」と述べ、心の傷は最初の突発的事態だけでなく、その後の〝二次的外傷〟も深くかかわっていることを強調する。

そこには、人間関係も大きく影響する。心的外傷を受けた時、人はそうした体験をほかの人に話すことによって整理したり、受け入れたりという〝癒《いや》し〟の作業を無意識のうちに行っているという。だが、高齢夫婦だけの世帯、独居世帯、夫婦と子どもだけの世帯といった、都市に特有の家族形態は、そうした衝撃を受け止めるのに向いているとはいえない。近隣や地域社会とのかねてからの結び付きも、事後に大きくかかわってくる。

さらに「現在では、マスコミの対応が二次的外傷を引き起こすこともある」と言う。震災後、繰り返しテレビで流される被災地の映像が、フラッシュバックを引き起こしたことは、よく知られている。同じことは、地下鉄サリン事件でも起きた。

「しつような取材、やじ馬による興味本位の視線や、心ない周囲の反応などが〝心の傷〟をさらに深いものにすることがある」。どこにでもカメラが入ってくるテレビ時代は、新たな心的外傷を生み出しているとも言えそうだ。

偏見や恐れを捨てよう

PTSDが大きな話題になる一因を、太田院長は「精神障害を引き起こすような事態が、いつ何時、わが事として降りかかってくるか分からないという〝恐れ〟が根底にあるのではないか」と指摘する。「そこには、精神疾患に対するある種の偏見、〝普通の人は精神障害にならない〟といった思い込みがある」と。

「精神疾患も、ほかの病気と同じ身体の不調、あるいは故障である。例えば、人は年をとると血管や心臓、肝臓などの具合が悪くなったり、病気になったりする。それをだれも不思議に思わない。ところが、脳となると話が違ってくる。なぜ脳だけが、いつまでも健全だと人は思い込むのだろう。脳だって、年をとればほかの臓器と同様に、いろいろなトラブルが生ずる可能性はある」と言う。

「災害や事件でもそう。身体が脅かされるのと同様に、心あるいは脳にも障害を受けることがある。そうしたことを、軽視するのでもなく、特別視するのでもない、〝だれにでも起こり得ること〟と考え、対処していくことが必要なのではないだろうか」

PTSDをめぐって……③ トラウマと癒《いや》し

正しく認識し、心理療法と薬物療法を

自然災害や、交通機関の大事故など被害が広範囲に及ぶものだけでなく、無差別殺人や銃器による事件の増加、青少年による凶悪犯罪の続発と、だれもが日常的に被害者となり得る現代社会。トラウマ（心の傷）は、決して遠い世界のものではない。あるいは、気が付いていないだけで、傍らにいる人が外からは見えない心の傷に苦しんでいるかもしれない。自分自身、あるいは身近な人が心に傷を負ったら、どう対処すればいいのか。また、どんな治療方法があるのだろう。トラウマと治療について、引き続き明石土山病院の太田正幸院長に話を聞いた。

「話せる」場所と時間を

事件や事故の直後には「急性ストレス反応」と呼ばれる、さまざまな心身の失調がみられる。太田院長は「急性のトラウマに対しては、被害者の苦痛の体験と、それにまつわる感情を話せる場所と時間を提供し、それを共感的に聞くことができれば」と言う。

だが、マスコミや周囲の好奇の目にさらされて〝二次的被害〟を受けかねない社会では、被害者やその家族は、ひたすら時間が経過して注目が消え去るのを待つしかない。さらに、性的犯罪などの場合には「被害を受ける方にも原因があるのではないか」とか、「ガードが甘かったのでは」といった悪意に満ちた反応に出合うことも少なくない。周囲から孤立しがちな被害者は一人で苦悩を抱え込み、抑え込まれた苦悩は時に心に深い傷をつくり、後々まで重大な影響を及ぼすことになる。

「トラウマをつくる体験の重要な点は、無力感と孤立感。だから、その回復には周囲の人との新しい結び付きをつくることが必要。信頼できる、温かな人間関係が構築できて初めて回復が始まる。孤立したままでは、損なわれた心の力は戻ってこない」

しかし、素人が無理に話を聞き出そうとすれば、さらに心の傷を深くする恐れもある。大切なのは、好意的、支持的、理解的な態度で「じっと耳を傾けること」。

「多くの人は、自分が異常ではないかとか、自分が悪かったからなどと思いがち。衝撃的な体験をすれば、だれもが心身に失調を来す。それが正常な反応だということを伝えられれば」というのがポイント。だが「外傷とその余波の受け方は人さまざま。また、傷を癒すには、その人その人のペースがある。まず、傾聴。同情し過ぎたり、『深く考え過ぎだ』と言ったり、指示的になったり、相手とほかの人を比較したり、批判したりといった対応は避けたい」。

注意したいのは、アルコールや薬物への逃避。「アルコールは強力なうつ状態をつくり出す作用がある。規則正しい食事や睡眠、適度な運動など、身体管理に配慮したい」

「心の傷」は「脳の傷」

しかし、心の傷があまりに深い時には、専門家や精神科医の助けが必要となる。また、ＰＴＳＤは半年から数年たって症状が出てくることもある。「直後には何の問題もなかった人が、ささいなきっかけで影響が出ることもある。そうした場合には、それなりの治療が必要」

心の傷といえば、一般にすぐ思い付くのはカウンセリングをはじめとする心理療法。「ＰＴＳＤの治療でも、グループ療法や認知行動療法などは有効。しかし症状が重い時には、そうしたものと薬物療法を組み合わせることによって、より効果的な治療ができる」と、一般に認識の薄い薬物療法の重要性を、太田院長は指摘する。

それは、トラウマとは〝脳にできた傷〟でもあり、「近年の医学の進歩で、脳の仕組みが詳しく分かってきた。そこで、脳のどの部分がどうなったら、こうした症状が出る」といったことまで分かるようになってきたから。

「大脳は神経細胞が集まってできているが、その神経細胞同士が接する部分には、わずかなすき間がある。この部分をシナプスと呼んでいる。シナプスには脳脊髄《せきずい》液という液体が詰まっていて、神経細胞を伝わってきた電気信号（刺激）はここで、神経伝達物質に置き換えられる。この神経伝達物質の分泌異常が精神疾患。現在はこの神経伝達物質の分泌をコントロールする非常に良い薬ができている。その結果、心の病気に薬が非常に効果をもたらすようになっ

精神保健福祉センター

「精神病院」「精神科」といえば、ひと昔前は〝何か怖いところ〟とか、〝特別なところ〟といったイメージがつきまとっていた。ところが近年は、精神疾患に対する理解の高まりと関係者の工夫で、明るく開放的な病院・クリニックも増え、初めての人でも気軽に受診できるようになりつつある。

だが「いきなり精神科を受診するのも」という人もいる。そういった場合は、近くの保健所か精神保健福祉センターで相談するのがいい。

保健所は全国各地にあり、地域保健医療の拠点。精神科に関しても、保健婦やケースワーカー、嘱託医などが相談に応じている。

精神保健福祉センターは、昭和40年に「精神衛生センター」として各都道府県に1カ所ずつ設置することが定められた。その後「精神保健センター」、平成7年からは「精神保健福祉センター」と改称され、対処する内容の幅も広がってきた。

ここでは、精神科医・臨床心理士・精神科ソーシャルワーカー・保健婦など、メンタルヘルスの専門家が相談に応じている。

た」と、薬物療法が有効なわけとその根拠を。

その上で「現在は、精神疾患に対して精神療法などの心理的治療や、環境整備などの社会的治療に加えて、薬物療法などの生物的治療を行うのが精神医学的治療の基本。いわば精神療法と薬物療法が両輪となって、うまく回転していくことが精神疾患の治療ではポイントとなる」と、治療過程の基本を説明した。

それではどういった時に精神科医などの専門家の手助けが必要となるのだろう。これについては人それぞれ。実際、「肉親との死別とか各種の挫折体験など、通常あるようなトラウマに関しては医師の世話にならなくても治ることの方が多い」と言う。

しかし当人にとって「〝心の痛み〟がどうしようもない状況になった時、毎日がつらい思いでいっぱいになってしまった時は、精神科医を訪ねてほしい」と話す（上コラム参照）。

医療として薬物療法を施せるのは医師。「薬で感情面をコントロールしつつ、カウンセリングを進めれば、より効果的」だからである。

正しい理解が一番の援助

その上で「どんな病気でも同じことだが、家族や周りの人が、いかに当人の悩みや病気そのものを正しく理解しているかが、回復を早める上での大きな要素になる」と、周囲の理解の大切さを力説する。

具体的な配慮としては、「当事者にとって大変な悩みであっても、ほかの人には分からないことも多い。そんなとき、〝気のせいだ〟と決めつけて、ますます傷を深くすることがある」と注意を促す。地下鉄サリン事件では、後遺症に苦しんでいるのに「怠けている」と職場を追われた被害者すらいたという。「被害者は大変な体験を周囲から理解されず、無視され、否認されることで、強い孤独感を味わっていることが少なくない」

だが「うつ状態の人を励ますのも良くない」とも言う。なぜなら「自責の念が強いことが多く、私たちには取るに足りないことでも当人は大変なことと感じている。励ませば励ますほど、逆に追い詰めてしまうことになりかねない」と。

一方で「トラウマを負っている人の多くは、自分が病気とは考えず、治療を受けたがらないことが多いとの報告もある。心に深い傷を負っている場合は、〝どこかいつもと違う〟といった周囲の気づきがポイントとなる。そういった意味でも、ふだんから心の傷に苦しんでいる可能性のある人を見逃さないように心を配るとともに、正しいメンタルケアの知識を持つことが何よりも大切だ」と話す。

まだまだ誤解や偏見の多い〝心の病〟に対し、一人でも多くの人が正しい認識を持ってもらいたいと強調した。

摂食障害をめぐって……① 拒食症・過食症とは

軽視は禁物、命を落とすことも

ガリガリにやせているのに食べなかったり、食べた物を無理に吐く――拒食症。

異常なほど大量に食べ、無理に吐いたり、下剤を多用する――過食症。

若い女性に多いこうした食行動の異常は、一九七〇年代から指摘されるようになり、年々、増加傾向にあるという。

放置すれば命を落としたり、将来に深刻な影響を及ぼしかねない「摂食障害」について、『過食・拒食――親子関係ストレス症候群』（双葉社刊）の著書もある黒川順夫《くろかわのぶお》さん（黒川内科院長）に話を聞いた。

10～20歳代の女性に集中

「拒食症も過食症も、その根底には『やせたい』という願望がある」と黒川院長。「人間はだれしも〝美しくありたい〟と願うもの。だが、その願望の強さが、かえって身体の健康を損ね、美しさを失ってしまうのが摂食障害だ」と言う。拒食症も過食症も強い「やせ願望」に始まり、「無理なダイエットに〝成功〟した者が拒食症となり、〝失敗〟した者が過食症となって表れる」と説明する（左コラム参照）。

背景には、さまざまな要因が考えられるが、「肥満と言われる人だけでなく、現代人、特に女性はどこかに『やせ願望』を持っているように思われる。その度合いには、本人の性格や生活環境などからくる個人差がある。絶えず頭の中に『やせたい』という思いが極めて強くある人が危ない」。

摂食障害にかかる多くは十、二十歳代の女性。これほど性別や年齢の偏る病気は、ほかにほとんど例がないという。また、欧米や日本などの先進国に特有の病気とも言われる。テレビや雑誌などがつくり出す〝美の基準〟の影響や食環

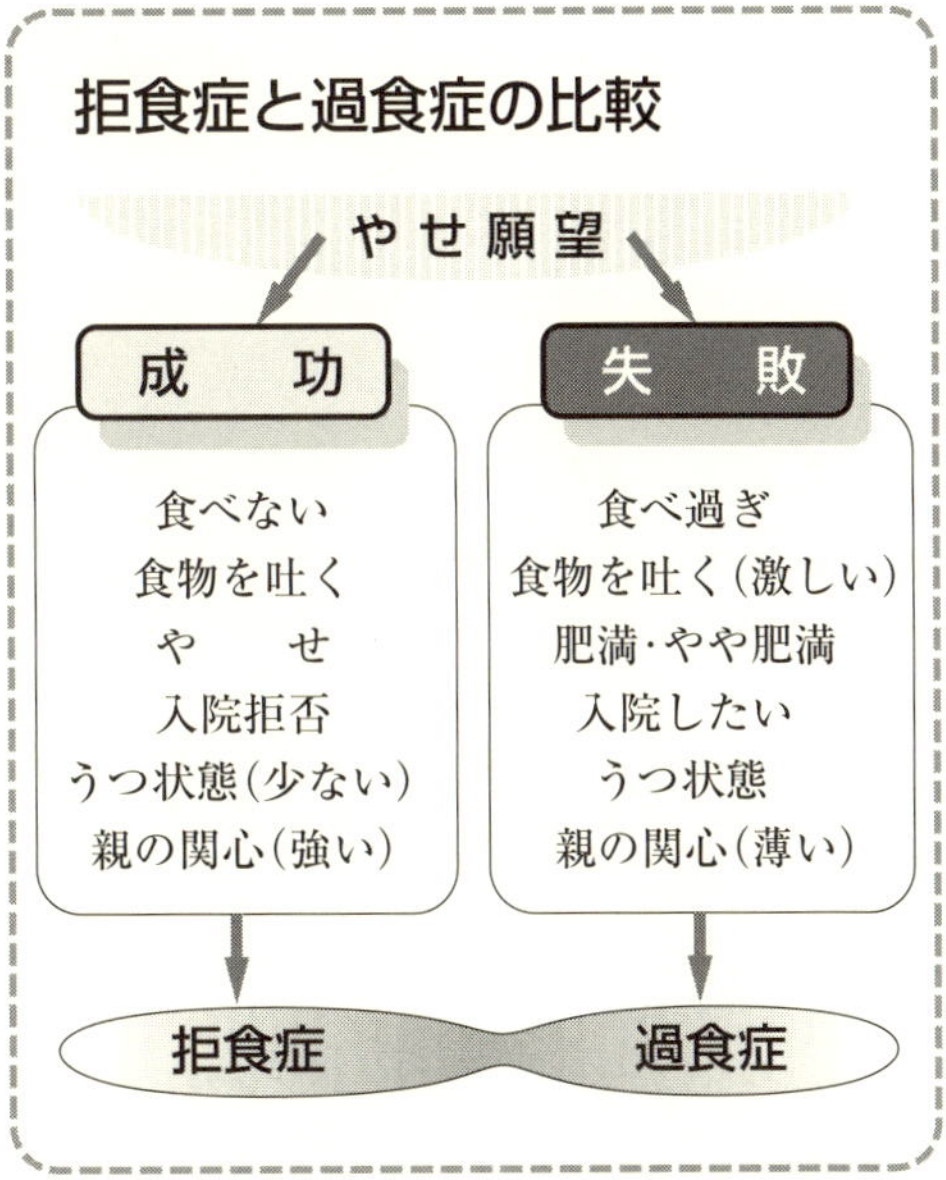

境の問題なども指摘されており、〝文明病〟の一つという見方もできそうだ。

だが、近年は男性のケースも出現。さらに、発病の低年齢化や三十歳を過ぎてかかる人もあって、その広がりも懸念されている。

やせが進むと生理が止まる

「正しい医学知識に基づいたダイエットは理解できるが、『やせたい』という願望から、やみくもに走ってしまうのは極めて危険。度の過ぎたダイエットや、やせる必要のない人までがダイエットに取り組んでいる」と黒川院長は警鐘を鳴らす。

この「やせたい」という一心から、食べない、飲まない。あるいは、その反動で食べ過ぎては吐く。「拒食症でも過食症でも、食べた物を無理に吐こうと口の中に手を突っ込むので、右手の甲に〝吐きダコ〟ができている人が少なくない」と言うからすさまじい。

そして、極端な「やせ」に伴って、さまざまな障害が表れてくる。「生きて活動するにはエネルギーが必要だが、これが不足すると体は生命保持に必要でない部分から切り離し始める。まず、生理を促すホルモンの分泌が減り、周期が乱れ、やがて止まる」と言う。

だが、患者の多くは身体が発達途中の思春期。「エネルギー不足を長く放置すると子宮や卵巣の回復が遅くなって、妊娠・出産が難しくなることもある」

随伴症状はさらに深刻

歯、特に前歯への影響も深刻。「栄養失調でカルシウムが不足し、歯そのものがやせ細ってくることがある。さらに、嘔吐《おうと》を繰り返す患者の場合、胃酸が歯のエナメル質を溶かし、若いのにすっかり歯がなくなった人もいる」と。

「体重が三十五キロを下回るようになると、体つきはゴツゴツとして男性的になり、歯は抜ける。それでも本人は、ただやせることだけを考えているので満足感があり、特に気にしない」

やせて脂肪や筋肉が落ちると、寒がりになる。「体温を保つ機能が弱まるためもあるが、やせることによって甲状《こうじょう》腺《せん》ホルモンの分泌が減り、体の新陳代謝が悪くなることもかかわっている。エネルギーの消費を減らすために、熱の産生を抑えることになるからだ」

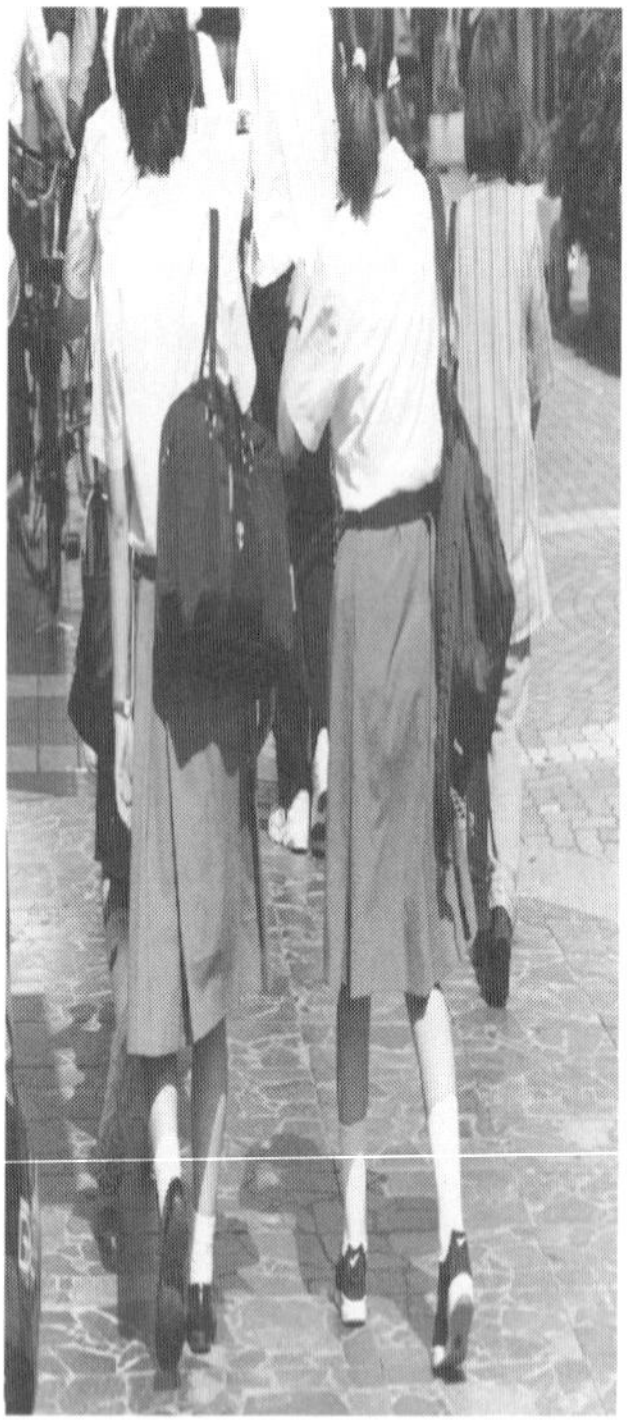

栄養失調の影響は、髪にも及ぶ。「タンパク質が不足すると髪が抜けやすくなる。なかには、黒い毛髪が薄茶色に変色する人もいる。人は年をとると毛が薄くなったり、歯が抜けたり、冷えがちになったりするが、拒食症による身体障害の症状をみると、ある種、老化現象に似ている」と話す。
「ところが、毛髪とは逆に、背中などに産毛より濃いめの体毛が一面に生えることがある。拒食症の七、八割に見られ、ホルモンバランスが崩れるためとも考えられる」。これは、治療が進み、体重が増えてくると、いつの間にかな

くなる。

栄養失調は、心臓にも影響を及ぼすことがある。「心筋障害により、不整脈や脈が極端に遅くなることがある。また、心筋に血液が回らず心不全を起こすことも。健康な人なら脈拍は一分間に六〇～八〇あるが、拒食症の人では五〇～四〇という徐脈となり、心電図をとっても大変ゆっくり、しかも浅く打っている」

これが極端に進むと、起きている時より脈拍が遅くなる就寝中に不整脈を起こし、心臓が止まってしまう恐れも出てくる。

放置できないのは、栄養失調で死に至る人もいるため。

黒川院長は、三十年近く摂食障害に取り組んでおり、医院を開業して十六年になる。医院で診た約四百人ほどの患者のうち、死亡したのが三例あったという。うち一人は自殺、もう一人は通院を拒んで二十五キロほどにやせて死亡。もう一人も二十五キロ以下にやせて、ほかの入院先で亡くなった。

「そこまでいかないように、何とかたすけたい。そう思って取り組んでいる」と黒川院長は言う。

拒食症と過食症の診断基準

●拒食症――神経性食欲不振症

（厚生省研究班の基準1990参照）

1. 標準体重を20パーセント以上も下回るやせ
2. 食行動の異常…食べない、大食、隠れ食いなど
3. 体重や体型についてのゆがんだ認識…体重増加への極端な恐怖など
4. 発症年齢30歳以下
5. 無月経
6. やせの原因としてほかに病気がない

●過食症――神経性過食症

（米国ＤＳＭ-Ⅲ-Ｒ参照）

1. むちゃ食い（大量の食物を短い時間に食べる）を繰り返す
2. むちゃ食いの時間中、自分をコントロールできないと感じている
3. 体重増加を防ぐため、常に自分で吐く、下剤や利尿剤を使う、食事制限や絶食または激しい運動をする
4. 少なくとも３カ月ごとに、週平均３回のむちゃ食いをする
5. 体型や体重について強すぎる関心を持ち続けている

過食症――分からない怖さ

異常に食欲が増し、普通では考えられないほど大量に食べ、何をどれくらい食べたらいいのか分からなくなるのが「過食症」。拒食症が続いた後に起きてくることが多いという。

「拒食症と同じく強烈な『やせ願望』があるから、食べた後で吐く。また、多量の下剤や利尿剤を使うこともある」。

肥満になる人もいるが、多くは標準体重か多少上回る程度。「周囲も気が付かず、気付いても深刻に考えないことが多い」

だが、嘔吐は拒食症より激しいから「胃酸によって歯がダメージを受け、傷ついた食道の壁に穴が空くこともある」と言う。さらに、身体の水分バランスが崩れて不整脈や、ときには心不全を起こすことも。また、嘔吐による血液中のカリウム低下で、筋力が弱り、脱力感を生じることもあるという。

生理が止まる人は多くないが、女性ホルモンのアンバランスから生理不順になる人は多い。

「最も深刻なのは、ダイエットに〝失敗〟したと感じていること。精神的な傷は大きく、引きこもりがちになったり、隠れ食いをすることもある。また、食費がかさんで万引きなどをしたケースもある」と言い、拒食症とは異なるつらさもあるようだ。

摂食障害をめぐって……② なぜ拒食症・過食症に

摂食障害は〝病む心〟のシグナル

あまり食べず、体重がどんどん減っていく神経性食欲不振症＝拒食症。大量に食べて、嘔吐《おうと》を繰り返す神経性過食症＝過食症。これら「摂食障害」のきっかけは、ほとんどが〝無理なダイエット〟。しかし、その背景には、さまざまな要因があるという。前回に引き続き、心療内科を専門とし、黒川心理研究所を主宰する黒川順夫さんに話を聞いた。

〝豊食〟が〝飽食〟に

現代は〝飽食の時代〟と言われる。そうした社会状況が、摂食障害を引き起こす要因の一つとなっていると黒川院長は言う。

「今の十、二十、三十歳代は、今日のこの豊かさを、ごく〝当然のこと〟として生まれ育ってきた。冷蔵庫には食品が詰まり、街では二十四時間、コンビニエンスストアが開いていて、いつでもどこでも、何でも食べられる。この豊かな食環境、つまり〝豊食〟が〝飽食〟を招いている」と指摘する。そして「それが、現代人に顕著な〝肥満〟の原因ともなっている」と。「〝豊食〟が引き起こす過剰なカロリー摂取と、運動不足によるエネルギー消費の低下。肥満を生む条件は、整い過ぎている」

一方で、先進国にはその反動とも言えるような〝やせ願望〟が蔓延《まんえん》していると言う。「肥満は成人病を引き起こすだけでなく、『美しくありたい』と願う人にとっては〝敵〟。やせることは良いこととする、社会的、文化的なプレッシャーも大きい」。つまり、肥満と〝やせ願望〟・摂食障害は、いわば背中合わせで、いずれも豊かな先進国に特有の現象。その中で、極端なダイエットに走る若い女性たちも多く、摂食障害に陥る人も出てくることになる。

「正しい医学知識に基づく、適度なダイエットは理解できる。しかし、単に〝やせたい〟ためのむやみなダイエットは、極めて危険」と指摘する黒川院長は、「やせる必要のない人までがダイエットするのは、間違っている」と警鐘を鳴らす。

〝良い子〟ほど危ない

こうした社会的・文化的背景に加えて、黒川院長は個人的要因も挙げる。「親の言うことをよく聞く、まじめな子が危ない」

共通するタイプは、完ぺき主義、努力家で能力的に優れている、対人関係でも実によく気がつく——といった人。周囲の期待も大きく、自らも頑張って、高い評価を受けている人たちだ。それだけに、人に言われたわずかなことや、小さなトラブルでも傷つきやすいという一面をも併せ持っている。

「小さい時から親の手がかからなかった子は、不思議に親の愛情に飢えている。手がかからない分、親は楽なので、親の愛情が希薄になっていたのかも」と黒川院長。「優等生タイプの子には、そんな自分をほめてほしいという願望が潜在意識の中にある。しかし親は、手がかからないから放っておき、子どもの〝飢え〟に気がつかない」のが実情とも。

加えて、現代の若者に共通して指摘される、ストレスに対する耐性の低さも要因のようだ。親子・兄弟姉妹といった家庭の問題、学校でのいじめや進路の問題、職場でのトラブルなど、世の中はストレスだらけ。そうした問題に正面から対処するのではなく、安易に自分の体型や体重の問題に置き換えてしまうのだという。

親子関係のゆがみ

長年、摂食障害の治療に携わった経験から、黒川院長は「摂食障害の裏側に、ゆがんだ親子関係が原因として横たわっている」と強調する。

「私が専門とする心療内科では、病気には心身両面からのアプローチが必要だと考えている。例えば気管支ぜんそくや慢性関節リウマチ、高血圧、胃かいようといった、一般の内科では身体面だけを診ている病気も、心理的な面で診ると、その患者の家庭や職場、学校などに問題があることが多い」と語り、「摂食障害も、背景に〝心の問題〟を抱えていることが多く、その影響が大きい」と言う。
摂食障害になる人の多くは、思春期の十二、三歳から三十歳ぐらいまでの女性。このため〝心の問題〟の多くは、親子関係に起因する。「私がこれまでに診た多くの患者の治療の過程で浮かび上がってきたのは、子どもに厳しすぎる親や過干渉の親、あるいは親夫婦の関係に問題があるケースだった」と語る。
それは、子どもが摂食障害に陥った時の親の対応にも微妙に影響する。「親の対応は、拒食症の場合と過食症の場

心療内科とは

心療内科は1996年8月、ようやく正式な「標榜《ひょうぼう》科目」となった。精神神経科と同じものだと思ったり、神経内科とどう違うのかと戸惑う人も少なくない。

精神神経科で診るのは、うつ病や分裂病などのいわゆる〝心の病〟。神経内科は、パーキンソン病や脳梗塞《こうそく》といった、脳や脊髄《せきずい》など神経系の病気だ。

これに対して心療内科は、内科的な身体症状がありながら、その原因に心・精神的なものが深くかかわっている病気「心身症」を診る。心と体とは深くかかわっているから、ほとんどすべての病気に心身医学的な対処が必要だとも考えられるが、実際的に心療内科で現在取り扱っている病気は次の通り。

《心療内科で扱う疾患》

片頭痛、緊張性頭痛、自律神経失調症、バセドウ病、糖尿病、低血糖症候群、肥満症、突発性浮腫《ふしゅ》、狭心症、高血圧、低血圧、不整脈、気管支ぜんそく、じんましん、関節リウマチ、筋痛症、レーノー病、食道けいれん、胃十二指腸潰瘍《かいよう》、慢性胃炎、慢性膵《すい》炎、胆のう症、潰瘍性大腸炎、過敏性腸症候群、拒食症、過食症、愛情遮断性小人症

《心療内科を受診するには》

これらは普通、内科を中心に婦人科、小児科、皮膚科、整形外科などで扱う病気。しかし、身体的な治療だけではなかなか治らず、心理面の関与が大きいと考えられ、心身両面からの治療により、しばしば症状が軽減・消失する。

何度も繰り返して発症する胃潰瘍、なかなか治らないぜんそくといった場合には、その背後に心理的な問題が介在していることも多い。

最初から心療内科を受診する人は少ない。身体症状があることから、さまざまな診療科で治療を受けた後に、紹介されて心療内科を受診するケースが多い。

合では、それぞれに違っている」と言う。

拒食症では、極端にやせるので見た目にも大変だと分かる。「親は、このままでは死んでしまうのではと心配し、病院にもついてくる。そして、なぜか決まって、親の方がたくさんしゃべる。延々と母親の話が続く間、患者本人はムッツリとして不満そうにしている」と診察室の風景を伝えてくれる。

「拒食症は、『やせたい』と思ってダイエットし、いわば成功していて、受診の必要を感じていない。それよりも、病院で『太らされるのでは』と警戒している」と患者心理を分析する。

親の方は、わが子が日に日にやせ細って人相も変わり、生理が止まり、頭髪が抜けるのを目の当たりにして、構わずにはいられない。「ところが、この構い過ぎが、病状を悪化させる一因ともなっている場合が多いから難しい」と言う。

一方、過食症は、これとは正反対だという。「本人は、コントロールのきかない食べ方をしたり、食べては吐くを繰り返し、『何とかしたい』と思って受診する。肥満になっている場合には、『やせさせてくれるのでは』との期待もあるから」、たいていは親に黙って一人で受診するらしい。

「親や周囲の人に自分の状態を訴えても、まったく理解してもらえなかったとの話を聞く。患者の親に電話をしても、来院しないケースもかなりあったし、本人も『親には言わないでほしい』という人が多い」とか。そして、たとえ親が来ても、「『この子は太っているだけ。吐いているだけ。自分で摂生して治したらいい』と言う場合が少なくない。また、一度外来に来ても、それっきりで『私とは関係ない』という態度の親が多いのに驚いている」と話す。

これは、親子関係だけの問題でもないようだ。「さらに原因を探っていくと、両親の関係が希薄なことも多い。なかには、いつも夫婦げんかをしていて、子どもにかかわる暇もないという人も。『親のようになりたくない』とか、『人の親にはなりたくない』という患者の声を聞くこともある」と黒川院長。「拒食症の人に比べ、過食症の人は外見はふっくらとしていて健康そうに見える。だが、精神面、家庭的な面から見れば、病気としては重いものを持っているのだと胸が痛む」

三十年余り、摂食障害の子どもと親に向き合ってきた黒川院長の目には、「拒食症も過食症も、子どもが懸命に親に送っているシグナルに見える」と言う。

摂食障害をめぐって……③ 拒食症・過食症の治療

親の慈しみが何よりの癒《いや》しに

ある日突然、子どもが拒食症や過食症に陥った時、多くの親は「何が原因なのか、思い当たるフシがないのに」と悩む。だが長年、摂食障害の患者と向き合ってきた心療内科医の黒川順夫さんは、「カウンセリングや治療の過程で吐露される心情に耳を傾けると、親に対する反発や親兄弟に複雑な気持ちを抱いていることが少なくない」と語る。それゆえ癒しには、医師による対処と同時に、親や兄弟といった身近な人々の理解と協力が不可欠だと言う。難しいといわれる摂食障害の治療について、黒川内科での取り組みを中心に紹介しよう。

拒食＝入院体重設定療法

拒食症の患者は、「やせていることを〝ダイエットの成功〟と考えているため、病識がなく、治療や入院への拒否感が強い」。そのため、病院に行きたがらず、受診しても治療や入院をめぐって押し問答することが少なくない。拒食症の治療が難しいと言われるゆえんである。

黒川院長は、この「入院拒否感」を十分に理解した上での「入院体重設定療法」を考案。難しいと言われる拒食症の外来での治療に実績を挙げている。

これは、①家族は治療開始後、患者の体重・摂食について一切言及しない ②患者の心身の状態に合わせて〝外来限界体重（入院体重）〟を設定し、これを下回れば入院処置をとることを本人に納得させる ③患者と相談しながら、入院体重を徐々に上げていく ④定めた期間内に入院体重に達しなければ原則として入院させる ⑤入院体重に達しなくても、事情によっては入院処置の期限を延長する――というもの。これまでに、来院した八割以上に効果があった。

一見簡単に見えるが、患者の心身の状態を知り尽くし、患者と信頼関係を結んだ心療内科医にしてできる治療法。だが何より、「食べる」という本人にしかできないことを、本人が自発的にやって体重を管理するため、成功する可能性は高い。

親もこの治療の期間中に、黒川心理研究所で月に一回開いている「摂食障害家族の会」に参加。摂食障害そのもの、そして子どもとどう接触したらよいかを学ぶ。

「体重の目安は身長にあまり関係なく、三十五キロ。これを割ると急速に体重減少が進み、入院拒否感もさらに強まり、信頼関係を結ぶのも難しくなる」と言う。「極端な栄養失調を来すと、基本的な精神エネルギーも弱り切っている状態なので、心理的な働き掛けを行っても効果がない。そんな場合は、まず内科的な治療で身体的に良い状態にするのが先決」とも。

過食＝ペット活用療法

拒食症と異なり、過食症は治療や入院に対する拒否感が少ない。だが、「ダイエットに失敗した」といった思いや、引きこもりを伴っている例も多い。これといった治療法も確立されておらず、拒食症より難しいとも考えられている。

黒川院長は「抗うつ薬、抗不安薬、漢方薬などの薬物療法が劇的に効果を挙げることもある。また、臨床心理士によるカウンセリングを行うとともに、親には拒食症と同様に『家族の会』で学んでもらうことで、ある程度の成果を挙げている」と言う。

さらに近年、注目されているのが「ペット活用療法」。「過食症の患者が犬に興味を示すので、室内犬を飼うよう勧めたところ、症状が解消・軽減したケースが九件もあった」と言う。「患者の健康な本能を、取り戻させる役割を犬が果たしているのではないか。また、犬を飼うことで患者の家族を含めた人間関係にも良い影響を及ぼしているのでは」と見る。

しかし、すぐに応用できるわけではない。「飼う時期に配慮が必要」と言い、「患者本人の体力・気力がある程度回復し、親との交流が十分なされた上で、それでも治らない場合に飼ってみるのが有効。時期が早ければ、体力・気力が不十分なため犬をかわいがるどころではないからだ」と説明する。

摂食障害「親の心得」

以下は黒川内科・心理研究所で、摂食障害の子を持つ親に対して指導している〝心得〟９項目。

①体重や、食べる・食べない・吐くといった行為に対して、一切ふれない。親や周囲の人が言えば言うほど、本人は過敏になり体重や摂食にこだわる。
②その他のことでも、干渉がましいことは言わない。
③結婚・登校・受験なども、本人の意思に任せる。
④長期戦になることを覚悟する。
⑤大部分は年齢とともに治る。「うちの子は治らないのでは」などと思わないこと。
⑥本人が求めることは、無理や危険が伴わない限り、温かく応じる。
⑦甘えてくる時は、受け入れる。「一緒に寝よう」「靴下をはかせて」など。
⑧嫌がる言葉を使わない。例「太ってきたね」「女っぽくなったね」「セクシーになったね」「健康的になった」など。これらの言葉は「たくましい」に通じる。
⑨好まれる言葉。例「かわいくなったね」「キュートな感じがする」など。
――⑧⑨は、人一倍、太ることを気にしているのを考えれば理解できるだろう。

〝子の心、親知らず〟

拒食症、過食症とも、治療の中で大きな比重を占めるのは親子関係。いずれの治療法でも、親の理解と努力なしに成功はおぼつかない。

そこで、どう接してきたかを振り返ってみたい。「親は十分に愛情を注いできたつもりでも、子どもはそう受け止めていないことがある」と黒川院長は言う。

姉妹のいずれかが摂食障害を起こしたケースなどでは、「カウンセリングで『お姉ちゃんが、母さんを独り占めにしてきた』とか『親は、やりたい放題の妹ばかりをかわいがっている』といった声を聞くことがある」。まさに〝親の心、子知らず〟であり、その逆もまた真実のようである。

「摂食障害が思春期に多いのは〝自我の目覚め〟の時期であり、感受性が豊かだからだろう。自分と親兄弟との関係にあらためて目を向けた時、物足りなさを感じたり、うとましく思ったりするのではないか。そんなストレスが蓄積され、『やせたい』との思いで始めたダイエットが〝引き金〟となって、食べない、あるいは食べては吐くを繰り返す中で、ストレスを発散しようとしているのだろう」と黒川院長は言う。
そこで来院する患者の親には、九項目の心得を指導している（前ページのコラム参照）。共通するのは、患者本人を〝丸ごと受け止める〟こと。そして、惜しみなく愛情を注ぐこと。なかなか難しいことではある。

「ある患者の親は、私の指導を素直に受け止め、大学生の娘が『お母さん一緒に寝よう』とか『抱っこして』と言ってきた時、快く応じた。買い物も、子どもが求めている時は手をつないで……。そんな中で、患者の症状が大きく変わっていった」と言う。

摂食障害の治療を行っている施設

情報提供：（株）日本医療情報サービスセンター
http：//www.iryo-joho.com

北海道	旭川医科大学附属病院第三内科（旭川市）
	明和会札幌明和病院心療内科（札幌市）
	北海道大学医学部附属病院精神・神経科（札幌市）
青　森	弘前大学医学部附属病院第一内科（弘前市）
宮　城	東北大学医学部附属病院心療内科（仙台市）
福　島	福島県立医科大学附属病院精神科（福島市）
埼　玉	埼玉中央病院精神科、内科（さいたま市）
	防衛医科大学校病院精神科（所沢市）
千　葉	千葉大学医学部附属病院精神科（千葉市）
東　京	東京女子医科大学病院精神・神経科（新宿区）
	慶應義塾大学病院精神・神経科（新宿区）
	国家公務員等共済組合連合会九段坂病院内科（千代田区）
	東邦大学医学部付属大森病院心療内科（大田区）
	東京大学医学部附属病院分院心療内科（文京区）
	国立東京第二病院精神・神経科（目黒区）
	遠藤嗜癖問題相談室（渋谷区）
	嗜癖問題臨床研究所附属原宿相談室（渋谷区）
	下坂クリニック（新宿区）
神奈川	横浜労災病院心療内科（横浜市）
	聖マリアンナ医科大学病院神経精神科（川崎市）
石　川	国立療養所金沢若松病院（金沢市）
静　岡	浜松医科大学医学部附属病院精神・神経科（浜松市）
大　阪	大阪市立大学医学部附属病院小児科（大阪市）
	淀屋橋心理療法センター（豊中市）
	黒川心理研究所・黒川内科（豊中市）
福　岡	九州大学医学部附属病院心療内科（福岡市）
鹿児島	鹿児島大学医学部附属病院第一内科（鹿児島市）

また両親の仲も、子どもにとっては〝親子の問題〟となり得る。「仕事で忙しい父親、姑《しゅうとめ》とうまくいってない母親、けんかばかりしている両親……。そんな家庭がストレスにならないはずはない」と。「両親が反省し、夫婦げんかをしない努力をするようになって、快方へ向かったケースもある」

おおらかに、温かく

一方で、「私（医師）の話は聞いても、家に帰ると相変わらず何事にも口うるさく、過干渉な親もいた。心配のあまりだろうが、患者の治りは芳しくない」とも。

思春期の子どもにとって、親の〝押し付け〟は大変なストレス。「何から何まで親の言いなりになっていて、ふと気づいた時、疑問や不満を抱くようになる。学校に行かなくなり、拒食や過食の果てに『学校をやめる』と言い出すことも。休学や退学ならまだしも、うつ状態が高じて『死にたい』と口走ったり、通院先の医者に『死ねる薬をください』などと言うことすらある」というから、事は穏やかではない。「もちろん、しつけや教育上、子どもにきちんと言わなければならないことは多い。だが、次から次へと事あるごとに口うるさく言うことが問題」と言う。

おおらかに、温かく子どもに接するにはどうしたらいいのか。黒川院長は、発想の転換を提案する。

「拒食・過食は、〝子どものこんな状態〟がどこから生じてきたのかを、じっくりと考え直してみる機会ではないか。子どもの健康は、両親、親子みんなの健康がつくり出すのだから」

糖尿病と心のケア……① 内なる〝痛み〟に目を向けて

孤独感が強い糖尿病患者

今や〝国民病〟とも言われる糖尿病。日本の糖尿病患者はおよそ七百万人。その可能性を否定できない〝予備軍〟を含めると、千三百七十七万人と推計されている（厚生省調べ）。そんな中、天理よろづ相談所「憩《いこい》の家」（病院）では、「心の持ち方一つで、大きく状況が変わる」と、独自の新しい取り組みを展開している。同所で「糖尿病メンタルヘルス外来」を開いている石井《いしい》均《ひとし》・内分泌内科部長兼糖尿病センター部長に話を聞いた。

一人ひとりの糖尿病

糖尿病メンタルヘルス外来は、糖尿病の治療が嫌になったり、挫折した人を対象としている。そんな人たちに、石井部長はまず「糖尿病は、あなたにとってどんな病気ですか」「どんなところがつらいですか」「何が難しいですか」などと問い掛ける。

「返ってくる言葉はさまざま。『大嫌い』だとか、『この病気さえなければ』とか。高血糖による昏睡《こんすい》で病院に運び込まれたある患者から『なぜ、あの時に死なせてくれなかったんだ』と言われたこともある」

一方で「『治療は、どうってことないですよ』とか、『糖尿病は友達みたいなもんです』『いやぁ、仲良く付き合ってますよ』などという答えが返ってくることもある。だが、血糖値を見れば治療ができていないことは明らか。複雑な心の動きがある」と。

石井部長らは平成十一年五月、患者・家族向けに『糖尿病 こころのケア』（㈱医師薬出版刊）を監訳出版した。その「監訳のことば」の冒頭に、石井部長は「糖尿病を持つ

糖尿病の臨床で出合う諸問題

①いくら糖尿病の話をしても耳を貸そうとしない患者。「病識がない」と思われる患者
②糖尿病の知識は十分で、自分なりのセルフケア行動はするが、望ましい行動ができない患者
③入院や外来で教育を受け、いったんは望ましい行動を始めたのに、何カ月かたつうちに元の行動に戻ってしまった患者（約半数の患者が挫折する）
④摂食障害や家庭の問題など、複合した心理・社会的問題を持つ患者
⑤何回も入退院を繰り返す患者
⑥通院を中断しがちな患者（このような患者は、合併症が重くなってから再度病院を訪れることが多い）
⑦重症合併症を起こし、治療意欲も生きていく希望も失ってしまった患者
⑧これらの問題に真剣に取り組もうとするが、良い方法論がないため試行錯誤となり、燃え尽きてしまう医療関係者

人たち、その人を支える家族の人たちには、一人ひとりの心の中に、その人だけの思いがある」と記した。糖尿病と向き合い、その心を見つめてきた〝実感〟でもある。

糖尿病を持つ人は一生、毎日の食事や運動に配慮し、服薬、インスリン注射、血糖測定などを行う必要がある。日常生活に深くかかわる病気であり、治療法であるだけに、年齢、性別、職業、家族構成、居住環境など、種々の要因が複雑にかかわってくる。

だから石井部長は「内科的な治療の基本はある。しかし、それをどう進めるかは人によって違う」と言う。「決まり切った治療のメニューを押し付けるだけでは、思うように成果は上がらない。百人いれば百通り、その人が納得して自ら実行できるメニューを一緒に探し出していきたい」

そのためには、一人ひとりの〝心の内〟に向き合う必要がある。「そうと気づかせてくれたのも、患者さんだった」と石井部長は振り返る。

治療につまずいて

石井部長らが〝心の問題〟に取り組み始めたのは平成三年。「それまで何年間か、患者さんの治療をしていくうち

に、うまく対処する方法がない場合に気づいた」(前ページコラム参照)と言う。

「まず、治療に取り組もうとしない患者さんがいた。『自分は食べることが生きがいだ』とか、運動の話をしようとすると『時間がない』のひと言。インスリンの話をすると『注射は勘弁してください』で終わってしまう。無力感を感じていた」と。

そんなとき、医師に言えるのは「このままだと怖い合併症が起こるよ」とか、「あなたの問題だからね」という言葉ぐらい。しかし、それでは事態は変わらない。

一方で「分かっていても取り組めない患者さんもいる」と言う。「そんな患者さんの口からは、『インスリンが必要だとは分かってる。でも、打たなければならないことが悲しい』『夜、一人で運動している自分がみじめで、かわいそうで』『なぜ自分がこんな病気になったのかと思うと腹立たしく、何もする気が起きない』といった言葉が返ってくる」

さらに、教育入院や外来の糖尿病教室などで、糖尿病そのもの、合併症の怖さ、食事・運動療法などを学び実行し始めても、「三カ月から半年もすると、約半数の人が挫折する。いつの間にか甘いものを食べ、ご飯が増え、飲酒量が増え、運動を投げ出して……。『誘いを断ると、仕事に差し支えるから』とか、『意志が弱いから、続けられないんです』と当人が自己嫌悪していても、何もしてあげられなかった」。

そんな経験が、糖尿病を単なる身体疾患としてだけでなく〝心の問題〟として取り組ませることになったと、石井部長は言う。

怒り、そして否認

だが「〝心の問題〟といっても、あくまでも患者さん本人が自ら気づく、納得できるということがポイント」と念を押す。「ややもすれば周囲が患者に対して『気の持ちようだから』とか、『心一つで、糖尿病になって良かったと思えるようになる』などと言ってしまうことがある。こうした不用意な言葉は、患者の心を深く傷つけてしまう」と。

石井部長がまず強調するのは、患者の声に耳を傾け、その奥にある〝心情〟を聴き取ること。そうして患者の〝心の内〟に目を向ければ、「やり場のない怒りが渦巻いている」と言う。

「食べることの自由を永久に失ってしまった悲しさ、自分だけが糖尿病になってしまったという悔しさ、治療を一生続けていかなければならないという重さ。それらを直視するには、確かにつらすぎるものがある」

だから、糖尿病と診断された当初、多くの人は「まさか」とか「本当ではない」などと〝否認〟する。「危機感や不安感から心を守るための防衛機能が否認。ある意味では、病気を受容していく過程とも考えられる。しかし、これが長引くと問題になる」と言う。

病気であること自体を認めたがらなかったり、認めても軽く見ようとするのだ。その結果〝今回だけなら（食事療法や運動を）しなくても〟とか、〝次はもっとうまくやれるだろう〟とか〝ひと口だけなら大丈夫〟といった思いに駆られがちになる。それは当人だけでなく、糖尿病の患者を家族に抱える人々にとっても、陥りやすい傾向だという。「だからといって『なぜできないの』とか、『合併症が怖くないの』『自覚が足りないからだ』などと追い詰めてはいけない。だれよりも強く罪悪感や無力感を抱き、合併症の恐怖を強く感じているのは、ほかでもない本人だから」

一方「治療ができない、そんな自分が許せない人もいる」と言う。検査結果は悪いのに「治療ができている」と答えるケースがそう。「彼らは決してうそを言っているわけではない」と石井部長。「できていない自分が許せないから、そんな自分を認められないのだ」と。

こうした状況は「まじめで、規範意識の強い人に多い。〝かくあるべき自分〟を強く意識しているから、そうでない現実の自分を認めることは、心に深い傷を負うことにもなる」。だから「治療ができていると思いたい」。

そうした患者が「あるがままの自分を直視し、自らの心を見つめて現実的な取り組みを始めるには、さまざまな〝力〟がいる」。

中途半端だと、もっとつらい。「『こんな治療くらいできるはず、しなければならないと思っているのに、できない自分が恥ずかしい』と話す人は少なからずいる。なかには『こんなに駄目な、何もできない私など生きている値打ちがない』と思い詰める人もいる」と。こうなると、うつ病も懸念される。

事実、アメリカの調査では、うつ病を併発する人も決して少なくない。石井部長は「『憩の家』では、あまり見られないが」と断った上で、「糖尿病とうつ病は、直接的には関係がない。だが、糖尿病の治療から生じるストレスが状況を悪化させ、うつ病にかかりやすいということは考えられる」と言う。

「特別な食事や運動、インスリンを打つといった治療が、『ほかの人とは違う』という孤独感を生むことがある。また、対人関係を維持する上での難しさから、孤立しがちなことも事実。そこでもし、合併症になったり、本人や主治医が望むような血糖値が維持できないと、自分を責めたり、『私には無理だ』と思うのも無理はない」と説明する。

「残念ながら、うつ病の人の多くは自分から援助を求めようとしない。しかし、悲しみや憂うつな気分が昼夜の別なく二週間以上続くといった場合には、専門家の受診を考えることも必要だろう」と石井部長。「何より、そうした気分では、物事を整理して考えられず、食事療法や運動療法は難しい」と。

そうした患者の心を見つめるため、石井部長らはまず、根気よく話を聴き出していく。

糖尿病と心のケア……② 心と体の密接なかかわり

感情が症状に直結する

いま「糖尿病には、心のケアが必要」と聞くと、多くの人は「なるほど」と言う。だが重ねて「なぜ?」と問われた時、その理由を明確に説明できる人は少ない。糖尿病患者の〝心の問題〟に取り組み始めた時、石井均部長らが最初にぶつかった壁は、医療関係者たちの「なぜ?」であった。治療法の有効性は、医師個人の経験や感覚で決めるわけにはいかない。実際の臨床と並行して石井部長らが進めたのは、「患者の心の動きが、糖尿病治療にどう影響しているのか」という医療統計学的な調査だった。その実績がいま、糖尿病治療に大きく役立てられつつある。

〝知識〟ではなく〝思い〟

糖尿病の治療は、食事療法、運動療法、内服薬、インスリン注射、自己血糖測定と、いずれも、患者が自らの手で毎日行わなくてはならない(=セルフケア)。だから、糖尿病と診断されると、教育入院や外来の糖尿病教室といった場で、糖尿病やその治療法などを学ぶことになる。

糖尿病教育を受けた直後は、ほとんどの人が実行し血糖を下げることに成功する(次ページのグラフ参照)。分かれ目は二カ月目あたりからで、一年もたつと約半数の人がセルフケアに挫折するという。

「これまで医療の現場では、挫折するのは『技術的に難しいから』とか『やり方が理解できないから』『治療法を知らないから』などと解釈されてきた。裏返せば『分かればできるはず』。しかし、セルフケアに問題を抱える多くの患者さんと向き合ううちに『必ずしもそうではない』と考えるようになった」と石井部長は言う。

視力の低下している患者が、拡大鏡を使ったり、手探りでインスリン注射を打ち続けているのを石井部長らは知っていた。片手にまひのある患者が、洗濯ばさみで皮膚をつまんだり、腕を壁に押し付けるなどの工夫をしながら注射を打っているのを知っている。「技術的に難しいとか、外的要因が〝壁〟なのではない。やりたいか、やりたくないか。必要だと思えるか、思えないか。始めるか、始めないか」だと。

かといって「やる気の問題」とだけ片付けてしまうわけにもいかない。そこに、糖尿病に悩む人がおり、治療法が分かっているのだから、「どうしたら実行してもらえるのかを考え、手をつけなくては」と。

そこで思い至ったのが「壁は外にあるのではなく、その人の内にあるのではないか」ということ。そして「その人自身が壁をつくっているなら、その人自身で壊すしかないのではないか」と。

〝心の動き〟を見つめる

石井部長らの心のケアへの取り組みは、患者によっては驚くほどの変化をもたらした。だが「症例を学会で発表したら、『先生のところは、素直な患者さんが多いんだね』などと言われ、特殊なケースと思われた」。そこから、医

糖尿病教育後の血糖コントロールの経過

血液検査でグリコヘモグロビンの値をみれば、過去2、3カ月間の血糖コントロール状況が分かる。教育を受けてすぐは、値が低く食事・運動・服薬などのセルフケアができている。しかし、半年、1年と時間がたつとともに値が上昇する人が増えている。1年後には半数の人が挫折するという。

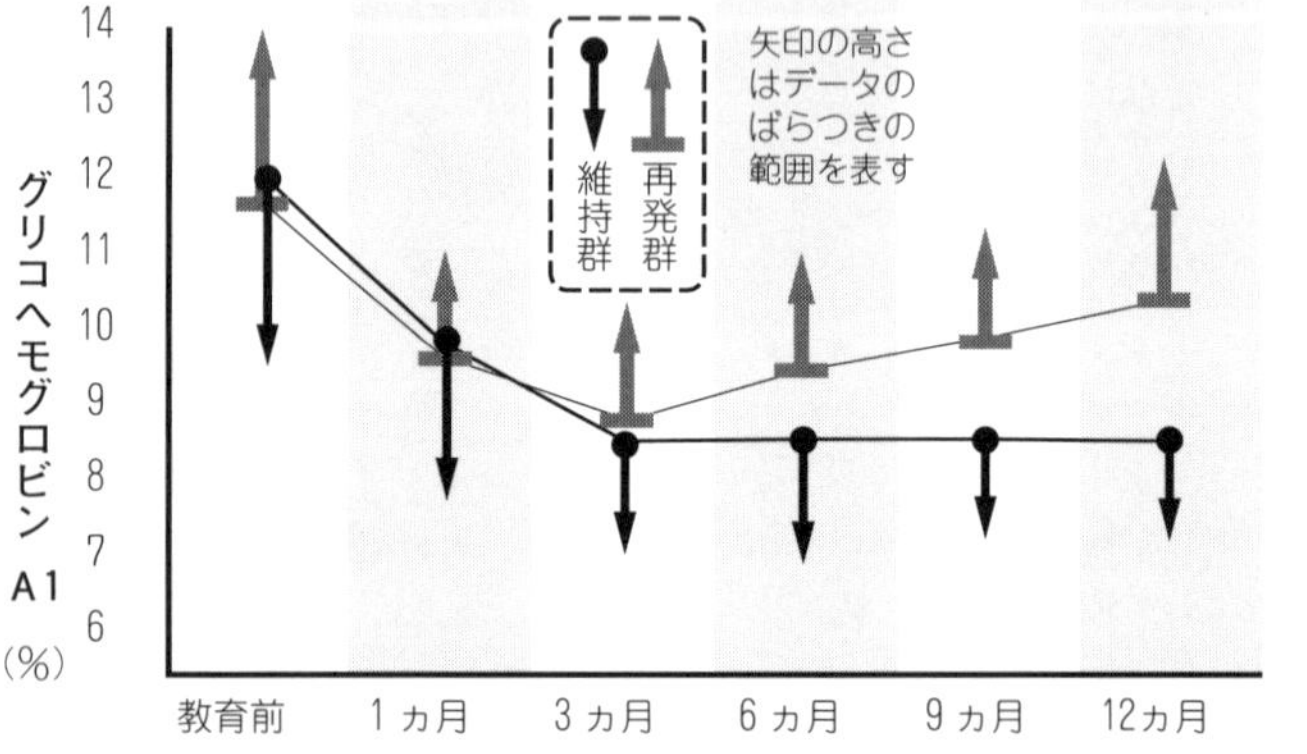

療関係者を納得させられるデータの収集に着手することになった。

医学の領域では『統計学的に証明された事実に基づく医療』ということが盛んに言われている。つまり、ある治療法が有効と納得してもらうには、きちんとしたデータの裏付けが必要。「一人ひとりの事実はもちろんある。だが、もっと多くの人の考え方、感じ方、感情、心の持ち方を聴き取って〝外側〟の壁が高くないことを証明しなくてはと思った」

方法は患者のセルフケア状況や感情の聞き取りと、血糖値など身体状況の結果とを組み合わせるもの。聞き取り調査のためには、ロンドン大学で作られた「糖尿病治療満足度質

PAID - 糖尿病問題領域質問表

糖尿病に関する患者本人の感情を知るための質問表。以下のような質問項目が20あり、それぞれに5段階で答えるようになっている。

（例）

自分の糖尿病の治療法がいやになる。

（↓回答の形式。3を「どちらとも言えない」とする）

全くそうではないし問題ではない	1	2	3	4	5	全くその通りで大変悩んでいる

（以下、回答欄略）

糖尿病を持ちながら生きていくことを考えるとゆううつになる。

糖尿病を管理していくことから脱線したとき、罪悪感や不安を感じる。

糖尿病のせいで独りぼっちだと思う。

糖尿病を管理するために常に努力しつづけて疲れ、燃え尽きてしまった。

石井部長らが外来患者を対象に協力を得られたのは、依頼した人の95パーセント、418人という高率。その結果、誤差1万分の1という統計学的〝確かさ〟で、感情負担度と糖尿病コントロールの関係が確認された。つまり、感情負担度が高いとコントロールが悪く、低いとコントロールがよい。同時にコントロールができているかどうかの側面から見れば、コントロールがよいと感情負担度は低く、悪いと感情負担度が高まるという結果ともなる。

問表」や、同じくロンドン大学の「ウェルビーング質問表（心身〝いきいき度〟調査）」を試すなど手探りが続いた。「いずれも、セルフケアへの満足度が高く、はつらつと生きていることがよい結果につながっていた。しかし、より詳しい関連性がみたくて」。たどりついたのが、米国ジョスリン糖尿病センター・メンタルヘルス部門の「ＰＡＩＤ（糖尿病問題領域質問表）」。石井部長らは、この糖尿病に関する感情だけを調べる質問表の日本語版（前ページのコラム参照）を用いて五百人余りを調査、結果を分析した。

「分かってきたのは、糖尿病に対する否定的な感情が『糖尿病そのものへの抵抗感』『治療への感情』『周囲に対する感情』の三方向に分類できること」だった。そして「年齢や治療法別に、三つのうちのどの領域で感情負担が強いかが明らかとなってきた」と言う。

たとえばインスリン治療では、若い人とそうでない人との間に、はっきりとした差が出てきた。「突き詰めると、『糖尿病のせいで独りぼっちだ』との強い孤独感や、注射を打つことを『友達が理解してくれない』との思いだった。若い患者さんをどうサポートするかの手掛かりとなった」

また、セルフケアがきちんとできている人ほど感情負担度が低く、できていないと感情負担度が高いとの結果が出た。「教育を受けたにもかかわらず『食事療法などまったくしていません。好き放題食べていますわ』と言う患者さんは、これまで『病識がない』とか『身体への気づきが鈍い』などと見なされていた。しかし、ＰＡＩＤの結果では『気楽』なのではなく、非常に『気が重い』のだと分かった」と。「当たり前といえば当たり前の結果。だが同時に、感情負担度が低いほどセルフケアができるとも解釈できた」と言い、感情負担度を下げる取り組み（＝心のケア）がセルフケアの実行に有効なことを示した。

こうした結果は、これまでにもたびたび発表。平成十一年五月に開かれた日本糖尿病学会総会でも、あらためて発表した。「反響はまずまず。ＰＡＩＤを使わせてほしいとの申し出もありました」

ＳＯＳを見逃さないで

「糖尿病ほど、心の動きと体との関係を理解しやすい病気はない」と石井部長は言う。血液検査で分かるグリコヘモグロビンという物質の値は、過去一、二カ月の血糖の平均値を示す。「だから、これまで低かった人の値が高いと『このごろ何かあった？』と聞いてみる。すると『何で分かるの』と言いながらも、『おばあちゃんが亡くなって大変だった』とか、『会社の決算があって』などという答えが返ってくる」と言う。

問題なのは、口ではセルフケアが「できている」と言いつつ、持続的にグリコヘモグロビン値が高い人。「そういう人は心に重いものを持っている。人体は怒りや苦痛、不安といったストレスがかかると、アドレナリンを分泌する。アドレナリンは、身体が激しい運動に即応できるようにエネルギーとなる糖を血中に流し込む。常にストレスにさらされている人は、治療効果も上がりにくい」と言う。

さらに、健康な人は血糖値の上がり方も少なく、状況が変われば血糖値も下がる。しかし、糖尿病の人では一気に五〇ほども上昇し、それが半日以上も続くことがあるという。

「決してストレスだけが原因ではないが、無視はできない。血糖コントロールのうまくいっていた人が、急に血糖値が上がった時は心理状態の悪いことが多い」

精神的な負担の重い状態が続くと、際限なく落ち込んでいきかねない。「食事療法ができないだけで、『自分は駄目な人間だ』と思い込み、高じると『周囲に迷惑を掛ける自分など、いない方がいい』『生きている価値がない』と感じ、『死んだ方がましだ』と思い込む人すらいる」と石井部長。「できないことを数え上げるより、その人の負担となっているものを見つけて、できることを数え上げるようにしたい」と話した。

糖尿病と心のケア……③病を受け入れ共に生きる

周囲の理解と適切な支援を

「燃えつき(バーンアウト)症候群」という言葉がある。本来は、困難でストレスの多い仕事などに没頭してきた人が、突然〝燃え尽きた〟ように意欲を失ってしまうことを指す。同じような現象が、糖尿病の患者にも起きているのではないかと言われ始めている。確かに、一生という長期間にわたっての食事・運動・服薬・自己血糖測定といったセルフケアは、治療への取り組み方いかんでは大変な重荷となる。そして、この重荷と感じる心の動きがさらに状態を悪化させるという悪循環をもたらす。糖尿病とどうつきあっていくか、糖尿病を持つ人をどう支援したらいいのか、石井均部長に話を聞いた。

〝悪循環〟の怖さ

PAID(糖尿病問題領域質問表)の分析結果(次ページのグラフ参照)をみると、「憩の家」で受診した糖尿病患者の半数近くが「将来のことや重い合併症になるかもしれないことが心配」と答えている。次いで、「糖尿病の治療から脱線したとき、罪悪感や不安を感じる」「常に食べ物や食事のことが気になる」の項目が高い数値を示している。

石井部長は「〝燃え尽き〟の項目に該当する人が、米国の結果と比べて『憩の家』ではだんぜん少ない」点を指摘。その上で「それでも、約五パーセントの人が、〝燃え尽き〟の状態にあると答えていることを心に留めてほしい」と言う。なぜなら「まじめで一生懸命に取り組む人ほど、疲れ果て、心の力を失ってしまいやすいから」だと。

〝燃え尽き〟てしまうと、治療によって得られる効果さえも「努力する値打ちのない、取るに足りないものでは」と思い始めるようになるという。ところが同時に「糖尿病に圧倒されて何もできない」と打ち負かされたように感じ、もう一方で「私は糖尿病の治療が十分にできていない」こ

感情負担度の高い項目 〜PAID 日米比較〜

ＰＡＩＤ（糖尿病問題領域質問表）によって調べた、「憩の家」での結果と米国ジョスリン糖尿病センターでの結果の比較。文化は異なっても、糖尿病を持つ人が心に〝痛み〟を抱えている点は共通する。ただ、「④いやになる」と「⑦燃え尽き」の項目では、日米に大きな差がみられ、今後の研究課題のようだ。

【ジョスリンと「憩の家」で心の〝痛み〟の比較】

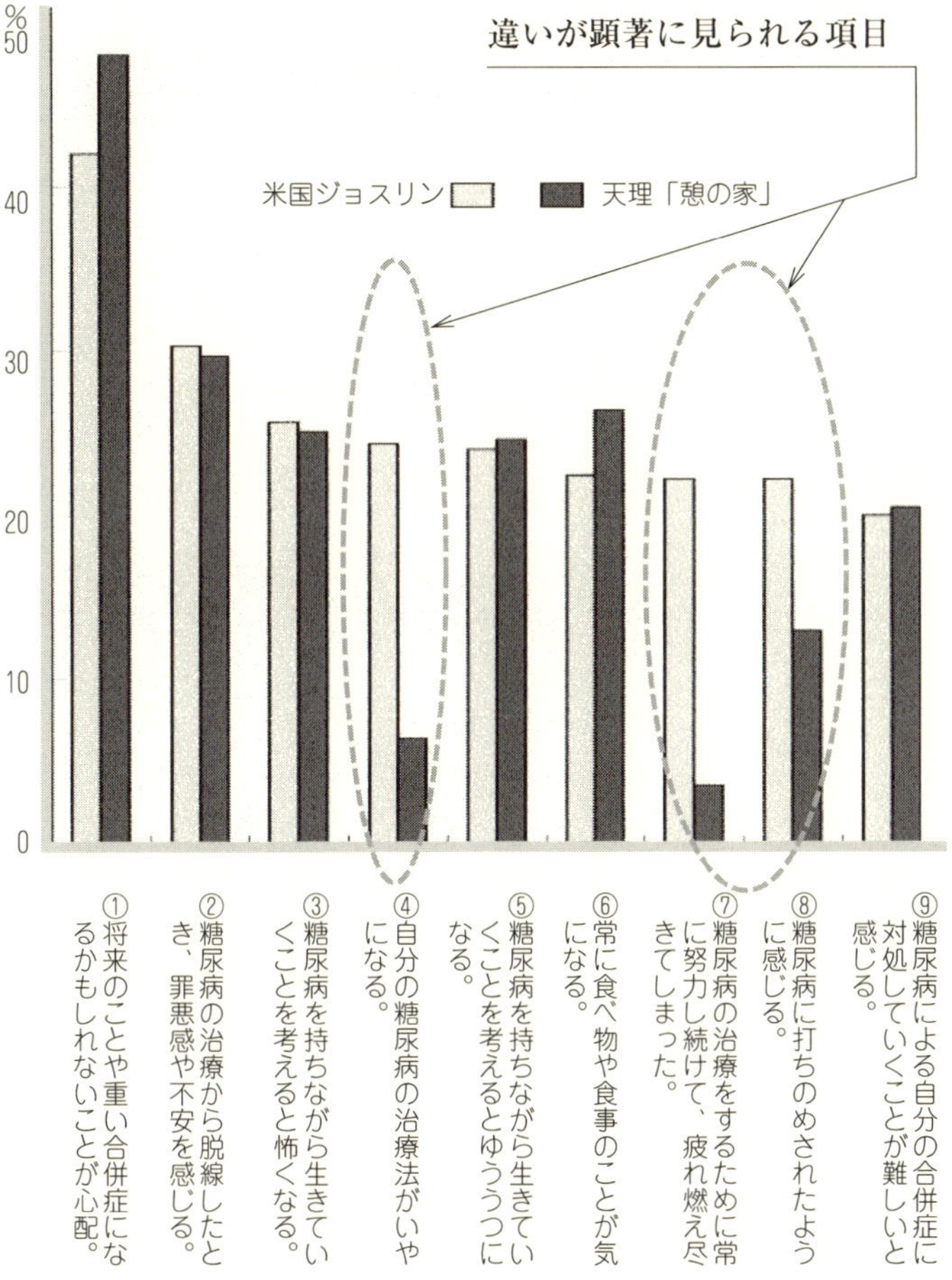

%
50
40
30
20
10
0
違いが顕著に見られる項目
米国ジョスリン
天理「憩の家」
①将来のことや重い合併症になるかもしれないことが心配。
②糖尿病の治療から脱線したとき、罪悪感や不安を感じる。
③糖尿病を持ちながら生きていくことを考えると怖くなる。
④自分の糖尿病の治療法がいやになる。
⑤糖尿病を持ちながら生きていくことを考えるとゆううつになる。
⑥常に食べ物や食事のことが気になる。
⑦糖尿病の治療をするために常に努力し続けて、疲れ燃え尽きてしまった。
⑧糖尿病に打ちのめされたように感じる。
⑨糖尿病による自分の合併症に対処していくことが難しいと感じる。

とを心配し続けるともいう。

かといって、自分自身が変わることについては無力感があり、〝気が進まない〟とも感じる。〝燃え尽き〟状態の心の底には、絶望感や何もできない自分への幻滅・あきらめ・ふがいない思いなどが重く横たわっているのだ。

こうなると「治療が必要であり大切だと分かってはいるけど、私には実行できないし、続けられない」と思い煩うことになる。

石井部長は「程度の差こそあれ、燃え尽きに似た状態はかなり多くの人が持っているはず」と指摘する。この〝燃え尽き〟を心配するのは「この状態では治療が継続できていないから身体症状が悪く、身体症状が悪いから心理状態も悪くなるという〝悪循環〟。そうなれば慢性的な高血糖となり、合併症を起こす可能性も確実に高まる」と言う。

だが「病院に来て、診察を受けている人はまだいい方」とも言う。「治療を放棄し、病院にも来ない人は、心身ともにかなり深刻な状況にあるはず」と。「こうした人たちは、合併症が重くなってからようやく受診する。そうなってからでは、その人自身が治療を始められるためのメンタルケアも難しく、時間のかかるものになる」と言う。

〝気づき〟が大切

〝燃え尽きてしまった〟ら、あるいは〝燃え尽きるかもしれない〟ときには、どうしたらいいのだろうか。

「糖尿病に関する自分自身の複雑な感情に気づくのは、そう簡単なことではない」と石井部長。「まずは、自分が自分自身を、あるいは糖尿病についてどう感じているか、思っているか〝気づく〟というのが第一歩」だと言う。

「そのためには、本心を言える人を見つけることが大切。医師、看護婦、患者仲間、友人……。中でも、生活を共にしている家族の支援が得られるのが最も効果的」と指摘しつつ、「案外これが、一番難しい問題でもある」と言う。

夫婦や親子、兄弟姉妹といった関係では、他人同士よりも感情がストレートに出やすい。「患者本人のためと思って家族が指摘したり、批判することが、患者さんの治療意欲を奪っていることもある」と石井部長は言う。「あれはだめ・これはだめとか、ああしなさい・こうしなさいとか、言われなくても患者さん本人が一番分かっている。それよりも、まず患者さんの胸の内にあるつらさを聞き取ってほしい」と。

〝完ぺき〟は不可能

そして大切なポイントは、「完ぺきは不可能」だということを本人、家族、周囲が理解することだと言う。「血糖を常に完ぺきにコントロールできる人は、まずいない。血糖値が高かったり、低かったりすると、つい『意志が弱いから』とか『怠けているのでは』と周囲が批判することがある。あるいは、患者さん自身が自分を責め、追い詰められた思いになることもある」と言う。

患者を支援するには、まず家族が糖尿病と治療法について、正しい知識を持つことが不可欠。その上で、「自分が糖尿病だったらと、想像する努力をしてみてほしい。多くの家族は患者に対して、常に健全な選択をするように要求しがち。でも、『私だったら、できるだろうか』と考えれば、簡単に批判したり、単なる強制はできないはず」。そうなれば、何がつらいのか、どんな方法で治療を進めたいのか、本人の思いを聞き取りながら、〝求められる援助〟をすることが可能になるはずだ。

〝できること〟から始めよう

「糖尿病の子どもの大きな悩みの一つは、友達と同じようにアイスクリームを食べることができないこと。それが孤立感を生み、ストレスともなる。そんな時、『糖尿病だから仕方ない、あきらめなさい』と言うのではなく、低カロリーのアイスクリームを工夫する。また、どうしてもカロリーのあるものが欲しければ、医師などと相談して追加のインスリンを打つなり、運動をするなどして血糖が上がらない手段を講じることを考えたい」と石井部長は言う。

つまり患者本人も周囲も、単に「糖尿病だからがまん」とか「糖尿病だから、こうしなければ」と考えるのではない。「何ができるか、何が苦痛か……。一人ひとりで異なる思いや生活状況に合わせて、本人が〝できること〟から始めればいい。もちろん、注射を打ったから好き放題食べるということにはならないし、できなければ別の方法を一緒にさがす。そのためにも、本人と周囲と医療スタッフとの信頼関係が大切になる」

石井部長ら「憩の家」のスタッフが糖尿病のメンタルケアに取り組んで、劇的な改善をみた患者も少なくない。その中で、十五年以上も糖尿病治療をしてきて、「憩の家」に来るようになってから血糖コントロールが上手になった患者がいた。彼は、石井部長に次のように語ったという。

——糖尿病は体の病気だけれど、心も病んでいるんです。私は特に医師や家族との関係が難しかった。最初は何を言われても、〝なにくそ〟という気があったけれども、だんだんしんどくなって。やっても、やっても「もっとしっかり」と言われ続けて、疲れてしまいました。でも、ここへ来て「つらいよね、難しいよね、完全になんかできないよね」と言われ、ほっとしたら逆に勇気がわいてきました——。

石井部長は言う。「糖尿病の治療とは、単に血糖をコントロールするのではなく、生活全体を調整していくこと。そのためには〝自分が意義ある人生を送っている〟〝自分がかけがえのない人間である〟との自信と誇り、喜びを持てることが重要」と。

いわば、〝心の向き〟を変えられるかどうか。それは、患者自らの力でしかできないこと。周囲は、その人が自分の足で立っていけるよう人としての誇りを尊重し、心の内を傾聴し、必要とされる部分に手を添えてあげたい。

「重要なのは、心のケアを常に考えること。それが治療へのやる気を高め、精神的な安定と、良好な血糖コントロールをもたらす。心のケアがあってこそ、技術や知識も生きてくる」との石井部長の言葉は、「心一つで人生は変わる」と言っているようにも聞こえる。

児童虐待……現状と背景

脅かされる子どもの命

平成十年度に児童相談所が受けた虐待の相談件数は、約七千件（次ページのグラフ参照）。さらに平成十年の一年間、新聞紙上に掲載された虐待死者の数は百三十一人（「子どもの虐待防止ネットワーク・あいち」調べ）に上る。親の暴力などの犠牲になる子どもは年々増加し、深刻化している。こうした現状とその背景について、『子どもの虐待』（朱鷺書房刊）の著書もある大阪市中央児童相談所の津《つ》崎《さき》哲郎《てつろう》副所長に話を聞いた。

実数は〝氷山の一角〟

津崎副所長は「子どもへの虐待は密室で行われることが多く、周囲が発見できないケースが多い。実際は、この十倍の数の虐待が行われ、死亡していると推測する人もある」と、事態の深刻さを強調する。実に年間千人以上の子どもが、虐待によって死亡している計算になる。「表面に現れているのは〝氷山の一角〟。水面下では多くの子どもが犠牲になっている」と。

表に現れにくい理由の一つに、しつけと虐待の違いが判別しにくいことが挙げられる。「虐待と認識している親は少なく、必ず〝しつけ〟だと言う。しつけとの境界線を見極めるのは難しい」と実情を話す。

「ポイントはしつけの意図。親は教育のためなどと理由をつけるが、それが子どもの幸せや健全な成長発達につながっているかどうか。あくまで子どもの人権という視点から考えるべき」と言う。

児童相談所が受けた相談処理件数

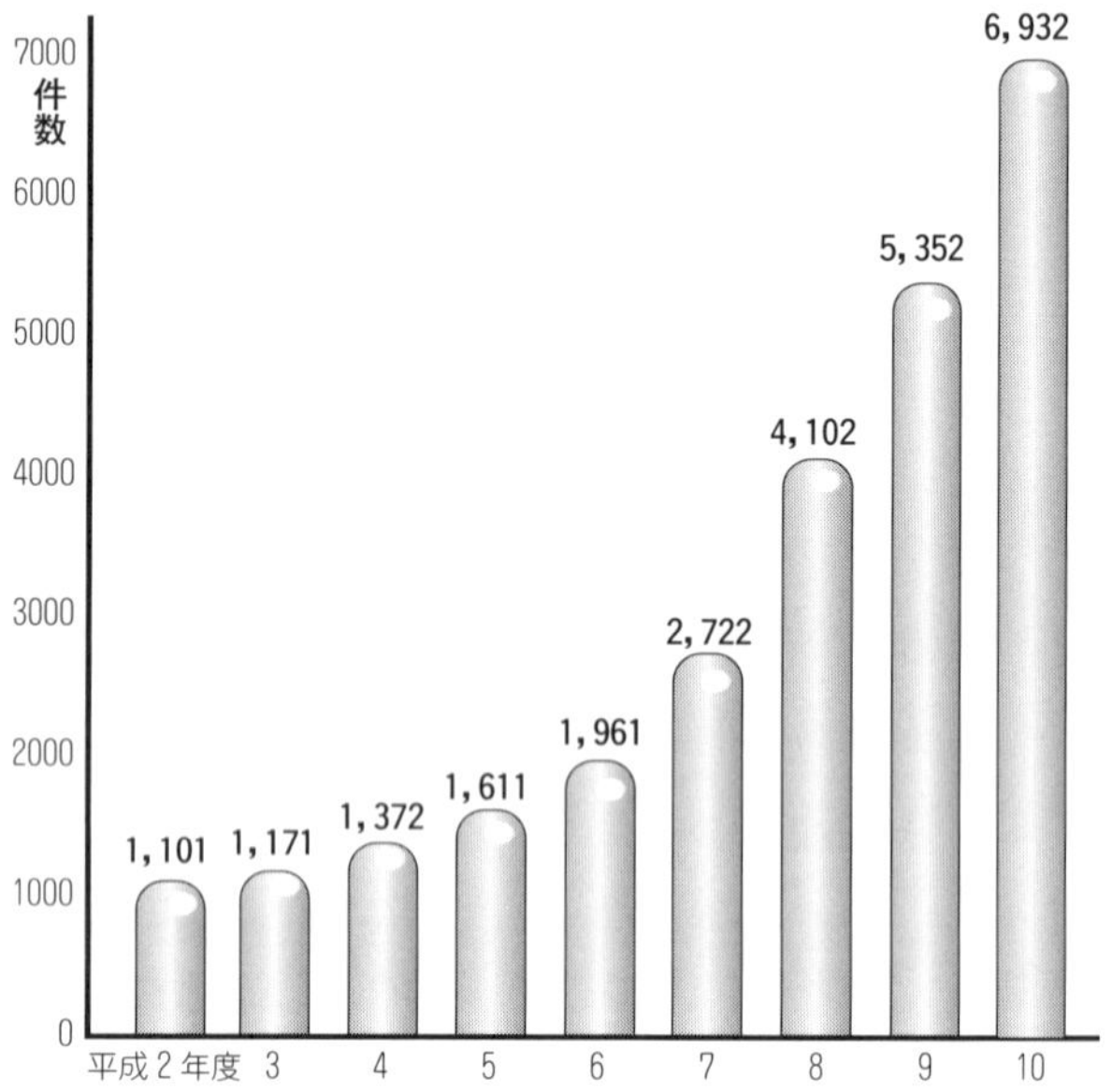

主な虐待者別処理件数（平成10年度）

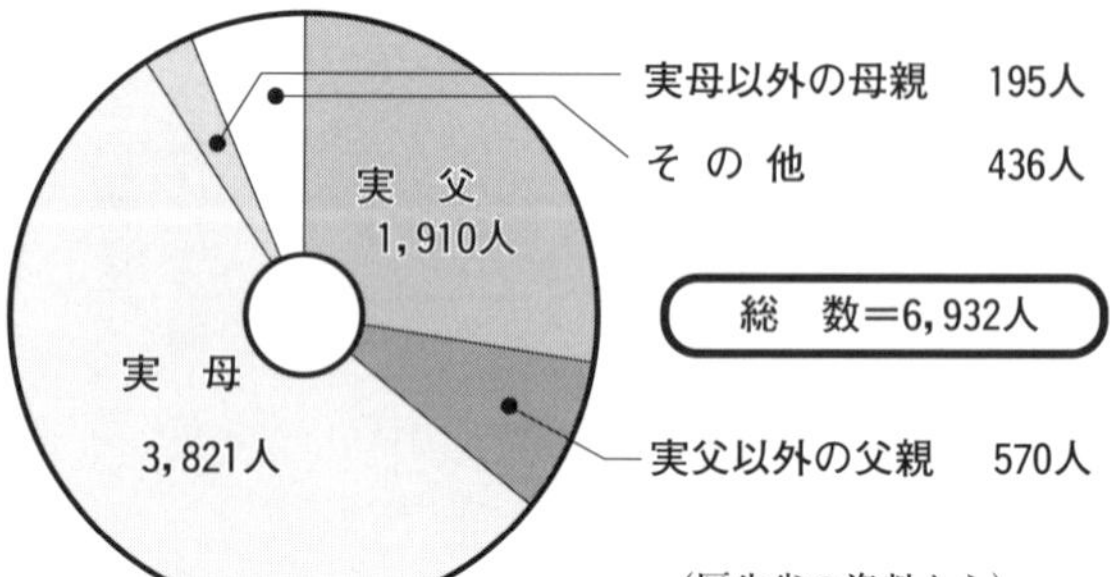

（厚生省の資料から）

虐待の四タイプ

子どもへの虐待は、「親などの養育者が、子どもの心や体を傷つけるような行為や言動」と定義づけられ、四つのタイプがある。

まず「一番多いのは身体的虐待で、子どもに傷あとが残ったり、生命が危うくなるようなケガをさせたり、心身にダメージを与えるような行為」。例えば殴る、ける、首を絞める、おぼれさせる、たばこの火を押し付けるなどの暴行だ。

「次に多いのが、ネグレクトと呼ばれる不適切な養育や、育児の拒否。極端な不衛生状態に置いたり、食事を与えなかったり、医療を受けさせなかったり、学校へ行かせないなど」。これは餓死や事故死などにもつながる。例えば、親がパチンコをしている間に車内に放置して熱死させるといった事故も、これに含まれる。

「三つ目は性的虐待で、父親が娘を対象とすることが多い。近親姦《かん》のほか売春させたり、最近蔓延《まんえん》している児童ポルノの被写体にするなどの行為」。子どもは、こうした性的虐待をだれにも打ち明けられず、心身に深い傷を残すという。

「四つ目の心理的虐待は、兄弟姉妹間で著しく差別したり、おびえさせたり、無視するような態度。例えば『生まれてこなければよかったのに』などとマイナスのメッセージを常に与え続けることなど」と説明する。これらは、子どもの心を深く傷つけ、情緒不安定にさせたりする。

家族に見られる要因

子どもの虐待の加害者は、大半が実母で、実父がこれに続く（前ページのグラフ参照）。津崎副所長は、その要因として「親自身が児童期に愛情を受けた体験が少ない場合が多い」と言う。

特に子どもを虐待する親の中には、自身が虐待を受けて育った場合が少なくない。「子育ての方法は、家庭ごとに文化として継承される。自分が育ってきた過程の中で自然にそれを吸収し、育てる側に立った時、再現される。これはなかなか修正しにくいため、虐待につながりやすい」

これに加えて最近、十代の母親が増えていることも要因の一つ。「彼女らは友達付き合いの延長で、あっさり妊娠し子どもを産む。『まだ遊び足りない』などと、親としての心構えができていない。大人としての成熟が足りず、しかも経済的安定度が低い場合も多い」と言う。

こうした親の人格的特徴として「未成熟、被害感、劣等感、攻撃性、自己中心性などの要素を持つことが多い」と解説。さらに「子どもについての理解が十分でなく、過剰な期待を掛けたり、放置したり、自分本位で操作しようとする」。そして「わが子が親の思うようにならないと、暴力に頼った養育をするようになる」と分析する。

また、「乳幼児期に母子の分離体験があると、情緒的結び付きが乏しく、虐待を誘発する因子になりやすい」とも。例えば、未熟児のため生後数カ月ほど入院して母子が分離状態にあると、自分の子どもという実感がわかず、愛情を感じられなくなることがあるという。

もう一つ、親の要因としてストレスがある。「経済問題や夫婦関係、近所付き合いのほか、若くなくても精神的に親になりきれていない場合、育児によるストレスから暴力へつながる」と指摘する。父親が子育てに協力しなかったり、母親の苦労に対していたわらないことも引き金になる。

このほかに、子ども自身の要因もある。「なつかない、聞き分けがない、発達の遅れなどの特徴や慢性疾患や障害があると、親は対応に追われて余裕がなくなり虐待してしまう場合がある。そして、これが悪循環となる」。これらの要因が複合して、虐待につながっていく。

孤立する家族の支援

こうした家庭は、社会から孤立している場合が多い。津

発見したらまず連絡

子どもの虐待では、早期の発見・対応によって事態が改善する場合も多い。厚生省では虐待の疑惑を感じたら、確信が持てなくても児童相談所か福祉事務所、または保健所に連絡するよう呼び掛けている。

連絡時には、子どもたちのことで気づいたことがあれば、その時の様子やけがの状態も伝える。連絡を受けた機関は、それらを参考にしながら情報を収集する。だれが通告したかを知られないようプライバシーには十分な配慮がなされ、また虐待と決めつけて相手の人を問いただしたりすることはないので、できるだけ協力しよう。

児童相談所では緊急度を判定し、子どもが危険な場合は安全を確保し、親子の分離が必要な時は施設に入所させたり、里親に委託する。そうでない場合は、地域の機関が連携して在宅で家族を支援する。いずれの場合も地域による家族全体への支援が大切と言える。

虐待を受けている子どもに見られる特徴

1. 親といると、おどおどする
2. 落ち着きがなく乱暴
3. 衣類が汚れ、いつも同じ服装
4. 弱い者いじめがひどい
5. 食べ物に関して異常に執着する
6. 夜遅くまで一人で出歩き、家に帰りたがらない
7. 極端な栄養障害や発育の著しい遅れ
8. やけどやけがが多く、原因の説明に不自然な点がある

崎副所長は「親族や近隣との関係が険悪だったり、疎遠だったりすると、気づかれにくく、だれも助けることができない。社会からの孤立は虐待の発見を妨げ、深刻化を助長することにもなる」と強調する（前ページのコラム参照）。

その背景には、核家族化や近所付き合いの希薄化などの社会的な要因がある。「親は、育児などのいろいろな課題に自分たちだけで対応しなくてはならない。しかし、未成熟なためうまくいかず、ストレスがたまる」

さらに「社会生活は便利になったが、子育ては簡素化できず、思うようにいかないことが多い。そうした子育ての手間暇を楽しめる心のゆとりが少ないのでは」と指摘。また、少子化の影響についても「兄弟姉妹が少ないことや周囲に子どもがいないことで、幼い子の面倒を見る経験がないことも要因の一つと考えられる」。

こうした虐待に至る孤立は、特に都市部で多いという。「隣近所のたすけ合いの精神が生きている地域には、虐待は起こりにくい。家族を孤立させないよう公私の両面から援助することが予防になる」

しかし現代は、そういった干渉を嫌う人も多い。「善意だけで援助しようとしても、疎ましく思われることもある。うまくつながりを持てるようなテクニックも必要」。例えば、若者の心をつかまえるような話し方や、説教くさくない言葉掛けが重要だと言う。

「親は子育てで悩んでいる。だから頭ごなしに説教するのではなく、ストレスが減るように、困っていることをまず聞く。親の気持ちを立てながらサポートすることが大切」と。

犠牲になるのは常に子ども。他人の家庭に入り込めないというスタンスではなく、〝社会の子ども〟として守る必要があるようだ。

パニック障害……① 症状と社会的影響

突然に襲ってくる不安と発作

パニック障害とは、十代後半から四十代の男女に急増している精神病理の一つ。その主な症状は、激しい不安が何の前兆もなく胸に込み上げ、同時に、めまいや息苦しさなどを伴う発作が起きる。そして、発作に対する不安や恐怖は、外出や乗り物などへの恐怖に転じ、日常の社会生活に大きな支障を及ぼす。最近の調査では、百人に二、三人の割合で発症の可能性が指摘されている。『パニック障害』（日本評論社、共著）、『不安・恐怖症　パニック障害の克服』（講談社）などの著書がある、心療内科・神経科医の貝谷《かいや》久宣《ひさのぶ》医師に話を聞いた。

本題に入る前に、三十代のサラリーマンの症例を紹介する。

——ある日の会社帰り、いつものように駅のプラットホームで電車を待っていた。その日は別段、仕事でトラブルや心労感があったわけではない。

ところが、なぜか不意に激しい不安が込み上げ、急にめまいがし、動悸《どうき》にさいなまれた。やがて手足は震え、額から冷や汗が流れ、「このまま死んでしまうのではないか」と思えて、その場に立っていられなくなった。

そんな状態を見て、だれかが通報したのか、発作が起きて三十分ほど後、この男性は救急車で病院へ運ばれていた。そのころには心も落ち着き、医師の質問にも冷静に答えられた。早速、心電図や脳の検査を受けたが、診断結果は「どこにも異常なし」だった。

しかし、この男性には、その後も同じような発作が週に二、三回起きるようになり、場所も会社や自宅とさまざま。やがて、駅のホームに立つだけで〝あの時〟の恐怖が込み上げ、電車にも乗れなくなった。友人に相談してみても、「少し神経質すぎるよ」と言われるだけで、理解してもらえない——。

パニック発作とは

何の前兆もなく激しい不安が胸に去来し、以下の症状のうち４つ以上が同時に表れ、10分前後で最高潮に達する。

（１）心臓がドキドキする、心拍数が急増する
（２）発汗
（３）身震い、手足の震え
（４）呼吸が速くなる、息苦しい
（５）息が詰まる
（６）胸の痛み、あるいは胸部の不快感
（７）吐き気、腹部の不快感
（８）めまい、不安定感、頭が軽くなる、ボンヤリする
（９）非現実感、離人感
（10）狂ってしまうのではないかと恐怖にかられる
（11）死ぬのではないかと恐れる
（12）知覚障害（しびれ感、うずき感）
（13）寒気、あるいはほてり

アメリカ精神医学会編『ＤＳＭ-Ⅳ精神障害の分類と診断の手引き』から

※症状は、患者によって少しずつ表現が異なるので注意を要する。たとえば、（９）の非現実感は「周囲が灰色のベールに包まれた感じ」「雲の上を歩いているよう」など。

死をも予感させる不安

先の症例を踏まえ、パニック障害の特徴を貝谷医師は次のように説明する。

まず「この病気の最大の特徴は、何の前ぶれもなく強い不安が胸に込み上げ、同時に激しい発作（＝パニック発作）が起きること」と言う。

この不安感を、体験者は「このまま死ぬかと思った」「頭の中が真っ白になる感じ」などと表現する。しかも、そのような激しい不安を感じる心当たりはない。

だが、胸に込み上げた不安は、自分でコントロールできないほどに高まり、たちまち現実感が薄れ、恐怖と激しい発作にさいなまれる。その病名が示す通り、心身ともに〝パニック状態〟となるのだ。

また、主な身体症状としては、めまい、発汗、手足の震えなど十三項目（上コラム参照）があり、その四つ以上が同時に起こる場合を「パニック発作」と呼ぶ。

「患者の多くは、死の恐怖さえ覚えて病院に駆け込むが、病気の原因は心臓ではなく、また、脳波にも異常が出ないので、検査をしても大抵は『異常なし』と診断される。だ

から、余計に心配を募らせて病院を後にする患者も多い」

なお、この発作は十分前後で最高潮に達し、三十分から一時間ほどで治まる場合が多いようだ。

外出への恐怖

また、貝谷医師は「一度、パニック発作が起これば、数日から数週間の間に繰り返すのも特徴の一つ」と言う（下グラフ参照）。

それも、先のサラリーマンの症例にもあるように、自宅、会社、駅、あるいは、休憩中や電車の待ち時間と、時・場所・状況に関係なく起きる。そのため、パニック障害の患者は、いつ、発作が起きるのかと絶えず不安（＝予期不安）を持つようになる。

また、以前にパニック発作を起こした場所や状況に遭遇すると、その時のことが思い出され、不安と発作を誘発することも多い。先述したサラリーマンが、駅のホームに立つと激しい恐怖感を覚えるというのは、その例だ。

さらに、「パニック障害の患者は、急に助けを求められない状況や逃げることのできない状況を非常に恐れる。その顕著な例が、乗り物恐怖。乗り物の中では、発作が起き

繰り返すパニック発作の頻度

（なごやメンタルクリニックでの421症例から）

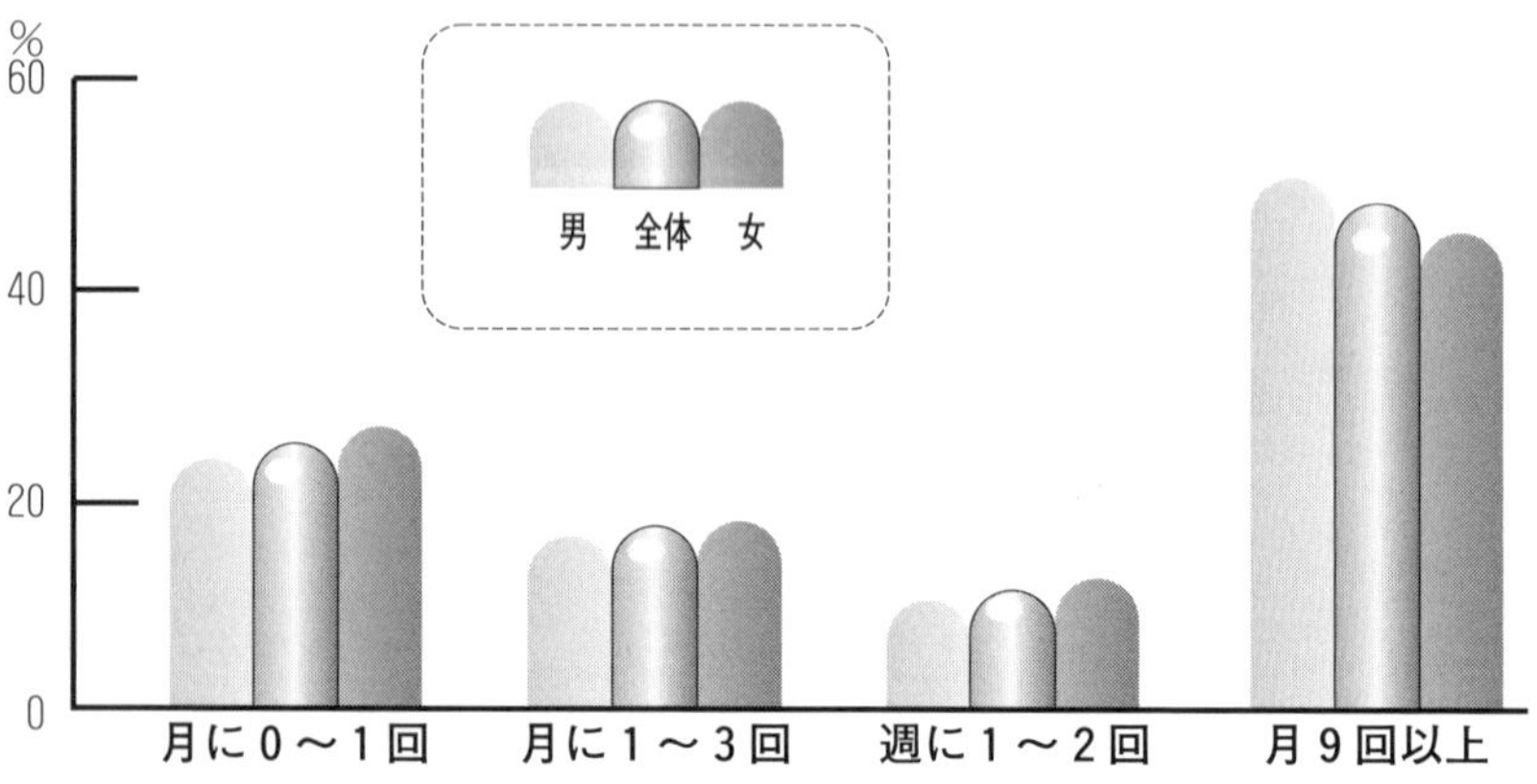

ても隣人に助けを求められず、また、その場から脱出することもできない。その恐怖心から、電車や飛行機に乗れなくなった人も多い」と言う。

そのほかにも、一人で部屋にいる時や、運転中の渋滞や信号待ち、美容室や歯科で長い間いすに座る時など、患者によって恐怖を訴える状況はいろいろだ。いずれにせよ、通勤や通学、対人交際など、当人の社会生活に大きな支障を来すことに変わりはない。

さらに、適切な処置を受けずにいると、うつ状態やアルコール依存症へと進む場合も多い。

自律神経の〝誤作動〟

この発作は、なぜ起こるのか。貝谷医師は「人間の体は隅々まで自律神経が行き渡り、〝もしも〟の事態に備えている。パニック発作とは、いわば、緊急時でもないのに体内に配備された自律神経の〝警報装置〟が誤作動し、体中で鳴り響いている状態」と説明する。

では、何が〝誤作動〟の引き金となるのか。「その原因は、いまだによく分からない。ただし、二つの有力な仮説がある。一つは遺伝的な体質。私が診察した経験では、五人に一人の割合で親族のだれかに、よく似た症状の人がいる。もう一つはストレス。患者がパニック発作を起こした前後の生活状況を詳しく調べると、何らかのストレスが関与している可能性が強い」

パニック障害という病気は、近年はテレビや雑誌などで取り上げられ、名前だけは知られるようになった。しかし、患者の中には他の疾病と思い込み、診療を受け続けている人も多い。もし、これまでに著述した症例の中で、思い当たる節のある人は、念のためチェックを。

パニック障害……② 治療と周囲の対応

正確な病識が早期回復の決め手

パニック障害が、世界保健機構（ＷＨＯ）の「国際疾病分類」（ＩＣＤ－10）に病名として正式に記述されたのは、一九九二年。この疾病を、新聞やテレビで取り上げるようになったのも数年前からだ。
そのため、病識については十分に広まっておらず、誤認から治療や回復が遅れたケースもある。
では、パニック障害の患者は、またその周囲の人々は、実際にどのように対処することが望ましいのだろうか。
前回に引き続き、貝谷久宣医師に聞いた。

パニック障害の患者が、最初にかかった医師から正確な病名を診断されることは、これまでまれであった。

その一因として、患者本人がパニック障害による発作（＝パニック発作）を別の病気と誤認し、他の診療科を訪ねていたことが挙げられる。例えば、胸の痛みを心筋梗塞《こうそく》、発汗やドキドキ感を甲状腺《こうじょうせん》機能障害、めまいや不安定感を側頭葉性てんかんと思い込み、その専門科を受診していたといった具合だ。

貝谷医師も「息苦しさから呼吸器内科や心臓血管内科を、めまいや耳鳴りから耳鼻科や脳外科を、体のほてりから婦人科をと、患者が訴えるさまざまな自覚症状から、いろいろな診療科を訪ねてきたようだ」と言う。

ところが、他の診療科、たとえば呼吸器内科を受診しても、パニック発作による息苦しさは、肺や血管に直接の原因がないので、大抵の場合は「異常なし」と診断される。

そのため、患者は「どこかに重大な病気が隠れているのではないか」と余計に不安を募らせて、ドクターショッピング（＝次々と医者を変え受診すること）に走るケースもある。

他の病気と見分けるポイントを、貝谷医師は「パニック障害による発作の場合、必ず激しい不安を伴う。この不安には理由や誘因もなく、いきなり心の底からわき上がってくる。もう一点は、他の疾病だと確かな診断を下せる客観的な所見がないこと」と説明する。

早期発見、早期治療

さらに、「この病気は慢性化するので、早期発見、早期治療に徹しなくてはいけない。治療は、正しく診断してくれる専門医を探すことから始まる」と貝谷医師。

前回も述べたように、パニック障害の患者は、発作を繰り返すたびに、助けを求められない状況や逃げ出せない状況に対して極度の恐怖心を抱く。そのため、治療を始めるのが遅れると「一人でバスや電車に乗るのが怖い」「病室の前でいすに座って待っているのが怖い」といった恐怖心が高まり、通院にも大きな支障を来す。

また、貝谷医師の調査した結果によると、パニック障害の患者の三一パーセント（調査総数百十六）は、その初診時にうつ状態が見られたという。その多くは、自分の病状や境遇を過度に悲観し、あるいは周囲の無理解に対する孤独感や健常者へのせん望から、うつ状態が誘発されるようだ。

これら慢性化への移行を防ぐには、何よりも早めの対処が肝要である。診療に際しては、まず電話帳やインターネットで精神神経科、神経内科、心療内科などの専門医を調べて必要な情報を収集し、自分に適した医師を探すことか

「不安」と「恐怖」

本文中、たびたび「不安」と「恐怖」という言葉が出てくる。どちらも〝恐れの感情〟を表現しているが、精神神経系の医療では使い分けられている。

まず「不安」とは、「はっきりしない内的感情から生じる恐れ」という意味に使われる。パニック障害では、何の予兆もなく心の奥底からわき上がる「パニック不安」と、発作を繰り返すうちに絶えず抱く「予期不安」の２種類がある。

一方、「恐怖」とは、「外的対象に対する恐れ」と定義される。たとえば、人前に出るのが苦手な「対人恐怖」、高い所を恐れる「高所恐怖」など、日常会話においても同義で使われる言葉は多い。パニック障害の患者は、発作を起こしても助けを求められない状況や、逃げ出せない状況に極度の「恐怖」を感じる。「外出恐怖」や「乗り物恐怖」などが、その例である。

ら始まる。判断基準としては、①インフォームド・チョイス（＝病状を十分に説明し、検査・治療の選択を患者に任せる）で診ているか　②心身の両面から診療することができるか　③病状の変化に応じて、そのつど薬の処方を変えているか——などが目安となる。

外出恐怖の克服

前述したパニック障害の患者が感じる外出や乗り物への恐怖は、通院のみならず生活全般に大きな支障を及ぼす。これを克服するには、どうすればよいのだろうか。

「基本的には、真正面からぶつかって自らの力で解消していくしかない。自分の病状を正しく認識し、外出に際しては、少しでも気持ちをまぎらわせ、リラックスできるよう工夫しなければいけない」と貝谷医師。

不安・恐怖を和らげるには、以下のような方法がある。

●援助の可能性を追求する。たとえば、路上でパニック発作を起こしてもすぐに助けを呼べるよう、少し遠回りをしてでも病院や警察署、友人宅などの前を通る。できるだけ同伴者を連れて外出する、など。

●万が一、発作を起こしても大騒ぎにならないよう配慮する。たとえば、外出は夜間や人出の少ない日を選ぶ。劇場では出入り口、新幹線ではトイレ近くの席に座る、など。

●身体的、精神的な支えとなるものを持参する。たとえば、つえや傘、手押し車、ペットなど。

●気持ちをリラックスさせる。具体的には、乗り物の中で本や新聞を読む。ガムやあめ玉を口にする。ベルトをゆるめる、など。

周囲の対応

最後に、患者の家族や職場の人々の対応を述べてもらった。「パニック発作は短時間（約三十分〜一時間）で治まり、また、身体的な所見がないので、周囲からは『気のせいだろう』『仮病ではないのか』と誤解されかねない。臨床検査で異常が見つからなくても、病気であることに違いはないので、そのことを周囲も理解し、患者本人の気持ちになって対応しなければならない」

また、周囲の人々は、患者の過度な不安や恐怖を取り除くよう配慮することも大切だ。たとえば、「パニック発作は〝死の恐怖〟さえ覚えるほど激しいが、まったく意識を失うわけではない。一例として、患者は『もしも、車の運

支援組織の紹介

現在、パニック障害の支援組織が各地で結成されている。同じ病の仲間として互いに支え合うことを設立の趣旨とし、会報による患者相互の意見と情報の交換を中心に活動を展開している。主な団体と、その連絡先は以下の通り。

●日本パニック障害の会

〠171-0044　東京都豊島区千早４-38-５　パークサイド千川204
ホームページ http://www.din.or.jp/~pdgr/g_headoffice.htm
E-mail=pdgr@din.or.jp

●アゴラ会

〠453-0803　名古屋市中村区長戸井町１-19
ホームページ http://www.mirai.ne.jp/~panic-om/
E-mail=panic-om@he.mirai.ne.jp

●同・九州支部

〠814-0104　福岡市城南区別府６-16-31
ホームページ http://member.nifty.ne.jp/agora/agoraq.html
E-mail=TAE 00722@nifty.ne.jp

転中に発作を起こしたら……』と心配することもあるが、発作が原因で実際に交通事故を起こすことは、まずない。だから、パニック障害だという確かな診断があるなら、周囲の人々は患者を勇気づけ、運転への恐怖感を和らげるよう配慮することができる」と言う。

もし、実際に患者が発作を起こした場に遭遇した時は、次のような点に留意したい。①発作が自然に治まるまで無理な対処をせず、むしろ症状を受け入れる　②深く息を吸い込ませ、呼吸の速度をゆっくりと整えさせる　③発作中の症状の種類と程度、出現する順序などを観察し、細かな点まで書き記す　④症状が軽くなってきたら、これから何をするかを考えるよう仕向ける、など。

◇

他の病気と同様、パニック障害も早期治療と周囲の理解・対応が、回復への大きなカギとなる。貝谷医師も「外出恐怖やうつ状態が著しく見られない患者なら、それほど治療が難しいわけではない」と言う。

症例に心当たりのある人は、決して〝難病〟とあきらめず、治療・回復への第一歩を自信を持って踏み出そう。

DV（ドメスティック・バイオレンス）……夫や恋人からの暴力

女性の心身を傷つける〝権力〟の行使

近年、夫や恋人から女性への暴力が問題になっている。アメリカでは、年間二百万件以上の深刻な被害が報告されており、重大な犯罪と認められている。日本でも、平成九年に東京都が行った調査によると、三人に一人の割合で身体的暴力を受けた経験を持っており、二人に一人が精神的暴力を受けているという結果が出た（次ページのグラフ参照）。こうした問題について、日本ＤＶ防止・情報センター（神戸市東灘区）で被害女性の相談を受けている川畑真理子さんに話を聞いた。

夫婦げんかではない

ＤＶは直訳すると「家庭内暴力」。最近は特に女性に対する暴力を指し、「親密な関係にある男から女へ振るわれる〝権力〟の行使と定義づけられる」と川畑さん。「昔から混同されるが、単なる夫婦げんかではない」と強調する。「けんかなら夫婦が対等な関係だが、ＤＶでは強い男が殴り、弱い女が我慢してこれを受ける。腕力や経済力など多くを持っている方が暴力や権力を振るう。支配する側と、される側がはっきり分かれる」とＤＶの構造を解説する。

暴力の種類については「殴る、ける、首を絞めるといった身体的暴力のほかに三つある」と言う。一番多い精神的暴力では「激しいけんまくで怒鳴ったり、役立たずとののしったり、無視するなど。『実家の親に暴力を振るう』と脅すことも。緊張や恐怖で一日中、神経を使うようになる」。

次に、性的暴力は「避妊に協力しないことや、性行為を力づくで強要したり、中絶を強要するなど。女性が『ノー』と言えないよう圧力をかける」。さらに、経済的暴力

夫やパートナーからの暴力経験

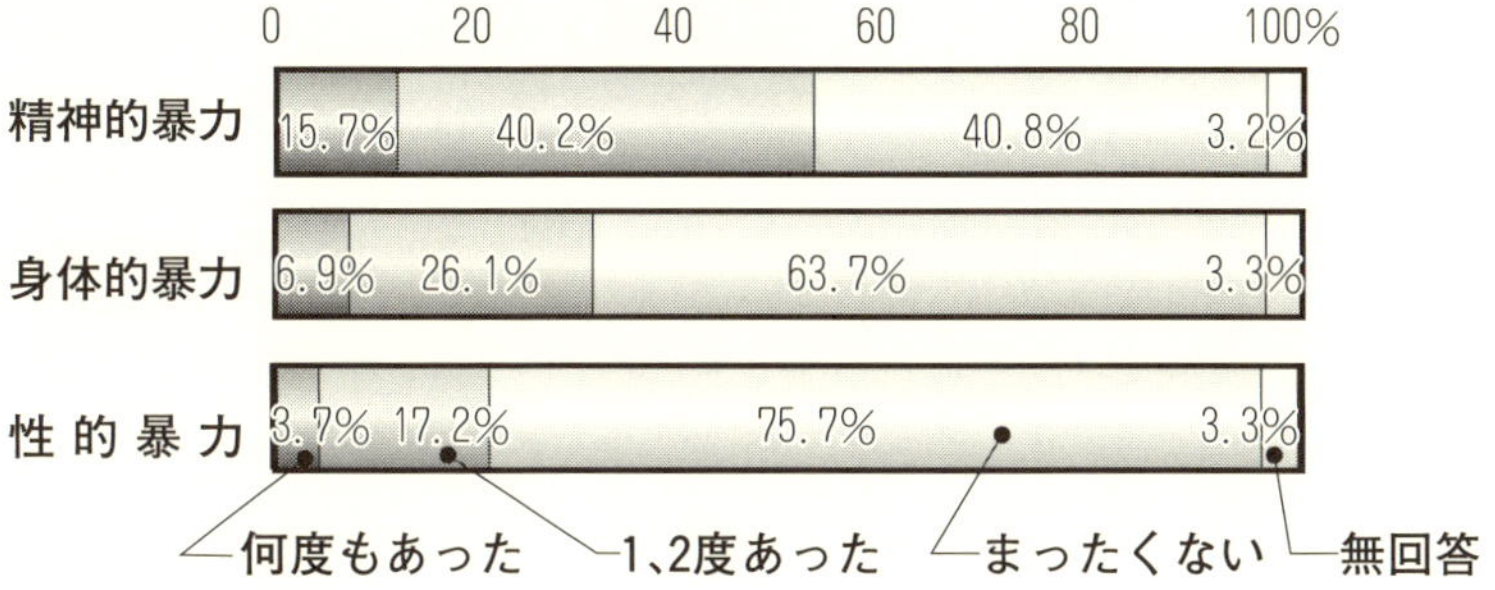

これは東京都が平成９年に都民2819人から回答を得た実態調査。夫やパートナーのいる女性の約６割が「何らかの暴力を受けた」と回答した。このうち、立ち上がれなくなるまでのひどい暴力を受けた女性が3.1パーセントもいた。

日本ではまだ、家庭内の問題として外に出さないため表面化しにくく、社会でも夫婦の問題として干渉しない風潮にある。未然に防ぐためにも、男性だけでなく女性自身も不当な暴力であると意識を変える必要がある。

もあり「生活費を渡さなかったり、一日千円などと少額しか渡さないなどの締め付けをする」。これに関連して外で働かせなかったり、実家や友人との付き合いを制限するなど、社会的な行動を管理・制限することもＤＶに含まれる。

心身に多大な影響

こうした暴力を受け続けると、どんな影響が表れるのか。川畑さんは暴力を受ける女性の感情について「身体的暴力に伴う痛みと恐怖感。いつ暴力が振るわれるかという慢性的な不安。自分にも悪いところがあるのではという自責感、無力感」などを挙げる。「長いサイクルの暴力の中で、こうした感情が繰り返されると、女性の感情は鈍磨し、傷ついていることにさえ気づかなくなる。行動の抑制や自責感から自信を喪失し、男性の言うこと以外の行動は、怖くて何もできなくなる」と分析する。

川畑さんによると、「これらの心の障害は〝複雑性ＰＴＳＤ〟と認識される」。ＰＴＳＤ（心的外傷後ストレス障害）とは、事故や激しい災害の後、時間を置いて心に表れる障害。「〝複雑性〟は、単一の外傷的事件の場合とは異なり、長期間かつ逃げられない場での暴力を繰り返し受けることによるストレス障害で、計り知れないほど深いトラウマ（心の傷）になる」。さらに「多くの場合、不安神経症やパニック障害、抑うつ状態などの心の障害を伴う」と話す。

また、夫婦間に子どもがいる場合、事態はさらに深刻だ。「父親から子どもが暴力を受ける場合のほか、被害を受ける母親が、自分より弱い子どもに暴力を向けることもある。また、父親から母親への暴力を止めることができず、子どもも自信をなくし抑うつ化する。精神不安から、多動症や意欲の低下などの影響が表れる」

母親への暴力を継続して見る子どもは、どのような心になるのか。「常に家庭の中で緊張し、女性は支配する対象だと刷り込まれたり、父親と同じ方法でしかコミュニケーションをとれなくなり、暴力でイライラを発散するようになる。また自信の喪失から物事を自分で決められず、コントロールされることに安心感を覚えるようになる。このため女の子の場合、父親と同じような人と結婚することが多い」と、暴力の〝世代間連鎖〟を指摘する。

「このほか、大人になって社会に適応しづらくなる〝アダルト・チルドレン〟や、思春期になって母親に暴力を振るうなどの例もある」と付け加える。

なぜ暴力を振るうのか

暴力を振るう男性にはどんな特徴があるのか。「特に際立った特徴はない」と川畑さん。「年齢、職業、学歴、年収などによって特徴はなく、外では評価も良く温和な人と言われている人や、社会的地位の高い職業の人が、家庭内では暴力夫であるケースも相談では結構ある。それだけ暴力は顕在化しにくい」と言う。

さらに、性格的な特徴としては「コミュニケーション能力が不足している。自分の思いや感情を伝えることが苦手な男性が多い」と。仕事をバリバリこなす優秀な営業マンが、自分のことになると寡黙になる人もいる。「彼らは自分の行為を暴力として認識していないため、しつけや愛情表現だと言う。言葉で伝えようとせず、暴力に頼る。妻は〝自分のもの〟であり、自分の思うようにならない妻が悪いという意識がある」と指摘する。

だが、男性も切れ目なく暴力を振るっているわけではない。「多くの場合、暴力の後に男性は謝る。そして優しい言葉を掛けて、仲良く暮らす。だが、それが続かずにまた暴力を振るうという悪循環を繰り返す。やがては暴力と暴力の間隔が短くなり、激しさも増す」
加えて、暴力を受ける女性の心理として「謝られ、優しくされることで、期待したり、自分にも悪いところがあった、上手に世話をしなくては、などと考える」。また「周囲に打ち明けても『殴られる妻の方が悪い』と言われることで自責の念を募らせる。彼女たちは耐えることで自己の存在感を感じている。また、経済的に自立できない、子どものことを考えると父親は必要、などと考えるため、夫から逃れることができない」と説明する。

こうした暴力の背景については「男性の慢性的なイライラによって、何でもないことが引き金となるが、その原因は家の外でいい顔をするために生まれるストレス」と川畑さんは分析する。「男性優位社会では、男は子どものころから〝男らしさ〟を強要される。自分の弱さを出せず、そのストレスに耐えられない男性は、女性に対する暴力として吐き出し、弱さを隠す」と。

また「女性も、耐え忍びサポートするのが〝女らしさ〟だと刷り込まれているので、男女とも〝らしさ〟に縛られている」とも。

否定せず自立を支援

それでは被害を受ける女性の心をケアするには、どうし

暴力をやめたい男性のために

ＤＶに関する相談は、全国の女性相談所や女性センターで扱っている。最近では男性のための相談所や、脱暴力への取り組みも行われている。例えば「メンズセンター」では、男性が暴力をやめるためのワークショップが実施されている。そうした機関を紹介する。

●男のための非暴力研究会／男の非暴力ワークショップ

メンズセンター(Mens Center Japan)

大阪市中央区石町2–5–8大阪屋中之島ビル301号

TEL FAX 06-6943-1850　E-Mail =GZR 03004@nifty.ne.jp

●「男」悩みのホットライン

TEL 06–6945–0252（第１・３月曜日午後７時～９時）

●妻（恋人）への暴力をやめたい男性のための自助グループ

メンタルサービスセンター

東京都練馬区豊玉北4–26–13–310　TEL 03-3993-6147

●ＤＶ防止プロジェクト

E-Mail =QYZ 11751@nifty.ne.jp

たらいいのか。「自尊心を回復することが大切。『あなたは悪くない。怒ってもいい。嫌だと言っていい』と言ってあげること」と川畑さん。「『私の時はもっとひどかったから、それぐらい耐えなさい』とか、周囲から夫の暴力の事実を否定するようなことを言われると、一層自信をなくし、暴力の受容を助長するので絶対に言わないこと」と言葉を強める。

「暴力を受け続けた女性が新しい生活で安心を得ても、常に不安や孤独感を抱え、従うことに慣れて、いつも緊張している方が安心するというケースが多い。普通の感覚に戻るためには、長い時間をかけてあらゆる場面で、その人のそのままを認められることが必要」と言う。経済的自立とともに「自分で考えて行動できるように、その人自身を肯定することが大切」と、精神的自立の支援を強調する。

一方、男性に対しては「素直に自分の感情を出してもいいと、〝男らしさ〟によって苦しんでいる自分の気持ちに気づくようなサポートをする」と。また「なぜ怒っているかを考えられるようになれば、自分の怒りをコントロールできる。自分の思いを暴力でなく、言葉で伝えられるよう練習すること」とも。

ややもすると、女性はこうした問題を〝ウチ〟の問題として隠しがち。「恥ずかしくも悪くもないから隠さなくていい。まず信頼できる人に相談すること。相談を受けた人は我慢を促したり、責めたり、否定しないこと。自信を持てるよう肯定し、まず相談機関の存在を教えてほしい」

高齢者虐待……①実態と背景

高齢社会にひそむ闇《やみ》

日本の六十五歳以上の人口は約二千八十万人。また、在宅の要介護高齢者数は約百万人で、そのうち寝たきりのお年寄りは三十一万人を超える（平成十年厚生省調べ）。かつてない高齢社会を迎える中、介護疲れなどからの高齢者虐待の問題が浮上している。日本労働組合総連合会（連合）が平成六年に全国の要介護高齢者を抱える家族にアンケートを行ったところ、一六・四パーセントの人が虐待経験があると答えている。こうした現状と背景について、高齢者虐待防止研究会代表の大國《おおくに》美智子《みちこ》・花園大学教授に話を聞いた。

無抵抗の高齢者が被害

高齢者虐待防止研究会は、平成七年度に全国の在宅要介護高齢者に関するアンケート調査を実施。診療・相談窓口四千百五十カ所から千百八十三事例が報告された。

大國教授は「介護する家族の三割強が、お年寄りを憎んでいるというショッキングな報告もある。虐待は年々、確実に増加している」と深刻な現状を明かす。

では、虐待にはどんな種類があるのか（次ページのグラフ参照）。

「まず殴る、けるなどの身体的虐待。ひどい例では骨折させたり、体を拘束するなどがある。次に挙げられるのが介護など日常生活上の世話の放棄」。これは介護の拒否など高齢者の健康維持、日常生活への援助がされない場合を指す。「三つ目が心理的虐待で、『死んでしまえ』と言ったり、侮辱するなど言葉によるいじめ。四つ目は年金を渡さなかったり、お金を取り上げる経済的なもの」。さらにまれな例だが、「反抗できないお年寄りに、性的ないたずらをする性的虐待もある」。このほか、「うつ状態や『生きた

虐待の種類別割合

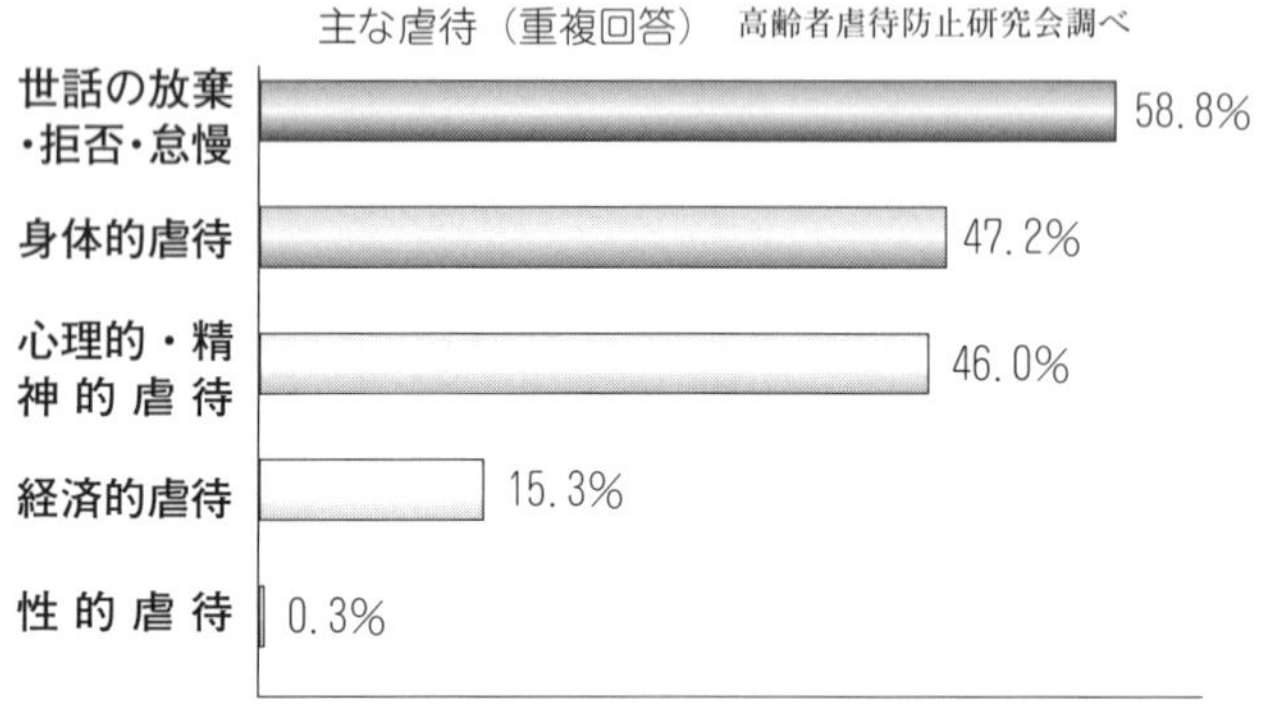

世話の放棄が一番多く、身体的虐待と心理的虐待がこれに続く。これらの虐待は、重複して行われていることも多い。虐待発見までの期間は、事例にかかわってから３カ月までが５割強。１年以上を要したのはほぼ４分の１で、期間が短いのは世話の放棄で、長いのは経済的虐待だった。

くない』と言っているお年寄りを、見て見ぬふりをする放任もある。悪いと知りながら放っておくケース」を付け加える。

これらの虐待は嫁姑《しゅうとめ》のけんかやいじめを含まない。「寝たきりと痴呆《ちほう》が半数ずつで、明らかに弱者に対して行われるのが虐待」と説明する

高齢者や家庭に与える影響

虐待が高齢者や家庭に与える影響について、大國教授は「言葉の暴力などによって心理的不安定または孤立に陥り、日常生活に支障を来す。おびえなどの精神症状が表れることもある」と。さらに進んで「虐待を受け続けた末に、死亡するケースも。日本では高齢者の自殺率が高く、虐待によるものもある」という。自分が育てた子どもや嫁に虐待され、おびえと不安の中で死んでいくことになる。

家庭内への影響では「事例で見ると、孫の大半は父母につく。今の二十代までの若者は親を大事にするという観念が低く、母親がその親を虐待しても悪いことと思っていないのでは」と。さらに「ひいては、寝たきりや痴呆になる方が悪いと、親の虐待を当たり前と感じることにもなる」と指摘する。「そうして育った子どもが将来、自分の親を虐待する恐れもある」

また、虐待をするのは長男の嫁が多いと言われる。「実際に介護に当たるため、どうしても多くなる。怖いのは介護もしないのに虐待に及ぶ子どもや配偶者がいること」とも。「近親者は子どもの虐待と同じように、『自分の親を殴って何が悪い』と高齢者を私物化してしまうのでエスカレートしやすい」。身体的虐待では配偶者や息子が多く、世話の放棄や精神的いじめは息子やその妻が多いようだ（左グラフ参照）。

種類別の虐待者の続柄

全体的に嫁による虐待が多いが、配偶者からのケースも増えているという。これは高齢者だけの世帯が増え、「老人が老人を看る」状況が増えていることを示している。

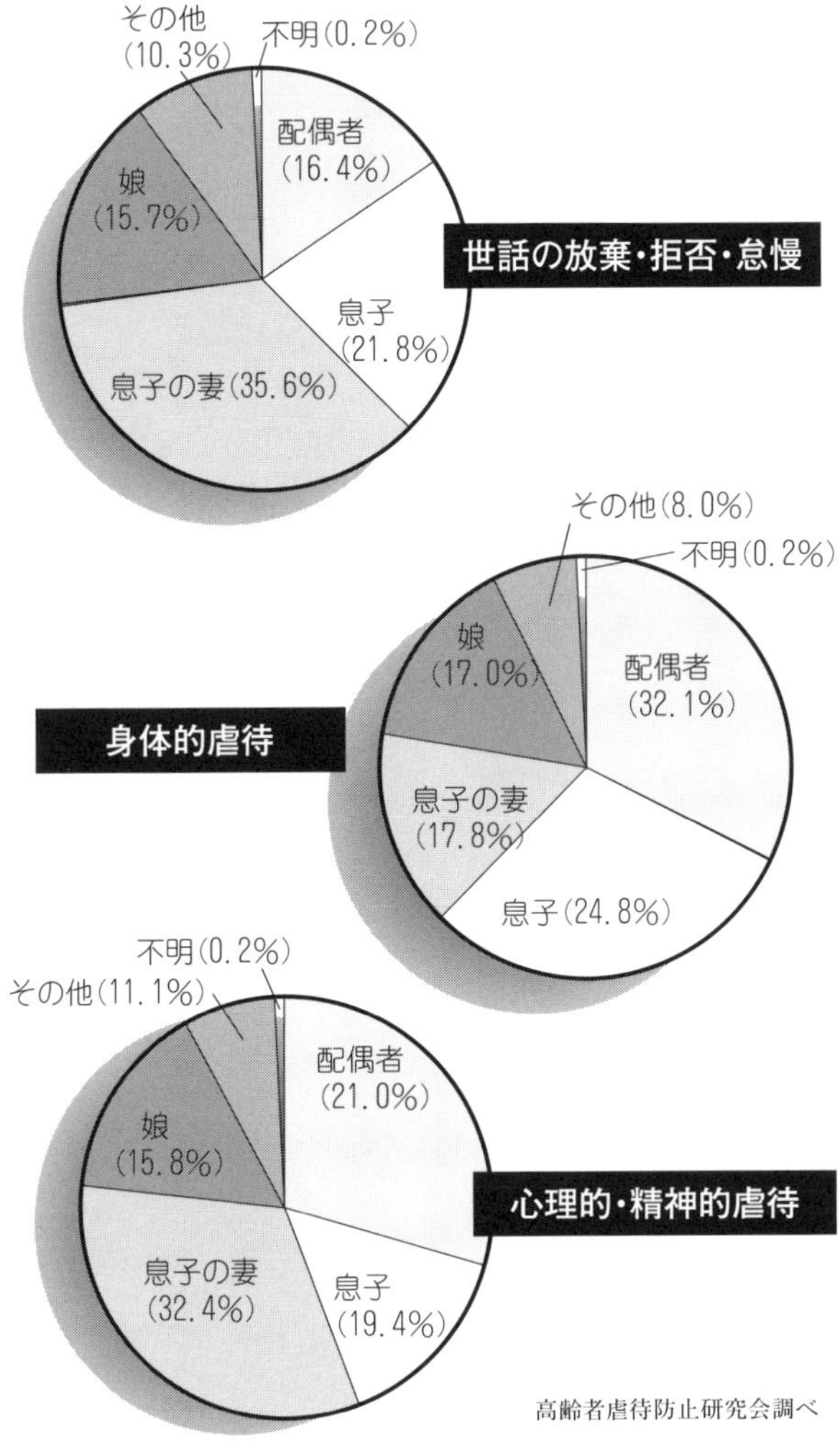

高齢者虐待防止研究会調べ

ストレスと人間関係から

「虐待に至る原因のほとんどが〝介護地獄〟によるストレス」と大國教授。「痴呆による問題行動や重介護などにより精神的苦痛、ストレス、不安が蓄積する」とし、「その多くが悩みやストレスを一人で抱え込んでいる」と話す。具体的には「排尿介護による睡眠不足や、痴呆の場合に、言うことを聞かないことに対して、ついイライラして衝動的になる」などの悩みがある。

また、介護者自身の問題では「身体的な大変さや病気などの健康障害も要因になる。性格上、失禁などを嫌う潔癖症だったり、自分だけが犠牲になっていると感じる被害者意識、完ぺきにしなければと、やり過ぎて負担になる」などを挙げる。

このほかに「過去、介護を受けるまでの長い期間にあった人間関係の問題が、かかわっている場合がある」と述べる。「例えば、嫁姑や親子間での問題が土台にあると、虐待につながりやすい。つまり、お年寄りが介護を受けるようになって立場が逆転し、過去の人間関係から虐待に及ぶ」と。

さらに虐待を引き起こす誘因について「介護者が一人で、ほかのだれもがのぞかない〝密室介護〟だと起こりやすい。ホームヘルパーなどの第三者が介入しないと、虐待は次第にエスカレートする」と話す。

高齢者側に問題がある場合もある。「高齢者に感謝の様子が見られない、反抗的、無気力・意欲なしなどの問題。例えば、動けるはずなのに食事を部屋まで持ってこさせたり、リハビリすればまだまだ動けるのに努力しないなどがあると、虐待につながりやすい」とも。

特に日本のお年寄りは、こうした虐待の事実を表に出したくないという意識を持つことが多いという。「『だれかに話すと余計いじめられる。見放されると困る。家を離れたくない。世間体を考えて』などの理由から、黙ってなすがままになっている。このため発見が遅れ、虐待が繰り返される」

虐待の社会的背景

大國教授は、こうした虐待が増加した背景の一つとして長寿化を挙げる。「医療や公的サービスが行き届いて、お年寄りの寿命が延びた。高齢者の絶対数が増えるとともに、寝たきりや痴呆の高齢者数も増加。お年寄りの面倒を見る期間は、大正時代ではせいぜい五年だったのが、今では二十年にもなる」。介護する期間が長引けば、それだけ疲れやストレスがたまる。

また、介護保険についても言及。介護保険制度は、ホームヘルパーの利用や施設の入所など、これまで税金でまかなわれてきたお年寄りの介護を社会保険で行う、〝社会全体で支える高齢者介護〟。介護サービスを申請すると、〝要介護認定〟を受けて段階に応じたサービスが受けられる。

しかし、「『高齢者は社会が面倒を見るべき』という認識が生じる可能性がある。サービス不足で介護を受けられないと『なぜ私が介護しなければならないのか』との意識から、家族からも社会からも面倒を見てもらえないお年寄りが生まれ、虐待につながる危険性も考えられる」と危惧《きぐ》する。

「社会的介護は当然あるべきだが、心まで無くしてしまわないように。家族や隣近所による人間愛やたすけ合いと並行して、バランスよくサービスを受けることが必要」と話す。

大國教授は「特に個々が孤立した都市社会では、近隣社会のつながりが希薄化している。周りの目があると虐待は起きにくいし、地域同士の支え合いやたすけ合いがあると虐待は起こらない」と説明する。

高齢者虐待……② 発見と予防

人との交わりで心をほぐす

子どもの場合と同じく、高齢者への虐待も表に現れにくい。高齢者虐待防止研究会の調べによると、虐待が始まって発見に至るまでの月数が七カ月を超える例が四分の一あった。虐待を発見し、防ぐにはどうしたらよいのか。前回に続き、大國美智子・花園大学教授に話を聞いた。

人権意識の低さ

高齢者を虐待する人は、どんな意識を持っているのか。「特に、人権意識の低い人が多い。そうした人たちの多くは、自分が虐待をしているという認識がない」と大國教授。同研究会によると、虐待を自覚しているのは全体の三分の一に満たなかったという。

極端な例を挙げると「お年寄りが朝四時ごろ起きてゴソゴソし、外に出たがるので庭に出し、玄関と門にかぎをかけて室内に入れないようにする」「庭で排泄《はいせつ》を失敗した時は、外の水道を使って流す。その際、動かないよう手を水道管に縛る。ストッキングで縛ると跡が付かない」など。「いずれの場合も罪悪感がなく、『こんなことは虐待に入らない』『痴呆《ちほう》なので、これしか方法がない』などと言う」と大國教授。

また「痴呆で外出癖がある場合、一部屋に閉じ込めるとますます興奮し、不安を抱き、悲しさが増す。介護者が一緒に付いて歩けばいいのに、そうした考えには至らない。場合によっては『私以外に、だれがあなたの面倒を見るの

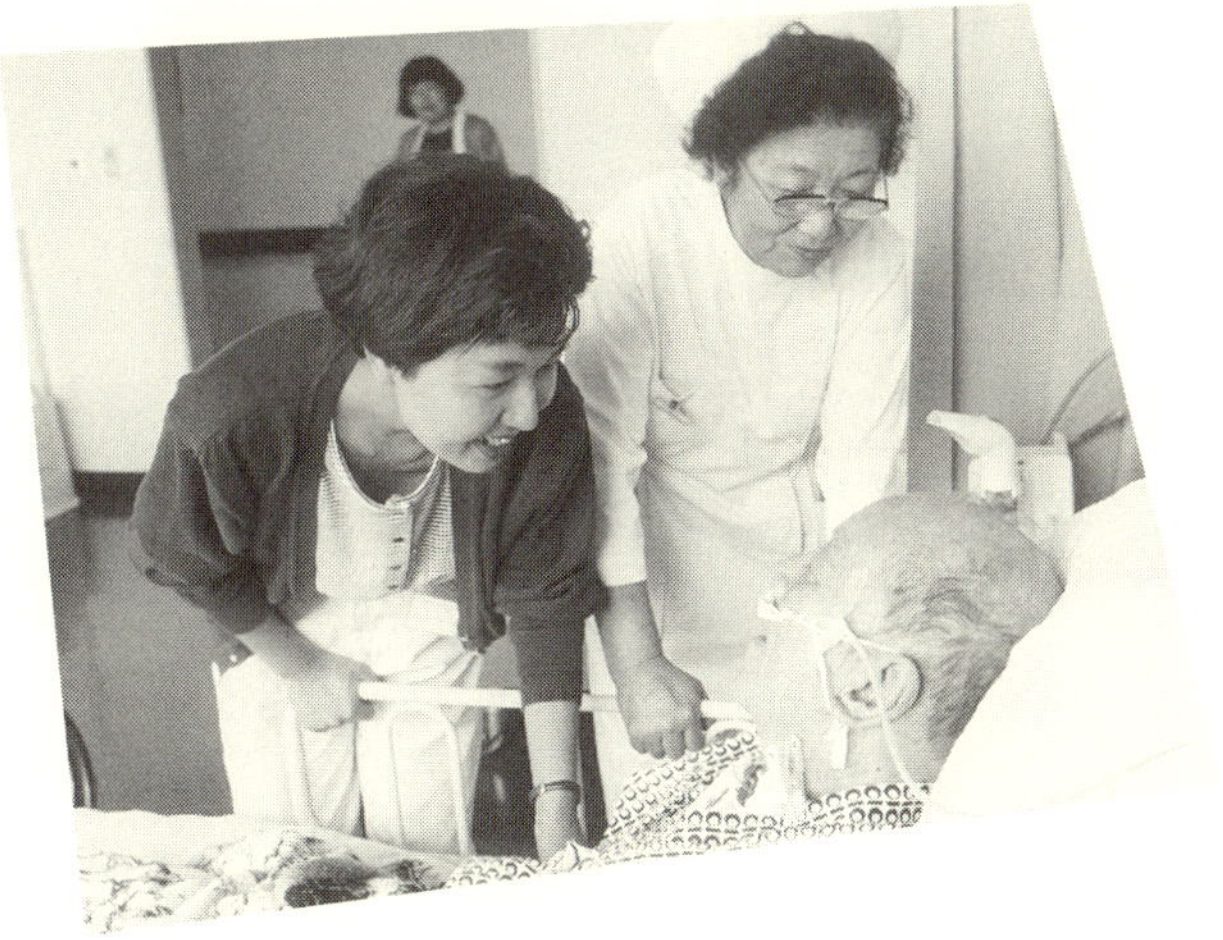

よ』と反論する」。

かぎを掛けて閉じ込めるのもお年寄りにとって良いこと、〝しつけ〟として必要、ととらえている人もいるという。

虐待者の性格については「衝動的なタイプや陰湿ないじめタイプがある。また、虐待の後に謝りはするが、また繰り返す人もいる」と付け加える。

〝密室介護〟を避ける

虐待が露見する場合は、虐待されている本人やその家族と、保健婦や民生委員といった周囲からの訴えや情報提供がほとんど。しかし前回も述べたように、表面化するケースは少ない。「〝密室介護〟にならないよう、その家にかかわることが第一。状況を観察した上で『虐待』と判断するしか方法がない」と大國教授。

それでは、家族や第三者が虐待の事実を突き止めるには、どういう点に気を付けて観察すればいいのか。「まず、体に不自然な傷跡やあざが無いか。わきの下やあごの下、内またなど、普通ではできないような所にあざがある場合は要注意。また、指のような形であざになっている場合も、虐待と疑っていい」と解説する。

介護者の悩みやストレスの原因

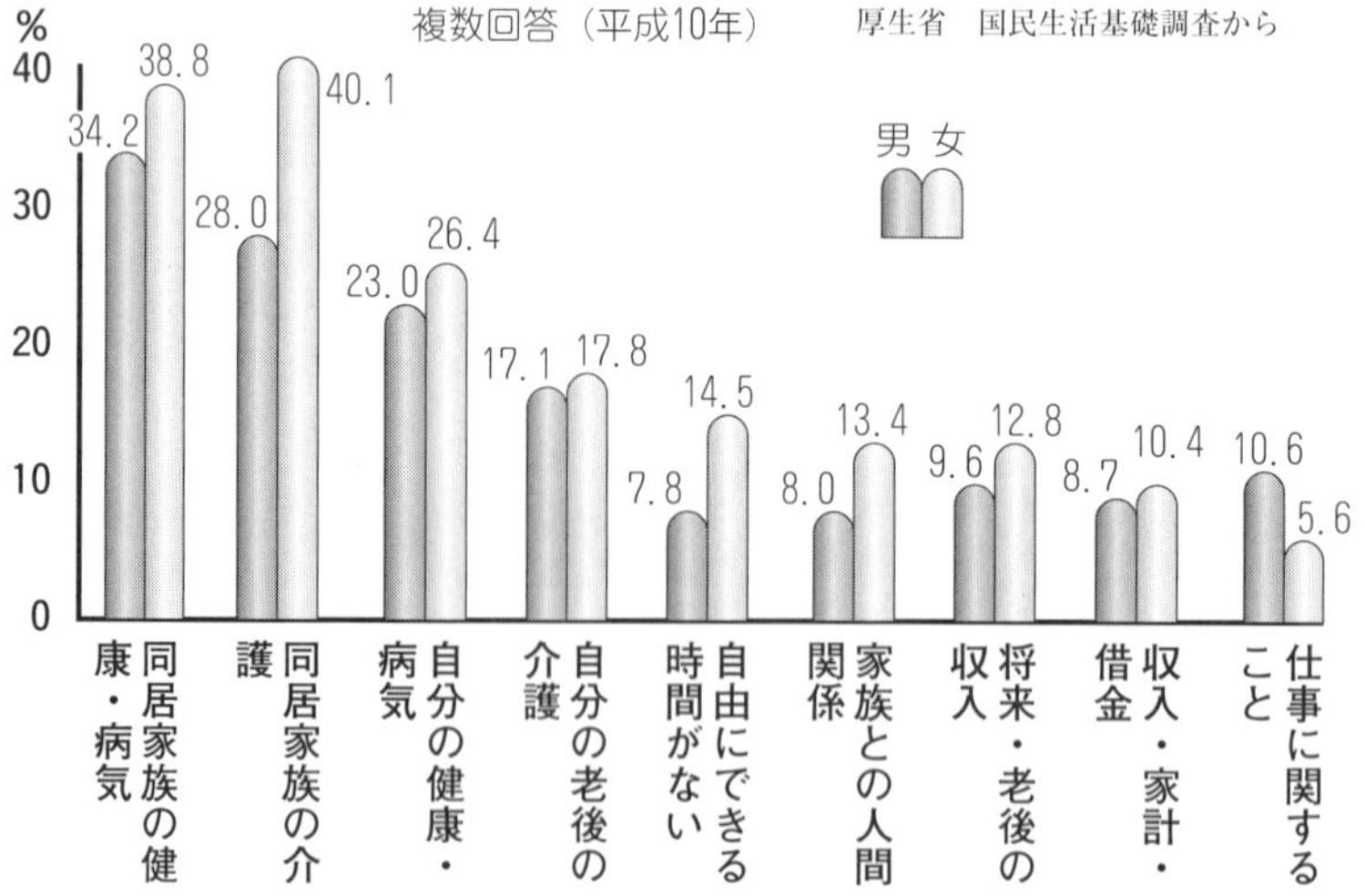

グラフは、介護者の悩みやストレスの主な原因を示したもの。厚生省によると、65歳以上の要介護者や寝たきり者を介護する人の約７割が「悩みやストレスがある」と答えている。これらの悩みをだれにも打ち明けられず、ストレスが蓄積していくと、ついには虐待につながる。こうした悩みはだれにでもありえること。普段から隣近所や友達など語り合える人を持つことが必要と言える。

体以外の変化では「高齢者が虐待者の前でおびえたり、無口になる場合は注意。例えば、デイサービスから帰る時、家に近づくほど落ち込むなど。ほかの人といる時と比べて、高齢者の感情に落差が出てくる」と説明する。

前回述べたように、虐待は身体的なものばかりではない。「心理的虐待を受けている場合は、おびえが強く、虐待者本人の前でなくても落ち込んでいる姿が見える。また、もともとおとなしかった人が反抗的になることもある」と。さらに「介護放棄では、おむつがぬれたままだったり、食事が与えられず、日に日にやせ衰えていく」などを挙げる。

疑わしい時は、専門機関に相談する。「各市町村の保健婦が、虐待に限らず高齢者介護の問題を担当しているので、まずは保健所や保健センターに相談するとよい。ただし、最初から『虐待だから来てもらいたい』ではなくて、健康管理という形で様子を見に来てもらうのがいい」。その上で「本当に虐待があるのか、家族はどう考えているのか、さぐりを入れてもらう。虐待だと認識していない場合は、少し指摘するだけで治まることもある」と。

サービスの利用

介護疲れしないために、介護サービスを受けるのは必要。「だが、なかにはサービスの利用法を知らない人や、サービスを受けるのは恥ずかしいと考えている人もいる。日本では、お年寄りの介護はその家で全部するべきという考え方が根強いので、サービスの利用について知ってもらうことは大切」と大國教授。それでもデイサービスやショートステイなどに預けた場合、「お年寄りがかわいそう」などと言われるのではと、他人の目を気にして一人で抱え込む人もいる。「だれにも福祉を受ける権利があると言ってい い。介護保険は、保険料を納めるので医療保険と同じ。堂堂と、申請をしてサービスを受けるといい」と勧める。

具体的には、どのようなサービスが虐待の解決につながるのか。「例えば、睡眠不足によるストレスが原因で虐待につながる場合は、夜間だけホームヘルパーに来てもらい、おむつの交換をしてもらうなど。訪問指導をはじめヘルパーの派遣やデイケア、入浴サービスなどを受けることで負担を減らせる」と説明する。

これらのサービスは老人ホーム付属の在宅介護支援センターなどで相談を受け付けているほか、社会福祉協議会からもヘルパーを派遣してもらえる。「いずれも市役所の高齢者福祉担当課などで、まず地域で利用できるサービスを教えてもらうといい。痴呆や寝たきりの場合は、地域によって社会福祉協議会などに〝介護者の家族会〟があり、お互いに悩みを話し、情報を交換し合える」という。

このほかに〝高齢者一一〇番〟などの電話相談もある（次ページのコラム参照）。「虐待してしまいそうだと自覚がある人は匿名で相談できるほか、防止のための情報も教えてくれる」と。とにかく一人で抱え込まず関係機関に相談したり、サービスを受けることが虐待の抑止力になる。

周囲の支えが虐待を防ぐ

民間や公的サービスのほかに、地域社会でできることはないだろうか。「虐待を防ぐにはサービスや〝家族会〟だけでなく、隣近所や趣味などの共通の認識をもったグルー

虐待の主な電話相談機関

日本高齢者虐待防止センター
℡0424-62-1585（月曜13時～16時）

老人虐待予防・支援センター
℡03-3357-7073（木曜17時～20時、土曜14時～18時）

大阪後見支援センター
℡06-6764-5600（月曜～金曜、10時～16時）

シルバーハラスメント防止110番
℡078-842-1357（木曜13時～16時）
℡0797-35-3030（金曜13時～16時）
℡0798-51-2207（土曜13時～16時）

プ、友達や実家などで支えることが大切」と大國教授。「虐待を止めるのでなく、少しでも介護者のストレスを和らげるように支援すること」と強調する。例えば、お年寄りの面倒を代わりに見て、気晴らしに買い物に行ってもらうなど。「負担を軽くするだけでなく、『友達でさえ支援してくれるのだから、自分も頑張らなければ』という気持ちを起こしてもらえれば」と言う。

その第一歩は、介護者との付き合いから始まる。「日ごろの付き合いができると、世話をする人の気持ちや、高齢者と介護者の関係といった話も立ち入って聞けるようになる。相手が本音を言えるような雰囲気をつくり、悩みや不満などを聞くだけで、ストレスは随分と和らぐ」

本音を話してくれたときは、頭ごなしに責めないこと。「相手のつらい立場を理解し、慰めることで心がほぐれる。同じような経験がある場合は、それを話すとよい。『私の場合もそうだった』と経験を話し合うことで、ストレスや悩みが軽減する」と説明する。「何とかして虐待を止めなければ」と一生懸命になるより、その人が虐待を起こさないような方向に心を向ける手助けが必要だ。

大國教授は「今まで日本人はこうした問題に対し、『他人の家庭には入り込めない』と見て見ぬふりをしてきた。そうではなく、人ごとでないという意識を持ってかかわり、支援することで解決の道が見えてくる」と話し、人と人との交わりの大切さをあらためて強調した。

アルツハイマー病……①ぼけの20パーセントは治る病気

早期診断で適切な対処を

六十五歳以上の六パーセント、八十五歳以上では四人に一人という「痴呆《ちほう》」。なかでも、その半数とも、一説では三分の二以上を占めるともいわれるアルツハイマー病は、原因不明で決め手となる治療法もまだ見つかっていない。しかし、その多くが数年から数十年かけてじわじわと進行するところから、脳の細胞が壊れ始めた早期に診断がつけば、生活改善や服薬などで進行を遅らせることができるかもしれないと言われている。「痴呆予防ドック」を開設し、そうした早期診断に取り組んでいる津生協病院の笠間《かさま》睦《あつし》内科医長に話を聞いた。

全国に百四十万人

現在、国内の痴呆《ちほう》症患者は百四十万人。人口全体で見ると百人に一人という、かなり深刻な事態だ。

三重県津市の津生協病院では、平成八年に国内初の試みとして「痴呆予防ドック」を開設したが、その理由の一つが「脳ドックでアンケートを取ったら、一割の人が『痴呆症ではないか』と心配して来ていたため」と笠間医長。他の病院でも「物忘れ外来」などの名前で、痴呆症への取り組みが始まりつつある。

「痴呆」は医学用語で、一般には「ぼけ」と表現される。「痴呆」の定義は「知的機能の障害により、日常生活や社会生活が営めなくなった状態」。食事をしたこと自体を忘れて「嫁がご飯を食べさせてくれない」と言ったり、自分でしまい込んだのを忘れて「お金を取られた」と騒いでみたり。症状によっては、家族や近隣の人々とのトラブルに発展することすらある。

笠間医長は「『痴呆』と混同されやすいものに、加齢による『良性老人性物忘れ』があるが、こちらは『なかなか覚えられない』とか『なかなか思い出せない』といったものので、知能の障害は認められない」と説明する。「『痴呆』では、記憶力の低下に加えて、計算力、判断力といった知能障害が起こるため、日常生活に支障を来す」

しかし、アルツハイマー病の初期症状は健忘（物忘れ）。「物忘れがひどくなると、本人も周囲も『ぼけ』ではないかと心配になる。単なる物忘れだけでは痴呆症とは言わないが、それが生理的な老化によるものなのか、痴呆症の初期症状なのかを見極めることが必要になってくる」。そこで生まれたのが「痴呆予防ドック」「物忘れ外来」などの試みだという。

痴呆症は一つではない

「痴呆症と思われているものの中には、治療によって治るものもある」と笠間医長。「アメリカでは、治療可能であるのに治らないと誤診されるケースが二〇パーセントも報告されている。代表的なものは、うつ病、アルコール依存症。また『正常圧水頭症』といって、脳の中に水（＝髄液）が多量にたまってくる病気や、頭部に軽い打撲を受けた後で頭蓋《ずがい》内に徐々に出血がたまり、急速に『ぼけ』が進んだように見える『慢性硬膜下血腫《けっしゅ》』などがある。これらは手術によって、かなり改善することが多い」と言う。

急速に「ぼけ」が進んだといった場合も注意が必要だ。「痴呆症の中で圧倒的に多いアルツハイマー病では、急に起こることはまずない。また、脳梗塞《のうこうそく》や脳内出血が原因で起こる脳血管性痴呆も、急激に発症することはまれ。急に錯覚や幻覚、軽い意識障害などを起こす時は、『せん妄』の疑いもある」と。

せん妄は「発熱による脱水、肺炎などの感染症、けが、突然の環境変化や配偶者の死去といった精神的なショックによって起こることもある」と笠間医長。「きちんと受診して、原因を見極めて対処すること。不安感が強いので、身近な人が付き添い、安心感を与えてやる必要がある」

また「飲んでいる薬が原因で、せん妄を来すこともある」と笠間医長は言う。代表的な薬は、パーキンソン病の薬、睡眠剤、精神安定剤、うつ病の薬、てんかんの薬、脳代謝賦活《ふかつ》薬、胃潰瘍《かいよう》の薬、血圧の薬、制吐薬など。これらの薬をいたずらに怖がる必要はないが、突然様子がおかしくなった場合には、可能性の一つとして考えてみてもいい。

このほかにも「痴呆症状を呈しながらアルツハイマー病や脳血管性痴呆とは異なる病気は少なくない」と言うから、

「ぼけたかな」と思った時には、まずきちんとした診断を受けることが必要だ。

アルツハイマー病とは

では、アルツハイマー病とはどんな病気だろうか。「一九〇六年にドイツの精神科医アルツハイマー氏が新しい病気として発表したもの」と笠間医長。患者は五十一歳の女性で、物忘れがひどく、場所や時間も分からない。異常な行動が目立つようになり、幻覚もあり、発症してから四年六カ月で死亡している。

「その脳を解剖すると、強く萎縮《いしゅく》し、しみのような斑点《はんてん》が広がり、神経細胞がもつれて無数の小さな玉のようになっていた。この『脳の萎縮』『老人斑』『神経原繊維変化』の三つの特徴を併せ持つ痴呆をアルツハイマー病と呼ぶようになった」。

その後の研究から、まずアミロイドという特殊なタンパク質の沈着によって老人斑ができて、その後に神経細胞のもつれが起き、神経細胞が急速に減り始めて痴呆症状が出てくるという。脳が萎縮し始めるのは、痴呆症状が出た後。これらにかかわる物質も、解明されつつある。

アルツハイマー病患者と正常者の脳の比較

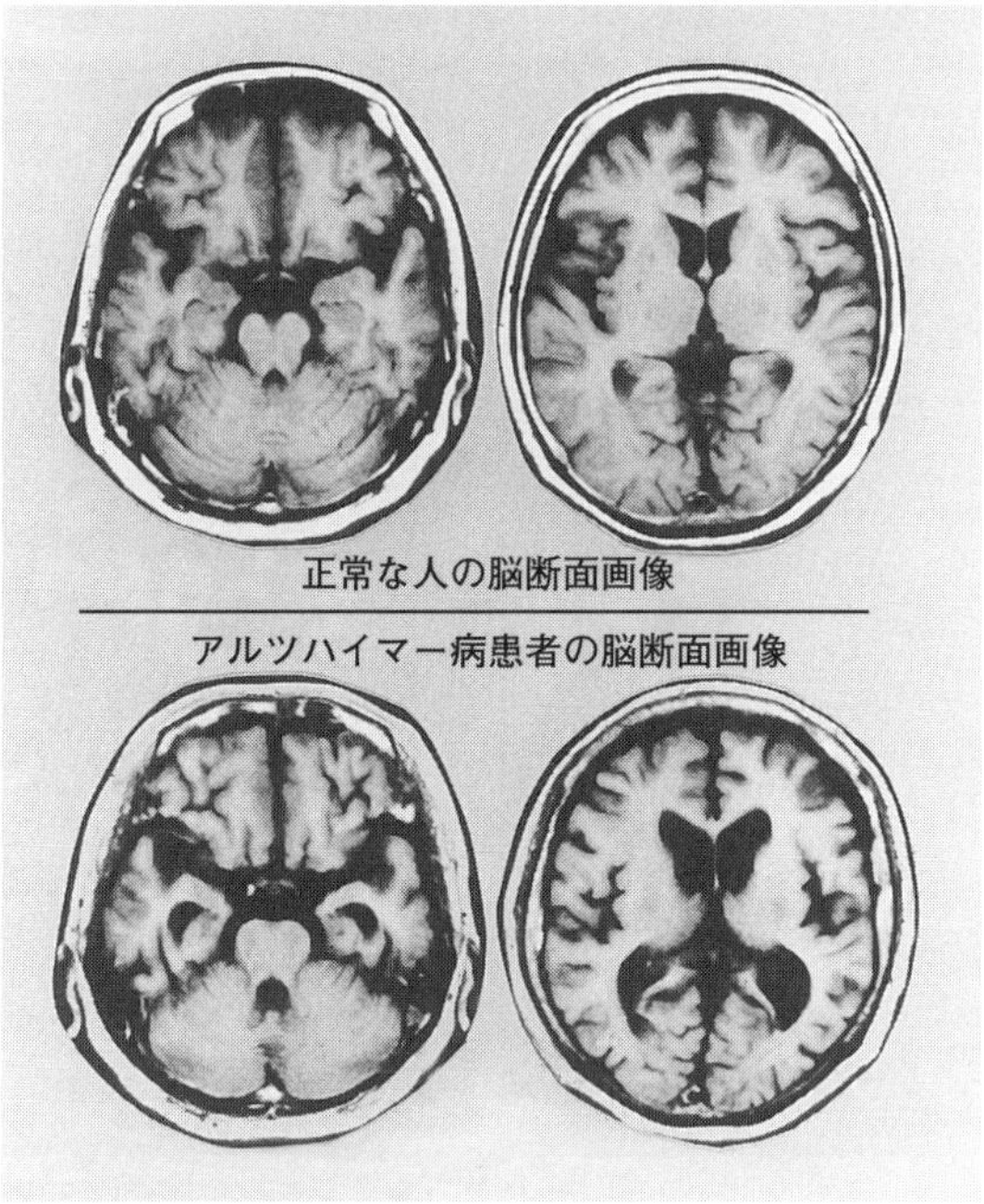

上）正常者（61歳女性）のＭＲＩ
加齢に伴って、通常、多少の脳の萎縮は見られる
下）アルツハイマー病患者（63歳女性）のＭＲＩ
脳溝（脳のしわ）が太く開いており、脳室（中央の黒い部分）も大きくなっており、脳の萎縮がはっきり見て取れる　【画像：津生協病院　笠間睦医長提供】

痴呆を検査する

「痴呆予防ドック」などでは、痴呆症があるかどうか、またその程度はどのくらいかを判断するのに、いくつかの検査を組み合わせて用いる。よく使われる検査法の一つに「改訂長谷川式簡易知能評価スケール（ＨＤＳ－Ｒ）がある。「おかしいかな」と思ったら、さりげなく応用してもいいかもしれない。９項目の合計で評価し、満点は30点。20点以下は「痴呆の疑いあり」とされる。【笠間睦著『ぼける前に読む「ぼけ」の本』（技術評論社刊）から】

● **質　問**

①「あなたの年齢はいくつですか？」
＝２歳までの誤差は正解とする。正解で１点。

②「きょうは何年の何月何日、何曜日ですか？」
＝年・月・日・曜日、それぞれ各１点。

③「今いるところは、どこですか？」
＝自発的に答えられたら２点。自発的回答がなければ「家？　病院？　施設？」などと尋ね、正解すれば１点。

④「これから言う三つの言葉をすぐに言ってみてください。梅、犬、自動車」
＝正解１つにつき１点、全部できれば３点。直後に「後で聞きますから覚えておいてくださいね」と言って、⑤⑥の質問を続ける。

⑤「100引く７？」
＝93と答えたら１点、答えられなければ０点でここでテストは終了。
正解したら、**「93引く７は？」**と質問し、86と答えられたらもう１点。

⑥「今から言う数字を逆から言ってください」
＝６、８、２→２、８、６と答えられれば１点。答えられなければ、このテストは、ここで終了。なお、３桁《けた》が正解できたら、同様に４桁で言わせ、正解ならもう１点。

⑦「先ほど覚えておいてくださいと言った三つの言葉を、もう一度言ってください」
＝梅、犬、自動車という言葉が自発的に出れば各２点。自発的に出てこない言葉には「植物」「動物」「乗り物」とヒントを出し、思い出せば各１点。ヒントを言っても思い出せなければ０点。

⑧五つの物を見せて、隠し、何があったかを答えてもらう（鉛筆と消しゴムなど関係の深いものは避け、例えば時計、カギ、タバコ、ペン、硬貨など）。
＝言えれば、１つにつき１点。

⑨「野菜の名前をできるだけ多く言ってみてください」
＝10秒待っても答えが出てこなければ終了。５個までは０点。６個から１つにつき１点で、10個なら５点。重複して答えた場合は点数を入れない。

「しかし、今のところ原因の解明にまで至っておらず、根本的な治療法はない」と笠間医長。「現段階では、早期に診断がつけば、治療によって多少なりとも進行を遅らせる可能性が出てきた」ところだと言う。

では、アルツハイマー病はどのように進行するのだろうか。

「最初の兆候は、軽い人格の変化や不安、抑うつ、睡眠障害など。平均発症年齢は五十二歳」と。「高齢者の場合、加齢とともに頑固になっていくなどというのは、ごく普通に起こること。そうした性格の変化が、若いころの性格とは逆の方向に向かっていく場合には要注意」と指摘する。

「融通性の高かった人が頑固で自己中心的になったり、けちだった人が金遣いが荒くなったり、温和だった人が、短気で怒りっぽくなったりした場合などは気をつけた方がいい。こうした性格変化に続いて、同じことを繰り返し聞いてきたり、水や火の不始末をするようになったら、アルツハイマー病が強く疑われる」

「アルツハイマー病の経過は、人によって幅がある」と言う。「最初の一、二年で急速に悪化し、その後、進行が緩やかになる人もいれば、初期は割としっかりしていて途中から急激に進む人もいる。環境や治療など、さまざまな要因が関係しているのだろう」と。

笠間医長は、先に挙げた〝前駆症状〟を含めて、アルツハイマー病の経過を次のように説明する。

◎第一期（発症一～三年目）＝健忘症状、場所や時間が分からなくなる、多動（じっとしておれず動きが多くなる）

◎第二期（発症二～十年目）＝高度の知的障害、発語力の低下（失語）、行動がしにくくなる、妄想（物盗まれ妄想、他人が侵入してくる妄想など）

◎第三期（発症八～十二年目）＝さらに知的障害が進む。けいれん、失禁、過食、意味のない同じ動作の繰り返しなどが起こる。

アルツハイマー病……②ぼけない工夫、進ませない工夫

頭を使い生き生きと暮らす

高齢化が進む中、痴呆《ちほう》症を病む人は全国に百四十万人とも言われている。その多くは、じわじわと症状が進む進行性のアルツハイマー病。一方、米国の報告では「治らない」と診断される痴呆症状を呈する病気の二〇パーセントは、手術や薬によって軽快、もしくは治癒可能な疾患の可能性もあるという。さらに近年、アルツハイマー病でも早期に診断がつけば、病状の進行を遅らせることも可能ではないかと言われ始めている。「ぼけてきたかな」と気づいたら、あきらめる前に、まずきちんとした診断を受けたいもの。前回に引き続き、津生協病院の笠間睦内科医長に話を聞いた。

抗痴呆薬への期待

一九九三年、米国で世界初の抗痴呆薬が発売された。

「アルツハイマー病の患者では、脳内の神経伝達物質アセチルコリンが減少することが知られている。現在、各国で使われている、あるいは開発の進められている抗痴呆薬は、アセチルコリンの合成を促したり、働きを促進したり、逆に分解しないようにすることを目指しているもの」と笠間医長は説明する。

残念ながら、日本ではまだ認可されていないと指摘した上で、「外国での治療成績を見て、軽症例、初期のケースほど治療効果が高いということに気づいた」と言う。

「脳細胞が大きく損なわれてしまってからでは、薬の効かせようがない。まだ脳に元気な細胞が残っているうちに投薬できれば、症状の進行を多少なりとも抑えられるのではないか」と笠間医長。

そんな発想から生まれたのが、一九九六年開設の「痴呆予防ドック」。国内では初の試みだった。

「ちょうど、アルツハイマー病を診断するためのいくつか

の検査方法が実用段階に入っていた。診断が難しいとされているアルツハイマー病だけに、一つの検査だけでは判断が難しい」と言う。

早期発見のために

津生協病院で行っている痴呆症かどうかを判断する検査の方法は、大きく分けて四つ。その一つがペーパーテストで、二種類ある。前回紹介した「改訂長谷川式簡易知能評価スケール（HDS—R）」（182ページ参照）と、もう一つは浜松医療センターの金子満雄医師らにより開発された「かなひろいテスト」。これは質問紙上に並んだひらがなだけの文章から、二分間に「あ・い・う・え・お」の文字をいくつ拾い出せるか調べるもの。このテストで創造性や発想力、機転、感動などといった人間だけが持つ脳の働きを診る。「軽度の痴呆症を発見するのには、優れた検査方法とされている」（笠間医長）と言う。

二つ目は「点眼試験」。糖尿病の眼底検査などで日常的に使われている薬を四十倍に薄めて、一滴だけ点眼する。点眼前と点眼三十分後の瞳《ひとみ》の大きさを比べると、アルツハイマー病の患者は薬に過敏に反応して、瞳孔《どうこう》が異常に拡大する（上写真）。「アルツハイマー病の疑いのある患者十九人を検査したところ、十八人が異常に拡大した。これは正常な人の四倍以上の散大率で、かなり精度の高い検査といえる」

三つ目は、血液検査を行って特殊なタンパクを調べるもの。「アポリポタ

アルツハイマーの点眼試験

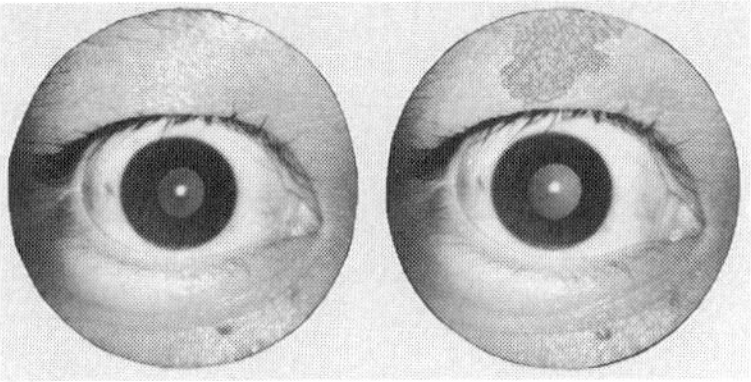

正常な人

初期アルツハイマー病患者

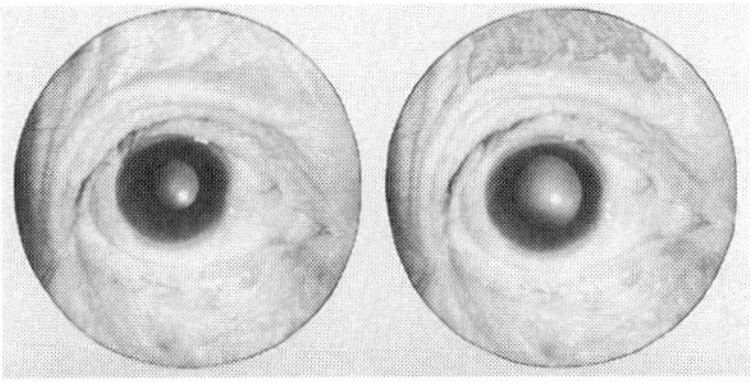

【写真提供：津生協病院　笠間睦医長】

試験薬を点眼し、点眼前（左側）と点眼30分後（右側）の瞳孔の開き具合を比較する。正常な人（写真上）では、7.8パーセントとわずかな反応。だが、初期アルツハイマーと診断された74歳の女性（下）では、点眼前（左）と比べて点眼後（右）が452パーセントと大きく散大している。

ンパクにはE2、E3、E4と三種類あり、だれもが両親から一つずつ受け継ぐため、二つ（一組）ずつ持っている。E2だけを二つ持つ人もいれば、E2・E3という組み合わせの人もいる」と言うから、血液型のようなものか。

「この中で、E4というタイプがアルツハイマー病の危険因子といわれ、注目されつつある。E4を二つ持つ人は、アルツハイマー病になる危険性が高い」と言い、家族に罹《り》患《かん》歴のある場合、七十五歳での発病率はE4を持たない人が二四パーセント、一つ持つ人で六一パーセント、二つ持つ場合は八六パーセントに上るという。しかし「E4を持っているからといって、必ずしもアルツハイマー病になるとは限らないし、持っていないからならないとも言えない」と念を押す。

　四つ目の検査がMRI。アルツハイマー病では脳の萎縮《いしゅく》が顕著にみられる（181ページの写真参照）。ただ、初期ではそれほど萎縮は認められないため、MRIは脳梗塞《こうそく》や脳卒中に伴う脳血管性痴呆などの鑑別にも役立つ。

「これら四つの検査を総合的に検討して、痴呆症かどうか、程度はどれくらいかを診断することになる」

早期ほど薬は効く

　ところで、日本では「抗痴呆薬」は発売されていない。このため、脳梗塞などの治療に用いられる脳循環改善剤・脳代謝改善薬などが、アルツハイマー病から来る興奮・徘《はい》徊《かい》・妄想といった周辺症状の改善を目的に使われているのが現状だという。

「しかしながら、私が診た六十三例の患者のうち、投薬開始後三カ月の時点でHDS―Rが四点以上改善したものを有効例として検討した成績をみると、二十一例に知的機能の改善効果が認められた。それも、初期アルツハイマー病ほど治療効果が高い」と説明。

　改善の割合は例えば、高度アルツハイマー病＝HDS―R0～5点では十一人中一人（九・一パーセント）だったのに対し、やや高度＝6～10点では二十人中七人（三五・〇パーセント）、11～15点では十三人中六人（四六・二パーセント）、初期から中等度の16～20点では十二人中四人（三三・三パーセント）、21～24点では七人中三人（四二・九パーセント）という結果を示した。

脳を刺激する

デイケアとは、医療機関などで行われているもので、ゲーム、会話、歌、作業などを通して脳への刺激を図る訓練。浜松医療センターの金子医師も「右脳刺激訓練」として、右のような提唱をしている。

これを見ると、ある高齢者のようぼくが「毎日、『みかぐらうた』を歌いながら、十二下りのてをどりまなびを勤めるのが、私の一番の心身健康法です」と言っていたことが、脳の老化予防に関して理にかなっていたと分かる。

①音楽＝聴く、弾く、歌う、リズムをとる
②絵画＝描く、鑑賞する
③ゲーム＝囲碁、将棋、オセロ、花札など
④短歌・俳句・川柳
⑤スポーツ＝ゲートボール、テニス、水泳、ダンス、スポーツ観戦など
⑥犬・猫・小鳥・金魚などの飼育
⑦株、ボートレース、オートレース、競馬など
⑧茶道、華道、書道など
⑨刺しゅう、編み物、織物、裁縫、手芸など
⑩園芸、盆栽、野菜作り
⑪男女交際、旅行、湯治など
⑫お経を唱え、覚える。写経
⑬日曜大工、陶磁器作り、竹細工など

診断が下った時には

アルツハイマー病は進行性の病気であり、今のところこれといった治療法はない。しかし「東京大学精神科の松下教授は、アルツハイマー病の一七パーセントは停止型で、ほかは程度の差こそあれ進行していくと言っている。この一七パーセントという数字が、これからの課題」と笠間医長。「しかし、アルツハイマー病の長期自然経過に関する検討報告は極めて少なく、これから」とも言う。

かといって、「まったく方法がない」というわけでもない。「アルツハイマー病では、中期以降に急速に進行する時期がしばしばある。私の診た患者の中にも、ドックで中期と診断された後、次の来診までに急激に進んだ人がいた。投薬治療も効果が薄かったが、医療機関でのデイケア（上コラム参照）と家庭での介護が功を奏したのか、その後の進行を抑制できたケースがあった」と話す。

このデイケアについては、「痴呆症による記憶障害、知能障害、人格障害の改善は期待しがたい。しかし、随伴症状である幻想、妄想、意欲障害などの改善には期待が持たれている」とも。

理屈や感情で対応しない

一方、痴呆症の人への対し方としては「不適切な行為や間違った行動をした時、理屈で説得したり、怒ったりしても意味がない」と言う。「理論や理屈を並べても、それを受け止める理解力、判断力に障害があるのが痴呆症。例えばマッチ、包丁など危険につながるものを『手にしてはいけない』と注意してもだめ。手の届かない所に隠す、ガスの元栓を閉めるといった配慮が必要」

また、介護者を悩ませるのが不潔行為。「ふろや廊下など、トイレ以外の場所で排泄《はいせつ》したり、排泄物をもてあそぶことも。この際、叱《しか》りつけても効果はない。時間を見計ってトイレに連れて行き、排泄する体験を繰り返し行う方が効果的」と。

なぜなら「症状が進んでも、一番最後まで残るのが感情」だから、「自分にとって敵か味方か、つらく当たる人か優しくしてくれる人か、痴呆症の人は見分けている」との指摘を心に留めておきたい。

だが、病気が進むと、身体のバランスをとる部分にも障害が出て歩けなくなる。このため車いすの世話になったり寝たきりとなる。「以前は、寝たきりになると肺炎などの感染症で亡くなる例が多かった。近年は介護、治療によって死亡に至る年数は延びたが、それでも発症から六年ないし八年。ある日突然、心筋梗塞などで亡くなるケースも多い」

統計によれば、家族が痴呆に気づいてから亡くなるまでの期間は、四年までが三一パーセント、八年までで六七パーセントを占めている。この間、どうお世話するかが課題だ。

うつ病をめぐって……① 症状と要因

ストレス社会に浸透する〝心の病〟

厚生省の調査では、平成十年の自殺者は過去最多の三一、七三四人と報告された。とりわけ働き盛りの世代が、職場や家庭で心身ともに追い詰められ、自ら命を絶ったケースが目立っている。そのほかにも出社・帰宅拒否症やバーンアウト（燃え尽き）症候群など、ストレスが原因とされる現代社会ならではの〝心の病〟は後を絶たない。これらと深くかかわりを持ち、また患者数の増加が指摘されているのが「うつ病」だ。東京都渋谷区初台で神経科クリニックを開き、サラリーマンやＯＬの心の癒《いや》しに携わっている関谷《せきや》透《とおる》医師に話を聞いた。

うつ病とは

人はだれしも、感情や行動に好・不調のリズムがあり、気分が優れず、憂うつに沈み込むことがあっても不自然ではない。

とは言え、「悲哀感情だけでなく、自分への罪責感や無価値感が強く、また何事をするにも体に疲れが残り、無気力でおっくうになる。そんな状態が二週間以上続くようだと、うつ病と疑っていい」と関谷医師は話す。

うつ病患者の抱く感情は、単なる気分の落ち込みだけではない。「憂うつ感」「不安・焦燥」「おっくう感」などが、心の中で複合している。

そのうち、うつ病期の「不安・焦燥」としては、いすにじっと座っていられないほどの耐え難いイライラ感を覚え、些細《ささい》なことでも怒りっぽくなる。

「おっくう感」とは、何をするにもやる気の出ない状態のこと。「毎週欠かさずに見ていたテレビドラマを忘れ、夢中だった趣味への関心を急に失うのも、この症例の一つ。また、毎日の晩酌を楽しみにしていた人が、急にお酒をや

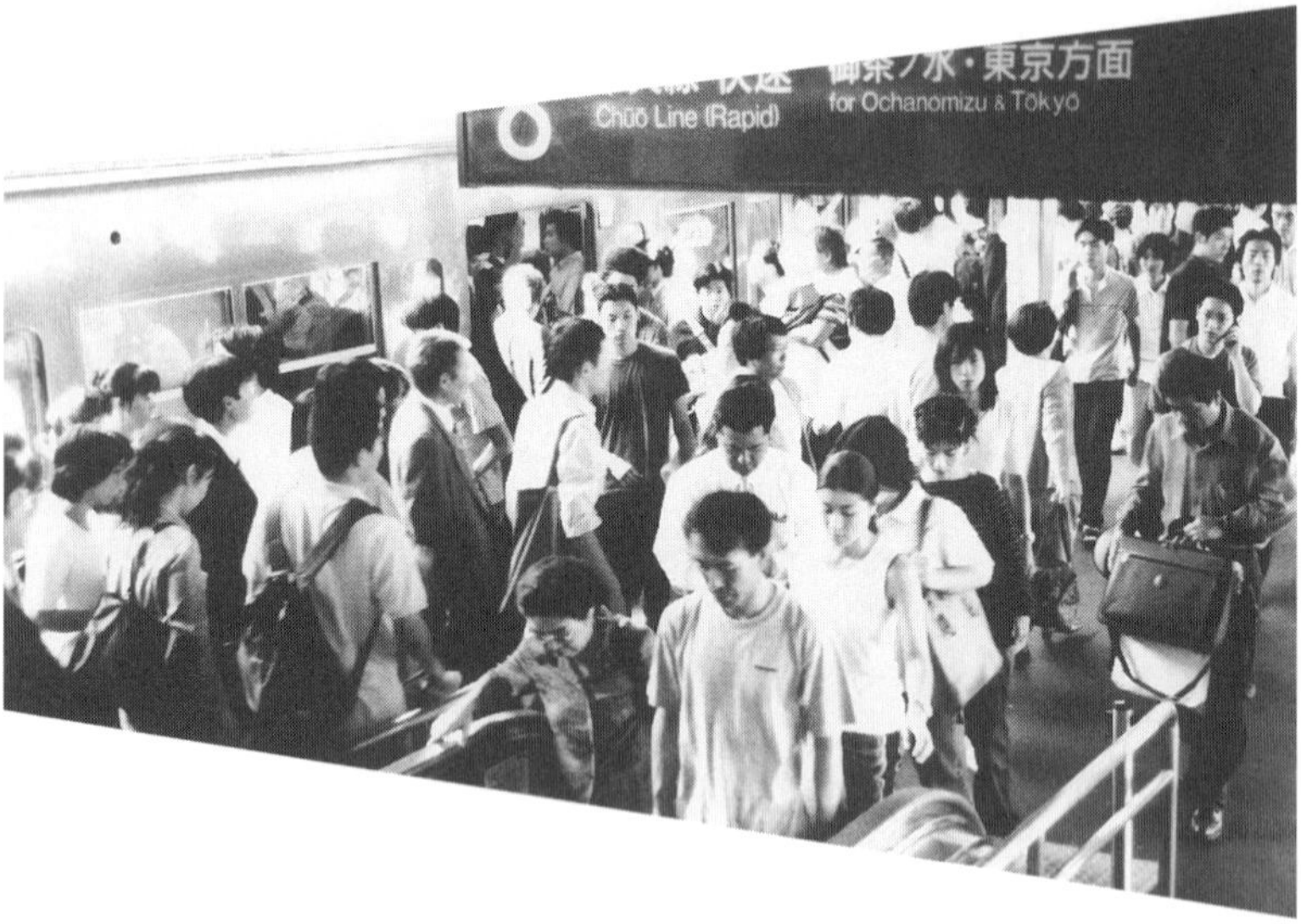

めた例もある。本人は『健康のことを思って』などと弁解していたが、本当はおっくう感から、お酒の味を感じられないほど心が味気なくなっていたようだ」

そのほか、思考面の症状としては、記憶や判断力、計算などの能力低下が挙げられる。また、無性に周囲の人が優れているように思えて、自身への強い劣等感を抱くようになる。極度な孤独感や罪責感から、ときには自殺企図に至る場合まである。身体面の症状では、自律神経系の障害から不眠や食欲不振、性欲不振、胃腸疾患などが表れる。

なぜうつ病に

人間の精神機能は、脳神経細胞と体内各部の神経細胞が互いに情報を伝え合って成り立っている。脳細胞や体外からの情報は、カテコールアミンやノルアドレナリン、ドーパミンなどの伝達物質の作用で、神経細胞間を瞬時に伝わっていく。しかし、持続するストレスや過労、身体疾患などから、神経伝達物質の活性が低下し、その情報伝達機能が阻害されることがある。これが、うつ病の起こるメカニズムの仮説だ。

「うつ病は、その原因によって心因性、身体因性、内因性

増えるうつ病患者

（関谷クリニック調べ）

精神神経科疾患の分類と推移

時　期	1982年５月	1991年５月	増加数
合計件数	556（100%）	1248（100%）	692（2.24倍）
仮面うつ病（軽症うつ病）	120（ 22%）	487（ 39%）	367（4.06倍）
神　経　症	190（ 34%）	437（ 35%）	247（2.30倍）
分　裂　病	78（ 14%）	87（ 7%）	9（1.12倍）
躁うつ病	42（ 8%）	51（ 4%）	9（1.21倍）
脳器質性疾患	35（ 6%）	79（ 6%）	44（2.26倍）
てんかん	23（ 4%）	28（ 2%）	5（1.22倍）
そ の 他	68（ 11%）	79（ 5%）	11（1.16倍）

の三種類に分けられる」と関谷医師。

その概要を説明すると、最初の「心因性うつ病」とは、身近な人を失った悲しみ、事故や災害に遭遇したショック、人間関係のもつれ、あるいは漠然とした精神的葛藤《かっとう》など、患者の心に起因するもの。

次の「身体因性うつ病」とは、患者本人の体に原因があるもの。脳器質の疾患（脳腫瘍《しゅよう》など）がもとで神経伝達物質に異常を来す場合と、腎臓《じんぞう》病や肝炎、風邪などの病気がうつ病を引き起こす場合がある。

三つ目は「内因性うつ病」。これは、「はっきりした原因もなく、ひとりでにうつ状態になっていくケース。遺伝的要素など、潜在的な原因の複雑な組み合わせが考えられる」。

この内因性うつ病には、春先や晩秋になればおのずとうつ状態になる「季節性感情障害」や、うつ状態と躁《そう》状態が交互に去来する「双極性うつ病」（二相性うつ病）などが含まれる。

〝心の風邪〟

その中でも、昨今は、ストレスによるうつ病患者（仮面うつ病を含む）が、サラリーマンやＯＬの間で急増していると、関谷医師は推測する（上コラム参照）。

「この病気にかかりやすい人の特徴として、性格はまじめできちょうめん、責任感が強く、人への思いやりや優しさにあふれている。また、仕事に対しては完全主義者で、何事にもコツコツと努力するタイプ。おのずと会社内では期待されるのだが、そういった執着性の強い性格が、うつ病を誘発しやすい。逆に、楽天的な人ほど無縁な病気と言える」

しかし、本来は楽天的な人でも、現代社会では配偶者や子ども、両親、仕事の同僚や後輩や得意先のことまで心配しなければならない。心を病まない方が不思議とは言えないだろうか。

関谷医師も「現代日本は〝一億総（躁）うつ病〟の時代といわれる。人ごとと楽観してはいけない」と警鐘を鳴らす。

その反面、日本では〝心の病〟と聞けば〝座敷牢《ろう》〟や精神科病棟の〝鉄格子〟など、何かと誤解や偏見に基づくイメージが付きまとう。それらが患者本人の病状の否認や、家族の無理解につながることもある。

関谷医師は「うつ病は、いわば〝心の風邪〟のようなもの。状況によっては、私を含めてだれもがなり得る極めてポピュラーな病気」と説明する。

当然のことながら、うつ病から知能障害に進んだり、あるいはそれが子孫に遺伝することはない。

その上で「もし、うつ病になっても深刻に受け止めたり、あわてる必要はない。うつ病は十分に休息しながら正しく治療を受けると、非常に治りやすい」と、この病気に対する正しい認識を持つ必要性を強調した。

うつ病簡易診断表

以下の質問を、「いつも」＝４点、「しばしば」＝３点、「ときどき」＝２点、「めったにない」＝１点と採点する。合計点が30点以下なら正常範囲。31～40点は心を病みかけているので用心しよう。41～50点は〝うつ病予備軍〟なので要注意。51点以上は、すぐに専門医に相談することが望ましい。

①気分が沈みがちで憂うつである
②ちょっとしたことでも泣きたくなる
③夜、よく眠れない
④最近、体重減少がある
⑤便秘、あるいは下痢ぎみである
⑥動悸《どうき》がある
⑦理由もなく疲労感がある
⑧落ち着かず、じっとしていられない
⑨ふだんよりイライラ感がある
⑩自分が死んだ方が、皆のためだと思うことがある
⑪朝方になると不快感が起こる
⑫食欲不振だ
⑬性欲がない
⑭気持ちが普段よりさっぱりしない
⑮手慣れた仕事もスムーズにこなせない
⑯将来に希望が持てない
⑰決断力がなく、何かと迷う
⑱自分が役に立つ人間だと思わない
⑲毎日の生活に張りと充実感がない
⑳いまの生活自体に満足していない

うつ病をめぐって……② 現代社会と「仮面うつ病」

身体症状に隠れて進む〝心の病〟

理由もなく眠れない日が続いたり、無性に疲労感が残ったり、あるいは何事にもやる気が出なくなった経験はないだろうか。また、妙にイライラして落ち着かなかったり、急に食欲が減退したことはないだろうか。これらの症状に心当たりのある人は、ストレスが原因での「仮面うつ病」の可能性が強い。近年、サラリーマンやOL、主婦の間に患者が急増しているという仮面うつ病。その原因や症状、一般の「うつ病」との違いについて、前回に続いて関谷透医師（初台関谷神経科クリニック院長）に聞いた。

まず、関谷医師が診察した仮面うつ病の患者（48歳・男性）の例を紹介する。

――Aさんは、一流商社の有能な営業マン。長年まじめに働き、数年前には課長に昇進した。ところがバブル経済の崩壊後、長引く不況から業績が上がらず、思い悩み、眠れぬ日々が続いた。

そのうち、朝方になると頭痛や腹痛を訴えるようになり、やがて風邪のような症状が長引いて会社を休むようになった。

早速、内科を受診し、人間ドックにも入って検査を受けたが、身体面の異常は認められなかった。頭痛や腹痛は、月曜日の朝方になると一層ひどくなり、夕方には回復するという状況が続いた。

ある日、産業医の紹介で神経科を受診。そこで初めて、自分の病気が「仮面うつ病」だと知らされた。Aさんには抗うつ剤の服用に加えて、カウンセリングによる精神療法も行われ、しばらくの休養と仕事以外に趣味を持つよう医師は勧めた。

間もなく、うつ症状は軽くなり、不眠や頭痛も治まった。今では元気に職場復帰している――。

〝仮面〟に覆われた症状

「仮面うつ病は、一般のうつ病と異なり、その症状が不眠や胃腸障害など体に表れる。もちろん、憂うつ感やおっくう感、孤独感、劣等感など、うつ病特有の精神症状もあるのだが、身体症状という〝仮面〟に覆われて病気が進むので、本来のうつ症状は見落とされがちだ」と関谷医師は説明する。

Aさんのように、不眠や頭痛は、仮面うつ病の典型的な症例だ。その身体症状としては、①睡眠障害（不眠や早朝覚せい）②全身の倦怠《けんたい》感③体重の減少④胃腸障害（食欲不振、便秘、下痢）⑤性欲減退、月経障害⑥とう痛（頭痛、腹痛、背痛、腰痛）⑦動悸《どうき》や胸部不快感⑧息切れや呼吸困難――などが挙げられる。

先ほどの症例のように「患者の多くは体の不調を訴えて、まず内科を受診するが、大抵の場合は『異常なし』と診断される。この時点では、患者本人にうつ病を患っているという自覚のない場合が多い」と言う。

そのため、患者の多くは身体症状だけに注意し、あるいは「気のせいだ」「疲れが取れない」ぐらいにしか気に留めず、うつ症状が悪化して初めて、自分の病名を知るケースも少なくない。

早期発見へのシグナルとしては、まずAさんのように、疲労感だけでなく睡眠障害を伴うようだと、仮面うつ病と疑ってよい。同じく、朝と夕とで体の調子が大きく異なる症状を「日内変動」といい、これも、うつ病特有の症候とされる。

仮面うつ病の身体症状

身体症状	頻度	出現率
①睡眠障害………………	78例	89(%)
②疲労・倦怠感…………	73	83
③食欲の不振……………	65	74
④頭痛、あるいは頭が重い	51	58
⑤首や肩が凝る…………	46	52
⑥口の渇き………………	39	44
⑦便秘、下痢……………	37	42
⑧体重の減少……………	30	34
⑨性欲の減退……………	26	30
⑩胸部の圧迫感…………	21	24

※関谷クリニックに来院した40歳以上の患者88人の病状から

原因は過度なストレス

仮面うつ病は、症状の度合いから「軽症うつ病」、病状の表れ方から「潜在うつ病」などの異名を持つ。

その患者数は、この二十年で急増している。「世界保健機関（ＷＨＯ）では、世界の全人口の三～五パーセントが仮面うつ病を患っていると推測している。日本でも、総合病院の内科受診者の七パーセント前後を占めるといわれている」と言う。

では、急増する原因は何か。

前回、過度なストレスや心身の疲労が原因で、人間の精神機能をつかさどるセロトニンやドーパミンなどの神経伝達物質の作用が弱まり、情報伝達能力が低下して、うつ症状が引き起こされると説明した。

「例えばサラリーマン。特に中間管理職と呼ばれる人々は、毎日が極度なストレスにさらされている。バブル経済の後始末に追われる現代のストレス社会が、仮面うつ病の急増の原因とも言える」と関谷医師。

Ａさんの例のように、募るストレスから休み明けの朝になると憂うつな気分が高まり、それが体調にも表れる状態を「ブルーマンデー症候群」という。この症候が出た時、適切なケアを施さないでいると、仕事上でトラブルが続出したり、出社拒否につながることもある。

また仮面うつ病の症状が進むと、一般のうつ病と同様に、アルコール依存症や自殺企図などに至ることもある。〝軽症うつ病〟との異名があるからといって、軽視したり、放置してはいけない。

根強い誤解と偏見

関谷医師は「これまでの平均的なサラリーマンは、〝仕事中毒〟と言われるまで会社ひと筋に尽くしてきた。そのおかげで今日の繁栄がもたらされたといっても過言ではない。反面、現代のサラリーマンは仕事との一体感が強すぎるため、仕事と趣味が一緒という生活に慣れてしまい、会社がすべてという考え方に傾き過ぎた点に問題があるように思う」と指摘する。

さらに「もう一つの問題点として、企業側の精神病理に対する認識や理解の不十分さが挙げられる。ひどい場合には、社内に仮面うつ病だと知られて左遷された患者までいる。万が一、自殺企図に及んだ場合、会社のイメージダウンなどを危惧《きぐ》してのことと思われる」。

　このように日本の社会には、今なお〝心の病〟への誤解と偏見が根強く残っているため、ストレスから身を守るには自分自身で対応するしかない。

　参考までに、関谷クリニックでは仮面うつ病の患者の長期休暇を会社側に申請する場合、胃腸障害や頭痛など内科の診断書を提出し、検査入院という形で休暇を取るよう指導することがある。そういう配慮によって、会社側に病名を知られずに済む。ただし、これには患者本人の病気への自覚と家族の理解が欠かせない。

「治療としては、ストレスの原因（仕事や家庭問題など）からしばらく離れて、ゆっくりと休養することが望ましい。併せて、抗うつ剤などで適切な処置を行えば、必ずといっていいほど治る病気」と関谷医師は強調する。

　前回も述べたが、まじめできちょうめんな人がうつ病になりやすい。病状さえ良くなれば、Aさんの例のように職場にも容易に復帰できるのだ。

仮面うつ病スクリーニングテスト

次の質問に、「いいえ」＝０点、「ときどき」＝１点、「はい」＝２点で答え、総合点を出す

①体がだるく疲れやすい
②騒音が気になる
③最近、気が沈んだり重くなったりする
④音楽を聴いて楽しく感じない
⑤朝のうちが特に無気力だ
⑥眠れないで朝早く目覚めることがある
⑦事故やけがをしやすい
⑧食事が進まず、あまり味がしない
⑨テレビを見ていて楽しくない
⑩息が詰まって胸が苦しくなる
⑪のどの奥に物がつかえている感じがする
⑫自分の人生がつまらなく感じる
⑬仕事の能率が上がらず、何をするにもおっくうになる
⑭以前にも現在と似た症状があった
⑮本来は仕事熱心で、きちょうめんな方だ

※10点以下は正常。15〜11点はうつ病と正常の境界線なので注意を。15点以上だと仮面うつ病の可能性が高いので、早期の診療が望ましい

うつ病をめぐって……③ 治療についての心得

適切な治療で必ず回復

〝心の病〟に対しては、いまなお誤解と偏見が根強く、うつ病を患っても精神科の受診を敬遠するきらいもある。ところが、アメリカの精神科医ネイサン・ビリッグ博士は、著書『老年期のうつ』（幾島幸子訳・筑摩書房）の中で「うつ病はきわめてありふれた、もっとも治療しやすい病気の一つ。ただ皮肉なことに、治療されずに放置されることも多い」と記す。それでは、具体的にどのような治療が施され、その際に患者や家族はどんなことに注意すべきなのか。前回に続き、関谷透医師に聞いた。

もし、自分自身や周囲の人にうつ病の兆候があるのなら、すぐに専門医の治療を受けることが望ましい。

しかし、いきなり精神科や神経科を受診するのに抵抗感がある場合には、各都道府県庁の精神保健担当課や精神保健センター、保健所などに相談するのも一つの方法だ。

患者本人が注意することとして、関谷医師は「何より本人が『自分の症状はうつ病から来ている』と、しっかり自覚することが大切。特に『仮面うつ病』の場合は、身体に強く症状が表れるため、自分では体の病気だと思い込み、精神科や神経科を受診したがらないケースもある」と話す。

その上で「『うつ病で悩んでいる人は、あなた以外にもたくさんいる。決して特殊な病気ではない。正しい手順で治療すれば必ず治る』と説明し、患者を安心させ、得心させることから治療は始まる」と言う。

投薬療法を中心に

治療はまず、抗うつ剤の服用で精神状態の平常時への回復が図られる。同時に、患者本人の考え方や生活習慣を見直し、場合によってはストレスを蓄積しやすい生活環境や、うつ症状を引き起こしやすい憂うつ感や悲哀感情、劣等感、自責感などの病前性格を少しずつ改めることも必要だ。

なお他の疾病の薬と比べて、抗うつ剤は極めて効果が高い。その理由について関谷医師は「うつ病の起こる原因として、脳内の神経伝達物質であるドーパミンやセロトニンなどの作用の低下から、精神機能や自律神経に支障を来し、うつ状態が引き起こされると考えられている。抗うつ剤には、脳内の神経伝達物質の分泌や代謝を促し、神経細胞の機能を活性化させ、情報伝達を促進する効果がある」と解説する。

抗うつ剤は種類が多く、患者の体質や症状によって使い分けられる。もし体質と合わない場合には、すぐに効果が表れなかったり、排尿障害や不整脈などの副作用を伴うこともある。また、抗うつ剤を服用することへの抵抗感をぬぐい切れない患者もいる。

「もし副作用が表れたり、効果がすぐに表れなかった場合には、専門医と相談して薬の種類を変えればいい。すぐに『ダメだ』とあきらめず、専門医と根気よく相談を重ねてほしい」

ちなみに、薬物以外の治療法として、カウンセリングなどの精神療法、数千ルクスの電光を一時間ほど全身に照射する光パルス療法、百ボルトの電気ショックを与える電撃療法などがあり、患者の症状に応じて併用することもある。

〝社会人間〟の勧め

うつ病は、仕事や家庭内のストレスが原因となって起こるケースが多い。そのため、治療に際しては生活環境をしばらく変え、ゆっくりと休養することが望ましい。

「うつ病を患う人は、まじめ、きちょうめんで仕事に対しては完全主義者が多い。そういう人はまず、仕事がすべてだと思わないこと。全力投球ばかりでなく、ときには八分の力で仕事をこなすことも大切」と。

うつ病の患者に限らず〝会社人間〟として仕事ひと筋に生きてきた人は多い。そういった人たちの中には現在、〝サラリーマン症候群〟とも呼ばれるさまざまな種類の心の病や身体疾患が蔓延《まんえん》している。

関谷医師は「そういった患者に対して、私は『〝会社人間〟も悪くはないが、会社の二文字を逆にして〝社会人間〟になってみないか』と勧めている。たとえば、これまで無関心だった町内会やPTA、同窓会など社会性のある行事に率先して参加し、いろいろな人と付き合ってみようと。そうすることで、さまざまな人の悩みも見えてきて、考え方や生き方も少しずつ変わっていくのではないか」と話す。

さらに「仕事以外に趣味を持つことも、ストレスに負けない秘訣《ひけつ》。体を動かすのが苦手なら、将棋や囲碁、茶道、バードウォッチング、写真など、下手でもいいから何か一つは趣味を持とう」とも。

家族の支援の要点

うつ病からの早期回復には、家族の支援も大切だ。

ある学者が、うつ病になったことのある大学生を集め、自殺未遂の経験者とそうでない者とに分けて調査を行った。その結果、自殺を図った方は、うつ状態になると家族から逃れようとし、また家族も本人の病苦に気付いていなかった。

これに対して、自殺を図らなかった方は、うつ症状になると何らかの形で家族から救いの手が差し伸べられていた、という。

この結果から、家庭内の人間関係が健全であれば、うつ

うつ病と自殺

うつ病患者が自殺に至る前段階には、悲哀感や不安感、孤独感、離人感、劣等感、虚無感などがあり、こうした精神的な苦しさを過ごす中で、思考が渋滞し、次第に絶望のふちへと向かうものと想像される。

スイス・バーゼル大学の報告によると、自殺未遂で入院した人の実に62パーセントが、さまざまなタイプのうつ病患者だった。また、うつ病患者以外にも、何らかの形で抑うつ状態にならざるを得ない状況が認められた。

一般的に、うつ病の症状が重い時期より、治りかけた時期や病状が落ち着きかけた時期、あるいは発病した初期に自殺の危険性が高いと言われている。うつ病へと向かう発病初期の、不安感や絶望感、回復時期の気分の変調などが、自殺を誘発する原因の一つと考えられている。

自殺の予防については、たとえ入院治療という方法を取っても確実に防げるとは言えない。むしろ、家族をはじめ周囲の人々が、患者を孤立した状態に置かないように、常に注意深く気配りをすることが重要だ。

病を患っても自殺などの大事には至らないとも言える。

そこで、うつ病患者の家族として気を付けるべき点を挙げてみたい。まずは、絶対に患者を叱咤《しった》激励しないこと。

「患者本人は頑張らなければいけない、周囲に心配かけてはいけないと一番よく分かっている。それでも健全時のように行動が伴わないのは、うつ病のために精神的なエネルギーが底をついているからだ。そんな時に叱咤激励すれば、これは逆に患者を精神的に追い詰めることになる。それよりも、当人のつらさを共感し、すべてを受け入れて温かく支えてほしい」

また結婚、離婚、就職、退職などの重大な決定は、病状が回復するまで先延ばしにすること。

「うつ病患者は何事も悲観的に受け取り、マイナス思考でとらえてしまう。そんな状態の時に、将来の進路を急いで決めてしまうと、かえって判断を誤り、後悔を招くことにもなりかねない」

そして、自殺という最悪の結末に至らないよう、できるだけ患者を一人きりにせず、その言動にはよく気を付けること（右コラム参照）。

◇

現代のストレス社会にあって、いつ、だれがうつ病になっても一向に不思議ではない。しかし、うつ病は適切な治療と対処を行えば必ず治る病気でもある。もし、身近な人が患ったときには、すぐに対応できるよう最低限の知識だけは身に付けておきたい。

自殺の前兆シグナル

①表情が暗くなり、物思いに沈む様子が見られる
②親しくしていた友人との付き合いを避けるようになる
③よく眠れない様子で、食欲もなく、学校・職場にも行きたがらない
④「死にたい」「遠くに行きたい」などと漏らしたり、「助けてほしい」と訴える
⑤遺書めいたものを書いたり、手首を切るまねをしたりする

人格障害をめぐって……①　〝ボーダーライン〟とは

いま〝良い子〟が危ない

人格障害という言葉がマスコミに登場するようになったのは、あの神戸の連続児童殺傷事件からだろう。事件のあまりの特異性から、人格障害とは私たちの日常生活から駆け離れたものと思われがちだが、どうもそうではないらしい。不登校、家庭内暴力、拒食・過食、自殺未遂、母親への極端な依存……。そうした〝心を病む若者〟たちの中には、人格障害と診断されるケースが少なくないという。若者をめぐる問題について『ボーダーラインの心の病理』（創元社刊）、『人格障害』（金剛出版刊）などの著書もある、町澤《まちざわ》静《しず》夫《お》医師（町澤メンタル・ヘルス研究所所長）に話を聞いた。

「外ではおとなしく、人に気を使い、あまり目立たない。そんな子が危ない」と町澤医師は言う。

欧米の後を追うように、日本でも八〇年代になって急速に〝ボーダーライン〟と呼ばれる境界性人格障害が増えたという。「今も一定の割合で増え続けており、ストレスの多い、感情抑制を要求される時代の中で、自分の殻に閉じ込もってしまうケースが目立ってきた」とも言う。

「一九九二年に、全国の中学・高校生千八百人を対象に人格の安定度を調査したことがある（次ページのグラフ参照）。結果を見て、自分自身を把握できない子、自信のない子、虚無感を抱いている子がいかに多いかと、あらためて驚いた」と町澤医師。「精神病的な混乱を意味する項目も高い数値を示している」というから、人ごとではない。

自立できない若者たち

境界性人格障害という概念は、一九八〇年にアメリカ精神医学会が作った「ＤＳＭ（精神疾患の診断と統計の手引き）―Ⅲ」から明確に規定されるようになったという。もともと精神分裂病と神経症の中間に位置付けられていたが、

人格の安定度調査

●町澤医師の調査から

（質問項目に「はい」と答えた％を表示）

質問項目	中学・高校生群 1,800人	成人（平均27歳）33人
私は周りの人からいつも見放されている気がする	9.2	6.1
私は気が変になるのではないかと怖いときがある	18.1	9.1
私は人生を生き抜く力がないと感じている	9.3	3.0
私の心はむなしい（からっぽ）と思う	15.9	12.1
私は自分を憎んでいる	15.0	3.0
いつも私は独りぼっちだと思う	8.5	24.2
私は何でも新しいことをするのが怖い	13.6	9.1
何かを決めるのは私には難しい	32.5	24.2
私は自分がどんな人間なのか分からなくて困るときがある	36.7	12.1
分からなくてときどき心がバラバラになるように感じる	29.6	0.0
私はどんなに努力しても決していい結果は出ないような気がする	17.4	0.0
家族は私がいない方が楽しいに違いない	7.3	21.2
私はだれからも好かれていない	6.8	3.0
現実と想像の区別がよく分からないことがある	23.0	6.1
他人は私を「人間」として扱ってくれない	2.8	0.0
私の人生に希望はないと思う	5.7	3.0
私は人生に失敗してしまうのではないかと思う	24.8	3.0
私は友人をつくることがへただ	23.7	18.2
私の周りでとんでもないことが起こりそうだと感じる	24.4	6.1
私は自分を見失ってしまうときがある	27.5	6.1

それらとは異なる独自のものとされ、「分裂病というよりもむしろ、うつ病を中心とした感情病などとのつながりの方が密接で、感情の不安定さが次第に明らかになってきた」と言う。

一九九四年に出された「DSM—Ⅳ」（次ページのコラム参照）ではさらに明確になり、「対人関係や自己のイメージ、感情が極めて不安定で衝動性が強い」のが特徴とされる。「つまり、感情を抑制できず、愛情欲求が強く、自立できない」未成熟な若者像を町澤医師は描き出す。

「私が診た二百人ほどの中では、女性の方が六対一くらい

ボーダーラインの診断基準

ＤＳＭ―Ⅳに基づくと、以下の９項目のうち５つ以上に該当するものがあれば、境界性人格障害と診断される。だが、このように９つの項目を並べても、境界性人格障害という概念を理解するのは難しい。ただ、分裂病との明らかな違いは、明確な妄想や幻覚を持っていないこと。しかし、社会への適応という面においては、重症のボーダーラインではかなり困難になる。

①人に見捨てられるのではとの恐怖が極めて強い
②対人関係に対する認識が理想化と価値下げに揺れて安定しない
③アイデンティティーが混乱しており、一貫した自分のイメージが保てない
④衝動性が高く、衝動買いやセックス、あるいは薬物乱用、過食発作などがみられる
⑤自殺行為や自殺を思わせる傾向が再三みられる
⑥感情が極めて不安定で、うつ的な気分から焦燥感が強かったり、不安が強かったりする
⑦常に虚無感に悩まされている
⑧不適切なほど強い怒りを持ち、それをコントロールできない
⑨一過性のストレスに関係した妄想観念が生じたり強い解離性障害（健忘、夢遊、失心発作など）がみられる

の割合で多い。学校や職場に適応できず、常にイライラしており、いじめられたり、自信を失って閉じこもる」というケースが多く、そうした症状が出現し始めるのは中学生くらいから。「自信がなく、人に認められたいという欲求が強いため、外ではおとなしい。だが、家庭内ではそれが反転して、まず母親への暴力に。そして、それを止められないと、父親に対する暴力といった形で噴出することがある」

うつ病より多い自殺

こうした状態を二十歳前後まで引きずると「どこに行っても認めてもらえない。殺してくれ」と訴えるような深刻な状況に陥ることもあるという。

「うつ病との合併率は極めて高く、私の研究では八割近くが以前に何度かうつ病を経験していた」と言う。以前にも紹介したように、うつ病では〝自殺念慮〟が一番心配される。しかし、人格障害における自殺念慮はうつ病以上だと町澤医師は指摘する。

「うつ病で自殺するケースは一割程度。ところが、境界性人格障害の場合には、八割以上が最低一度は自殺未遂をし

ていた。また飛び降りなど、確実に死ねる方法を選ぶことが多く、自殺の完遂率もうつ病より高い」と。町澤医師が診ていた中でも、四人が自ら命を絶ったという。

　インタビューの前日にも、町澤医師の同僚が受け持つ患者が自殺未遂。「手首を切ったと電話がありましてね、『すぐに入院させて対処するように』と言いましたよ」と。境界性人格障害に特有の衝動性から、過食発作や手首を切る〝リストカッティング〟も頻繁に見られ、「外来で診るには難しいケースが少なくない」とも言う。

外見からは分からない

　うつ病との違いについては「うつ病は外見からも、うつ気分に覆われているのが分かる。しかも、彼らの多くはきちょうめんで、まじめである。しかし、境界性人格障害の人というのは一見明るそうで、行動的で、自虐的である。対人関係も短い期間ならちゃんと保てる」ことだ。しかも、内面は「うつよりも、もっとうつ」。一見明るく見えても、面接をすると「自分はいつ死んでもいい」とか、「この世はむなしい」「いつも孤独で気がめいっている」と答えるのだという。

「つまり、内面の深いところでは、きわめて深刻な虚無感とうつ気分に覆われている。これが特徴。うつ病の人が、真正面から、きまじめに悩んでいる雰囲気とはおよそ異なる」

　それだけに、表出される感情は逆に多彩で、「気分が激しく変動し、うつ的だと見えても衝動性に走ったり、強い怒りを示したり。その面でも、単なるうつ病とは異なる様相を示す」。

親の過保護という〝虐待〟

　一方、境界性人格障害では、うつ病以外にも、パニック障害（明らかな誘因もなく、動悸《どうき》、胸痛、発汗、死への恐怖などの激しい不安症状を起こす）や強迫性人格障害（自分でも不合理だと思う衝動に襲われ、何度も手を洗う、戸締まりを何度も確認するといった強迫行為を繰り返す）など、さまざまな病気を合併していることが多いのも特徴。「学者によっては、一つの病気とみるより、症候群とみるべきだと主張するほど」だと言う。

　その原因については「欧米では、ボーダーラインに幼児期の虐待が極めて多いと指摘されている。たとえば、虐待は十八歳までにおよそ八割が経験しており、そのうち四割は性的虐待だと。そこから、ボーダーラインはいわゆるPTSD（心的外傷後ストレス障害）の一種ではないかとの説もあるほど」とも。

ところが「日本の事情は、これとは異なる」と町澤医師。「私が診た中では、暴力虐待は六人、性的虐待は二人だった」と自ら診察した例を踏まえて、「日本における多くは、親の過保護という〝虐待〟。親子関係のいびつさが、子どもの成長を阻害し、思春期の衝動の高まりとともにボーダーラインとして展開しているのが、日本の現状」と指摘した。

人格障害をめぐって……② 自己中心性の病

〃欲望の時代〃に流されない心の強さを

人格（personality）とは、一人ひとりに特徴的で一貫性のある認知・感情・行動のあり方。そこに、まったく欠点がないという人はまずいないだろうが、大きく偏って固定化し、社会生活に非適応的になっている状態を「人格障害」と呼ぶ。適切な判断や行動、感情の適度な抑制ができないため、本人自身、さらには周囲をも苦しめる。こうした人格の偏りの多くは、思春期か二十歳代前半から次第に明らかになってくるが、適切な対処と治療を受ければ落ち着くこともあるという。前回に続いて人格障害、特に「境界性人格障害」を中心に、町澤静夫医師の話を紹介する。

〃ボーダーライン〃とも呼ばれる「境界性人格障害」を、町澤医師は次のように説明する。「『境界』とは正常と異常の境界でもあり、うつ的なものを含めながらうつ病との線上に生きており、また幾分かは分裂病との境界線上に生きており、あるいはさまざまな神経症とも接している。つまり正常を含めたさまざまな領域と接し、それらを転々と巡っているのがボーダーラインの人たち」と。

その多くは、若い女性。極めて衝動性が高く、気分変動が激しい〃不安定人格障害〃とも言えるものだが、「都市化とともに、年々増えている」と言う。

「私自身、ボーダーラインスケールを使って、地方と都市部を調査したことがあるが、やはり都市部の方にボーダーラインの傾向が強く出た」と指摘する。

消費社会が生んだ心の病

その背景の一つは「消費社会」にある、と町澤医師は考えている。「現代は消費社会であり、自分の欲求をすぐにかなえることができるから、我慢したり、先延ばしにする必要のない社会。言い換えれば、衝動的な人間を現代社会が求めているとも言える」と。「消費社会が存続するには、消費する人が必要。つまりは、衝動的な人が大勢いなければ消費社会は成立しない。したがって、消費社会が進めば進むほど、このような衝動的な人間が出てくるのは必然的なのかもしれない」と見ている。

　こうした流れは、別の観点からもうかがえる。

「一九八一年の総理府『青少年白書』によれば、日本で家庭内暴力がみられるようになったのは六〇年代からという。六〇年と言えば、高度経済成長が始まった年」と指摘。都市化、核家族化、〝モーレツ社員〟による父親不在家庭の出現、そして消費社会の進展……。さまざまな要因が絡みあって、いびつな育ち方をする子どもたちが現れたのかもしれない。

　そして「国際社会で〝家庭内暴力〟と言えば、普通は親が子どもに暴力を振るうもの。ところが日本では、子どもが親に暴力を振るうことを指している。これは世界的に異常なこと」とも指摘する。

母子密着と家庭内暴力

　人が成長するには、さまざまな過程がある。生まれてすぐは母子一体で、深い信頼をはぐくむ。やがて、母親と自分が別だと認識できるようになり、母親と自分の間を裂こうとする存在として父親が登場する。

　子どもは親に甘えたり反抗したりしながら、して良いことと悪いこと、ものの見方や考え方などを学ぶ。そして思春期、親や親の世代への否定的感情や反発は、同時に自分自身が何者であるかを鋭く問い、自己主張と同時に責任感や自立心など大人になるための心の準備を整えていく。

　境界性人格障害を含む人格障害の多くは、そうした心の成熟が停滞、停止したもの。その原因の一つに、「現代という時代状況での親子関係に問題がある」と町澤医師は指摘する。

「昔は、たとえ父親が不在でも、祖父母などが家庭内にいた。また、近所にも普段から付き合っている人がいて、子どもはそうした人たちから、さまざまなしつけを受けて育った」と振り返る。

　だが都市化、核家族化、そして極端な個人主義が進んだ現代から見れば「それは夢のような話」。「いま、よその子を近所の大人が叱《しか》ろうものなら、親が出てきて『うちの子に余計なことをしないで』などと、自分の世界に連れ帰ってしまう」と言い、「母親も以前と比べると、はるかに自己中心的になり、子どもが問題行動を起こしても、人から注意されることに対してまず躍起になって怒り出す」と現代の親像を浮き彫りにする。

「子どもが一人か二人。父親を会社に束縛され、母親と子どもだけが家にいるから、母子の密着度は極めて強い。母親が父親の役割もこなせればいいが、やはり無理。母親は子どもとの対立を避け、母子べったりという関係をとる場合が多くなる」と言う。

過保護・過干渉が〝暴君〟を生む

そこで生まれるのが〝共生関係〟とも言える状態。「何から何まで母親の意志が及ぶ。親は『子どものために』と思っていることが多いが、過保護、過干渉の結果、子どもは自立心の芽を摘まれ、感情を抑制するすべや責任感、対人関係などが育たない」

その結果、家庭内では「母と子の関係が父親の存在を上回り、子どもが一番の権力者になる。自分の思うことがかなわなくなると、母親に『あれを買ってこい。買ってこなければ殴るぞ』と命令する〝暴君〟になる。当初は母親も断るが、暴力を振るわれたり、子どもが変にグレてはいけないなどと考えて、買ってくる。これが家庭内暴力の多くの始まり」と説明する。

そうした子どもも外ではおとなしい。「母親からペットのように育てられた子どもは、ひ弱。子どもの世界にも生存競争はあるから、勢いいじめられっ子になりやすい。外に出るのを嫌がり、ひ弱な自分自身を憎み、母を憎み、否定的な感情が内にこもる」と言う。

「元をたどれば、幼小児期のしつけの不足。ほめる、叱るのメリハリがなかったことが原因。小学校も半ばになってからでは遅い」と町澤医師。

「人格障害と診断される人の多くは、幼いころから大人が扱いにくい子が多い。だから、親は言われるままに与え、要求にこたえがち。それが、思春期になって取り返しのつかない状態を生む」とも。

医療スタッフが〝育て直し〟

「病んでいる子どもの親の中には、ほめることだけ得意とか、叱ることだけ得意という人が少なくない。また、家庭内暴力という事態になってから父親が出てきても手遅れ」と町澤医師は強調する。

「そんな時には今の父親も感情的になり、キレてしまいがち」とも。自分の思うようにならないとカッとなるのは現代人の傾向で、幼児虐待や夫婦間の暴力、家庭内暴力などは、ある意味で同じような精神の未熟さに〝根っこ〟がありそうだ。

「そういう意味では、祖父母や兄弟姉妹といった関係でも

人格障害による分類

前回紹介した全米精神学会のＤＳＭ‐Ⅳ（診断マニュアル）では、精神病・感情障害・かつての神経症群といった精神的な病状による分類を提示。さらに、人格障害のタイプを次のように分類整理している。

奇妙で風変わりな人格群（クラスターA）

- **妄想性人格障害**……猜疑《さいぎ》心や嫉妬《しっと》心が強く、被害妄想の傾向がある。他人の動機を悪意あるものと解釈するなど
- **分裂病質人格障害**……自閉的だが、やや感情は鈍い。閉じこもって身を守っているような生き方。社会的関係からの遊離
- **分裂病型人格障害**……神秘的で妄想傾向を持っている。親密な関係で急に不快になるなど、認知的・知覚的な歪曲《わいきょく》、行動が奇妙。分裂病に近く、遺伝子も関与している

感情が混乱する人格群（クラスターB）

- **反社会性人格障害**……盗み、脅し、暴力等をなし、共感能力が欠如。崩壊家庭に多い。遺伝子関与の可能性もあり
- **境界性人格障害**……いわゆるボーダーライン。対人関係、自己像、感情の著しい不安定。衝動的、それでいて愛情欲求が強く、自立心が乏しい
- **演技性人格障害**……過度に情動的で人の注意をひこうとする。自己中心的、演技的、感情の表現はオーバーだが深みに欠ける
- **自己愛性人格障害**……自分は特別だと思い、そのように扱われるべきだと思っている。誇大性、称賛されたい欲求。共感能力が欠如し、嫉妬深い

不安が強い人格群（クラスターC）

- **回避性人格障害**……自尊心が傷つきやすい。社会的制止、不適切感、および否定的評価に対する過敏性。自分を受け入れてくれるところでないと行かない
- **依存性人格障害**……自信・決断力がない。甘える。世話をされたいという全般的で過剰な欲求のために、他者に従属的にしがみつく。日本人に多い
- **強迫性人格障害**…秩序、完全主義、統制にとらわれる。細部にこだわる・規則遵守《じゅんしゅ》・まじめ

対処は難しい。しかし第三者なら言えるし、こちらの話を聞いてくれることもある」と。

「実際に治療となると、入院が必要。一緒に生活する中で、医療スタッフが父親役、母親役を務めながら〝育て直し〟をすることになる」「最初は支持的に接して様子を見る。信頼関係ができ、問題点が見えてきたら、分析的療法に。ほめたり叱ったり、一緒になって成長過程をたどり直す。そうしてかなりの期間すったもんだを繰り返しつつ、心が成熟し、自分で問題が解決できるように導く」のだという。

「早い人もいるが、一般的に二、三年。ぶり返すケースもあるが、三十歳前には落ち着いてくる」

「人を癒せるのは人しかいない」と町澤医師は言う。「自分で自分の心の操縦法を失っているようなもの。深い絶望感や孤独感の中にある彼らを、受け止め、包み込めるような人間関係が何より必要だ」とも。

その上で、いま新しい試みとしてボランティア活動が注目されていると紹介してくれた。

「人格障害を含む心の病の多くは、いわば自己中心性の病とも言える。自分のことしか考えられず、自分のことしか見えない。他者の痛みが見え、他者に共感したり共鳴できるなら、病は超えている。人のためにと動く中で、心が成熟することもある」と。

自殺をめぐって……未然に防ぐために

急増する自殺、求められる心の絆《きずな》

警察庁の調べによると、平成十年の自殺者数は三万二千八百六十三人で、史上初めて三万人を超えた。実に毎日九十人が自殺し、未遂者はこの十倍に達するといわれている。殊に中高年層の自殺が多く、男性の平均寿命を〇・〇三歳縮めるほど。過去最悪ともいえる現状に対し、どうすれば自殺を防ぐことができるか。社会福祉法人いのちの電話の事務局長を務める斎藤友紀雄《さいとうゆきお》常務理事に話を聞いた。

深刻な中高年の自殺

平成十年の自殺者は前年に比べて三四・七パーセント、数にして八千人増えた。「かつてこれほど増えたことはなく、国際的にもまれに見る増加率。極めて異常な事態で、危機的状況にある」と斎藤理事は警鐘を鳴らす。

最も増加率が高かったのは十九歳以下で、五三・五パーセント。五十代が四五・七パーセント、三、四十代も三〇パーセント前後の増加。「各年齢層で激増しているが、全体に占める数で言えば少年層は少なく、高齢者はもともと多い。深刻なのは四、五十代の自殺者数で、全体の四割を占める」（213ページのグラフ参照）。

原因・動機別では、従来通り「病苦」が最も多い。二番手はこれまで「精神障害」だったが、「経済・生活問題」が前年に比べ約七〇パーセントも増加し、これに代わった。「職業別では、自営業や管理職の増え方が多い。長引く不況やリストラなどが影響したと思われる」と分析する。

では、なぜこれほど自殺が増えたのだろうか。斎藤理事は「日本には、もともと自殺を容認する歴史的土壌があ

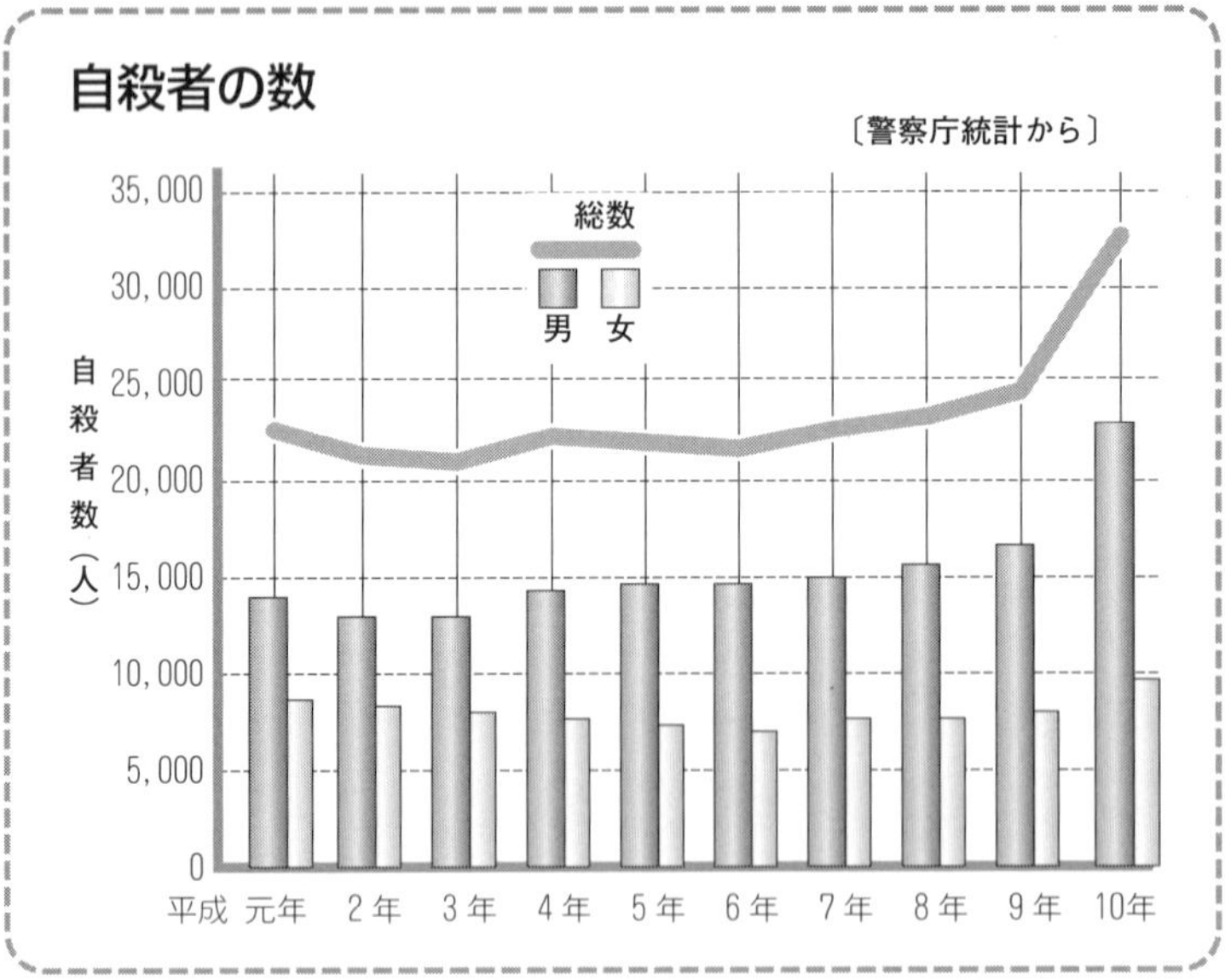

る」と言う。「例えば〝心中〟という言葉は日本独特のもの。また、武士の切腹も誇りを維持するために認められた。自殺は絶対だめ、という意識が欧米に比べて低い」と指摘する。

また斎藤理事は「昭和三十二年が戦後最初のピークで、青少年の自殺が圧倒的に多かった。その世代がスライドして現在、また中心を占めている。〝自殺が多い世代〟と言えるかもしれない」との見方を示した。

複雑な自殺の要因

こうした現状に対し、マスコミでは〝リストラ自殺〟と名付けて連日のように取り上げている。斎藤理事は「昨今、終身雇用や年功序列といった従来のシステムや価値観が崩壊し、さらに国際的な経済不況や不確実な未来が世紀末のムードをつくり、時代の閉塞《へいそく》感が増している」とし、「こうした不安に満ちた状況が、自殺者の心理を不安定なものにしている」と説明する。

だが、「不況やリストラだけが中高年の自殺の原因のすべてではない。むしろ〝リストラ自殺〟といった言葉が独り歩きすると、自殺者の増加につながることもある」と危《き》惧《ぐ》する。

例えば〝いじめ自殺〟と呼ばれ、いじめを受けた青少年が相次いで命を断つことがあった。「こうした連鎖性のあるものを、心理的な暗示効果による〝群発自殺〟という。つまりリストラの対象にあるサラリーマンが、問題解決の方法として短絡的に自殺を選ぶようになりかねない」と話す。

斎藤理事は「リストラや不況はあくまで引き金で、その背後にはいろいろな要因が自殺者を取り巻いている」として、大きく三つを挙げる。

一つ目は本人の性格傾向。「自殺者の多くは耐性が弱い、ストレスに弱い、自尊心や自己愛の欠如、自責感が強いなどの性格的特徴がある」

二つ目は人間関係。「周囲の人間関係から孤立し、家族にも相談できないと自殺率は上がる」。このほかに「家族や親友、恋人あるいはアイドルといった深く愛している人の喪失は自殺に関係がある。また、親から受けた虐待がトラウマ（心的外傷経験）となり、自殺の準備状態になっていることもある」と付け加える。

三つ目は精神障害。「うつ病、精神分裂病、神経症、アルコール・薬物依存症、老人性精神障害、人格障害などは自殺と密接な関係がある」「なかでも自殺者数の三分の一が、うつ病かうつ状態だったとの報告がある。だが、うつ病でも適切な治療と家族の支えがあれば、自殺には至らな

自殺者の年代分布（平成10年）

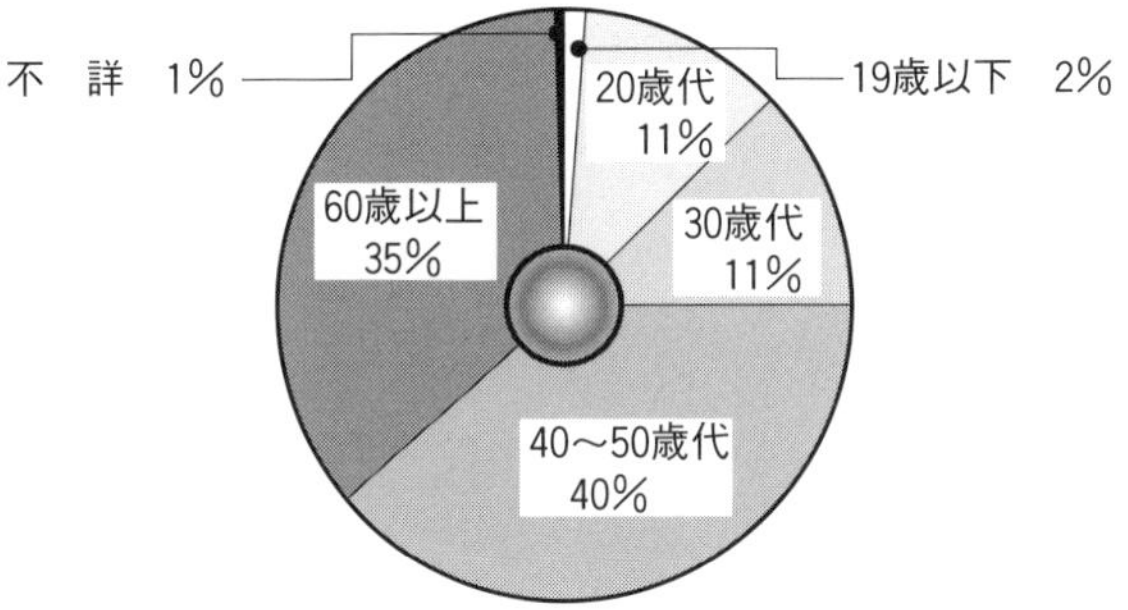

自殺の動機（平成10年）

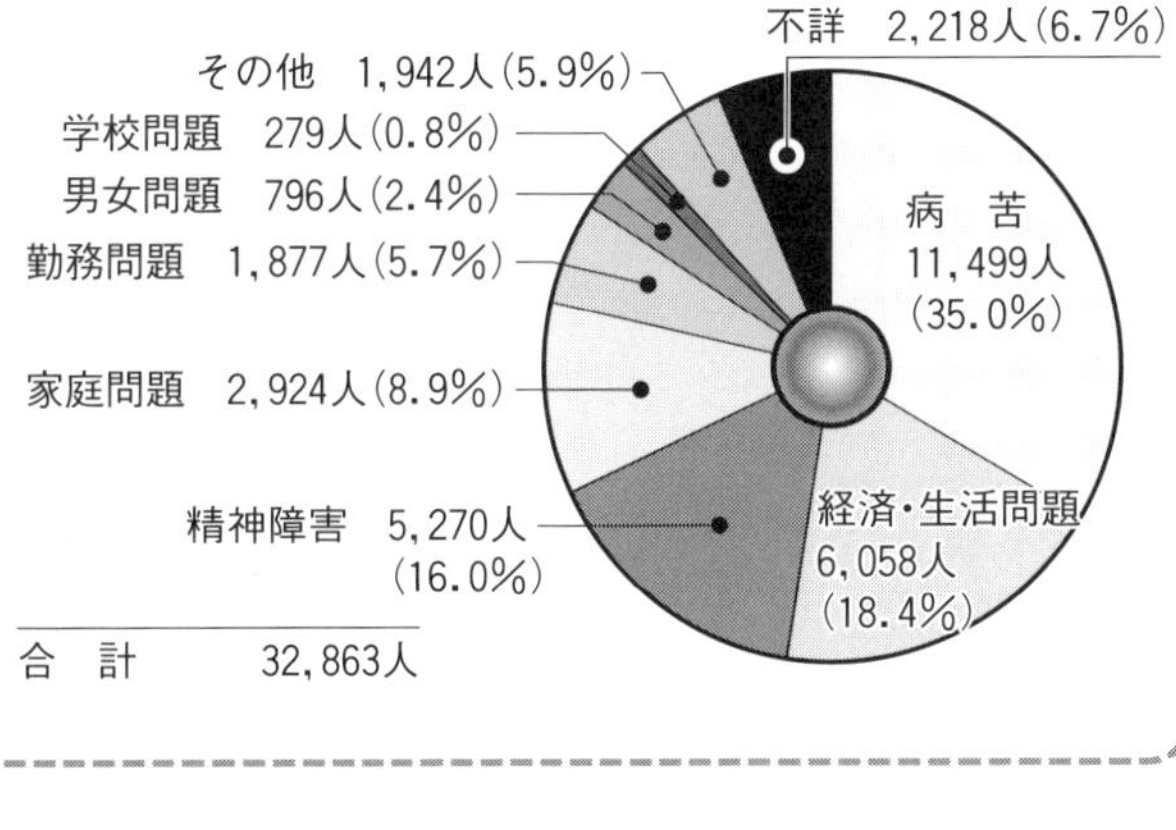

い」とも。

注意すべき前兆

自殺を未然に防ぐには、こうした危険因子に注意し、自殺の前兆をつかむことが必要とされる。斎藤理事は「自殺者には、あらかじめ自殺の前兆が認められることが多い。本人の言動に注意することで、周りの人が客観的に知ることができる」と強調する。

こうした前兆は世代によって異なるという。「十五歳以下では、生死の区別がはっきりせず、死んでもすぐ生き返るという死生観を持っている。このため自殺を小休憩のようにとらえ、簡単に自殺することがある。子どもが死を口にすることは非常に危険」と。

思春期では「直接『死にたい』と言わず、手紙や日記などに『旅に出たい』とか『遠くへ行きたい』など婉曲《えんきょく》表現を使うことが多い。一見ロマンチックなため、周囲が気付きにくい。また、健康で知能の高い子が死を真剣に考えている」。

この世代は人生で最も悩みの多い時期。「精神的には〝疾風怒濤《しっぷうどとう》〟の時期であり、自殺問題の生じやすい時期と言える」とし、「この時期の特徴から〝求める自殺〟と呼ぶ。人に尋ねたり、悩みを打ち明けたり、死にたいと遠回しに表現しながら、何かを求める傾向にある」と言う。

逆に中高年になると、こうした表現は少なくなる。「もともと弱音を吐かない世代。それが〝男の美学〟のような倫理観がある。自殺の兆候が分かりにくく、察知するのは一番難しい。行動や性格の微妙な変化をつかむことが必要」と指摘する。

性格の変化では「悩んだり、落ち込みがちになる。抑うつ的で暗い。自閉的で対人関係を避ける。抑圧された怒りや敵意がある」など。

行動面では「眠れない。食欲がない。行きずりの異性との性交渉や薬物・アルコール依存など、自己破壊的な行動が目立つ。しっかりしていた人がだらしなくなるなど、今までと逆の性格や行動が表れることがある」と説明する。

具体的な接し方

「『死にたい』とは、『何とかして生きたい』という気持ちの逆説的な表現でもある」と斎藤理事。では、具体的にどのように手を差し伸べればいいのか。

まず「相手の危機がどの程度、時間的な余裕があるのかを判断する。いつ実行しようと考えているか、自殺の方法が簡単かなど」をポイントに挙げる。

次に「危機にある人と信頼関係をつくること。忠告したり、慰めたりするよりも、何でも自由に話せるような傾聴の姿勢が大切」と言う。「相手のつらい気持ちを受け止め、ネガティブな気持ちを否定せず付き合うこと。聞くに耐えない内容でも、逃げずにじっくりと聞くこと」が求められる。

さらに「相手は行き場のない悲しみや怒りなどを抑え込んでいるので、『きっとつらいことがあったのですね』などと受け止め、感情を放出させることが必要」と指摘する。気持ちを受け止めてもらうと、相手は少し落ち着きを取り戻す。「その後は、なぜ死にたくなったのか、どうしてそんな気持ちになったのかを話してもらう。心の内側にある重い問題も、言葉にすることで客観的に見ることができ、問題の所在を整理できる。そのことで、次に何をしなければならないかがより明確になる」と語る。

斎藤理事は最後に「自殺の一番の予防は、日ごろから良い人間関係をつくること。自殺者は周囲や家族から必ず孤立している。孤立している人に対して、だれかがそっと声を掛けること。日ごろから強い心の絆があるか否かがカギになる」と強調した。

あとがき

西暦二〇〇〇年という年の日本の社会を後世の人々はどのように評価し、歴史に刻むのだろうか。新聞やテレビでは連日のように、幼児・児童虐待、ドメスティック・バイオレンス（ＤＶ）、学級崩壊、青少年による凶悪犯罪、ストーカー殺人、ホームレス狩りなどといった陰惨で理解に苦しむような事件が報じられている。

そして、それらの続報では、母子・父子関係、ＰＴＳＤ、被虐待体験、多動症、キレる子どもたち、人格障害、不登校・引きこもりなど、事件の裏側にある人間関係と心の問題が指摘され、教育や家庭のあり方が問われ続けている。

その中で一部識者が主張するように、こうした問題の「原因のすべてが家庭にある」とは言えないだろう。しかしながら、人の心は生まれてすぐからの母子関係、そして父子関係、幼児期、児童期、思春期と、人間関係と生きる空間を広げながら育っていく。その過程のどこかに、歪《ひず》みや無理があったのだろうか。

また、近年の欧米における研究の結果からは、三歳までの親子関係がその後の成長に、かなり大きな影響を及ぼしているとの指摘もある。〝心育て〟の根っこはやはり家庭にあり、夫婦・親子関係が重要なカギとなりそうだ。

とすれば、いま学級崩壊を引き起こしている児童を育てた世代、凶悪犯罪を起こした青少年の親の世代の生き方や価値観を顧みる必要がありそうだ。さらに、その親たちを育てた世代の価値観や生き方、社会状況にまでさかのぼってみなければ、いま起きている事態の全体像は見えてこないだろう。

さて、本書『心の病と癒《いや》し』は、一九九八年五月から九九年末にかけて『天理時報』紙上に連載されたものである。主眼は先に列挙したような〝心の病〟を一つひとつ取り上げ、精神医学や臨床心理学などの専門家へのインタビューを通して、最新の知と手法の一端をお伝えしようというものである。

大きなねらいは、第一部のプロローグに記されているように、心の病に対する「正しい理解」と「支援」。連載を始めるかなり以前から、おたすけの現場に立つ布教師の方々や教会において、心の病が大きな課題となっていることは認識していた。しかしながら、「難しいのでは」「限られた紙面で意が尽くせるか」などと及び腰であったことは否めない。読者からの要望やマスコミ報道に突き動かされるような形で、取り組みは始まった。

かかわった記者は全員、精神医学や心理学にはずぶの素人。インターネットで情報を得、書店に足を運んで、それぞれの項目にもっともふさわしいと思われる先生方にインタビューをお願いした。宗教教団の機関紙という『天理時報』の性格、さらには紹介なしの直接の申し出にもかかわらず、公的機関に籍を置くごく一部の方を除いては、ほとんどの先生方が取材を快諾してくださった。これは、心の病に取り組む専門家ならではの思いの深さの現れだと感じた。

ずぶの素人たちだけに、インタビューの際には、まず自分の分からないことを分かるまで尋ねること、執筆に際しては専門用語をできるだけ避けることを心掛けた。おかげで、この方面の知識が少ない人にも、とっつきやすい内容に仕上がったのではないかと思っている。

また、取材に当たったもの自身が、知らず知らず心の内に抱いていた偏見や誤った知識を正す好機ともなった。『天理時報』の編集にあずかる者としては、こちらの収穫がもっとも大きかったとも思っている。

連載を終えてから一年弱。マスコミに報じられる事件が〝氷山の一角〟だとすれば、心の病をめぐる状況の深刻さと広がりは、ますます容易ならぬ事態に向かっているようにも思える。本書が、おたすけの現場に立つ方々の一助に、また身近に心を病む人を持つ人々にとって多少なりとも役に立てていただければと念願している。

「心の病と癒し」取材班

心《こころ》の病《やまい》と癒《いや》し——現代《げんだい》のおたすけに生《い》かす知恵《ちえ》

立教163年（2000年）10月 1 日　初版第 1 刷発行
立教164年（2001年） 8 月26日　初版第 2 刷発行

編　者　天理教道友社

発行所　天理教道友社
〒632-8686　奈良県天理市三島町271
電話　0743(62)5388
振替　00900-7-10367

TENRIKYO DOYUSHA

印刷所　株式会社 天理時報社
〒632-0083　奈良県天理市稲葉町80

ISBN4-8073-0463-1
定価はカバーに表示